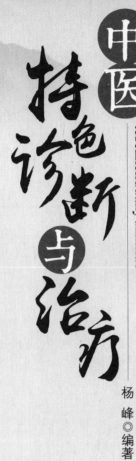

中医
特色诊断与治疗

Zhongyi
tesezhenduanyuzhiliao

杨 峰◎编著

中国中医药出版社

·北 京·

图书在版编目（CIP）数据

中医特色诊断与治疗 / 杨峰编著 .—北京：中国中医药出版社，2017.6
ISBN 978-7-5132-3957-8

Ⅰ . ①中… Ⅱ . ①杨… Ⅲ . ①中医诊断学 ②中医治疗法 Ⅳ . ① R24

中国版本图书馆 CIP 数据核字（2017）第 006386 号

中国中医药出版社出版

北京市朝阳区北三环东路 28 号易亨大厦 16 层
邮政编码　100013
传真　010 64405750
河北新华第二印刷有限责任公司印刷
各地新华书店经销

开本 710×1000　1/16　印张 32　字数 443 千字
2017 年 6 月第 1 版　2017 年 6 月第 1 次印刷
书号　ISBN 978 – 7 – 5132 – 3957 – 8

定价　80.00 元
网址　www.cptcm.com

社 长 热 线　010-64405720
购 书 热 线　010-89535836
侵 权 打 假　010-64405753

微信服务号　zgzyycbs
微商城网址　https://kdt.im/LIdUGr
官 方 微 博　http://e.weibo.com/cptcm
天猫旗舰店网址　https://zgzyycbs.tmall.com

如有印装质量问题请与本社出版部联系（010 64405510）

橘井鼎香

辛卯巖　楊鼎書

先祖創業垂千古

後代承志艷新天

楊鼎書

人有黃金積玉樓
我有醫科度春秋
黃金自有用盡日
醫技伴豕到白頭

沐楊辛卯九月　楊鼎手

◎ 杨氏堂祖训

賀楊峰老師

弘揚中医國粹
造福人類康壽

歲次丁酉杏月於北京 郭翎霞

◎ 郭翎霞贺词

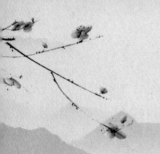

赤诚爱国心

杨　峰

五月初五午端阳，
屈原爱国留千芳。
今天又到端午节，
吾弘道医游东洋。
师徒悠悠思国梦，
弟子泪腮想故乡。
敢问苍天何为道，
和谐宇宙民安康！

二〇一六年农历五月初五于东京

序 一

神农本草古流芳，药草果蔬食同源。

医源之始本岐黄，《灵枢》作与《素问》详。

扁鹊洞察五脏病，神医华佗疗痼疾。

李唐之后《千金方》，金元四家特色扬。

药王孕育出明医，悬壶济世灵验方。

虎守杏林春日暖，龙蟠橘井灵水香。

当今学古有新意，开拓创新不离宗。

明师特技必弘法，当代瘟疫不可怕。

特色诊断无名病，平衡阴阳最为尚。

易医三气源理高，理法方药细明详。

深挖冷药治怪病，精研怪药医绝症。

繁般法术多和谐，世纪绝症必灭亡。

德高道深法自灵，慈航普度缘众生。

近年来，疑难病与慢性病的发病率逐年上升，解决的办法之一是利用自然资源，倡导自然疗法。对于患有疑难杂症甚至绝症的病人，则要以中医、西医、有氧功法三结合为原则，西医治标，中医治本，有氧功法善后调理，可以提高疗效，改善病人的生活质量。培养中西医结合的全科人才，不仅要和谐中西文化，和谐古今文化与治疗方法，还要和谐民间各流派与民间治疗绝招，让他们互学互补互用，取长补短，发挥潜能，挖掘古方、怪药，努力攻克疑难杂症甚至癌症。

为了培养临床治疗有特色的人才及全科医生，给医务界人员架起空中桥梁，更好地解决困扰百姓的多发病、慢性病、疑难病等问题，杨峰医师本着广征博引、择善而从、尊重历史、传承创新的原则，在出版了《中药趣记速认有捷径》之后，编著了《中医特色诊断与治疗》一书。内容上精选古今文化，以讲故事的形式先例引导；以诗文、赋词、歌诀的形式，提高学习者的兴趣，让其能够更好地记牢中医、中药、方剂、基础理论等纲领性的知识；进入临床实践时，在明师指导下，以古今名医的特色诊断与治疗方法为指导，面对疑难杂症甚至绝症，追寻病因，重守病机，方药灵活运用，方能收到良好的效果。

杨月琴

2017 年 3 月 1 日

序 二

古医难治两类病，有名恶疮无名病。

恶疮今为恶肿瘤，毒垢癌变及瘤毒。

肉体恶病要武打，逆法治疗未必凶。

塞因塞用通因通，毒药败毒反击攻。

无名之病实难定，感觉有病精神症。

精神病邪分三型，正虚邪恶繁杂病。

德行之病无人懂，因果报应病机明。

精神病变要文调，正气存内阴阳衡。

一名明白的中医师，治病时需明白大自然界与人体的关系，利用自然资源，倡导自然疗法，具备中医、西医、有氧功法等知识，掌握特色诊断与治疗方法，方可解除疑难杂症甚至绝症病人的痛苦。

本书深刻阐述了作为一名明白的医师，要具备以下三项基本功夫。

第一，首先要牢记中草药的性味、药理作用与主治特点，方可合理、灵活地配方施用。

第二，要牢记哲学理论，明白人与大自然的相应关系，方可做到未病先知，既病防变，既变防逆，明辨真伪虚实，用好特色诊断。

第三，在临床治疗时，勿忘探究病因，紧追病机，灵活运用治疗大法。不但要会施用正治法与逆治法，还要有"学古有新意，创新不离宗"的理念，创法外之法，方外之方，用好特色治疗方法。也就是说，要掌握同病异治、异病同治、标本同治等以外的逆治法与反治法的特色治疗。其次，对病情的分类勿失原则，如根据不同的性别、年龄、体质、体型、血型、性格等，采用不同的治疗方法。

杨士东

2017 年 3 月 1 日

前　言

本书内容包含两大部分：一是中医特色诊断，贵在精准；二是中医特色治疗，重在效果。

基础理论的内容，由融古通今的中医学的精髓部分，加上易、医、道学知识与现代医学知识，升华后组合而成。本书可作为全科医师临床实践的参考用书，对临床医师诊断和治疗疑难杂症甚至绝症有重要的指导意义。也为医学界人士与养生界人士架起一座桥梁，更是送给中医爱好者的一份礼物。

诊治疑难病症，以"整体观念""辨证论治"为特点，全面观察疾病的报警信号，追查与测试潜病根源并消除隐患。简单地说，明未病先兆，未变先知，早防早治，更是诊治精神病与躯体病的艺术。

诊治疑难病症，虽慎守大法，但要根据证、症变异的情况，遇到复杂病情或真伪症状变迁，创法外之法，方外之方，灵活运用理、法、方、药，量体裁衣，治疗时因人而异，方可收到良好的疗效。

（一）中医特色诊断

中医诊断的基础是：四诊合参，以八纲辨证为纲领，审察病机，追究发病原因，"治病必求于本"。然后以阴阳五行为推理纲领，进行脏腑辨证、气血津液辨证、六经辨证、卫气营血辨证等，紧扣发病机制，结合《黄帝内经》病机十九条进行基础分析。

发病因素有很多，也很繁杂，但"千般疢难，不越三条"，一是外因，二是内因，三是不内外因。

1. 外因

外因包括天气、地气、自然界六气（风、寒、暑、湿、燥、火）。正常情况下称"六气"，不正常情况下为"六淫"，过极情况下称"六邪"。《素问·阴阳应象大论》曰："天之邪气，感则害人五脏……地之湿气，感则害皮肉筋脉。"当前，天地邪气除六邪之外，还有恶水质、毒土质、工业粉尘、化学毒气、地下氢气等。此外，细菌、病毒的变异情况也较多见，还有人为的电辐射、大气污染等，毒品、毒素的污染也很严重。

2. 内因

一是七情的伤害。喜伤心，怒伤肝，思伤脾，悲伤肺，恐伤肾。七情过极，气郁化火而生毒。七情内伤，与变异体质之人的心态有关，来源于先天秉性。抱怨生毒气伤自己的脾胃，怨恨生毒气伤自己的心脏，烦恼生毒气伤自己的肺肾，怒气生毒气伤自己的肝脏。所以，生气上火易生病，内生五毒短了命。这就是生理与心理上产生的毒素。

二是生活上的毒素。中医学所言"高粱之变，足生大疔"，说明过量摄入膏脂油腻之品者，往往会生疔疮或肿瘤。饮不节，嗜美味，坏脾胃，胃不和则卧不宁，易失眠。其次是饮食不洁，中医学所言"六畜自死，皆疫死，则有毒，不可食之"。另外，腌制食品、油炸烧烤食品、过烫食物、麻辣过量等，都属于食物带来的毒素，故"水谷之寒热，感则害人六腑"。

3. 不内外因

不内外因，指不属于外因与内因所致的病因，如虫蛇兽咬伤、刀枪伤、创伤、车祸、电击及器械类的损伤等。

做好中医特色诊断，要审证求因，追究病因。每一个病症的出现，都是人体内的报警器在播报信号。很多报警信号出现在发病前几天、几个月甚至几年前。由于一过性的信号特别多，病人往往掉以轻心。凡是报警信号，不管症状轻重、时间长短，它都有其内在的潜病根源。

在审证求因时，特别是遇到罕见病、无名病等疑难杂症，一定要询问出生年月甚至时辰、出生地点、地理风貌、年龄、婚否、职业、现在的生活环境、家族史等。此外，还要辨寒热、虚实、表里、阴阳及真伪。遵循防治原则：未病先防，既病防变，既变防逆。

审病求因的特色诊断只是基础理论，在临床实践中遇到特殊情况时，还要"舍症从脉"或"舍脉从症"。如伤寒病，高热不退，体温40℃，可是脉象缓和，这就叫"相对缓脉"。如肝硬化晚期，"大实有羸状"，"至虚有盛候"，虚实相兼，如再受风寒或感染，病情则更加复杂。再如，要注意分辨格阳与格阴、真寒假热与真热假寒等。

在辨证论治时，要注意整体观察，全方位考虑问题。如一个感冒病人，首先要辨清是风寒、风热、阴虚、气虚还是血虚。其次，要根据感冒人群的不同区别对待，是小孩感冒、老人感冒、孕妇感冒还是危重病人感冒……辨证要明理、法、方、药，灵活运用，方可收到良好的效果。

（二）中医特色治疗

笔者的中医特色治疗，以中医、西医、有氧功法三结合为原则，西医治标，中医治本，有氧功法扶助正气，以提高疗效。正如战争时期打仗，海、陆、空联合作战，方可取胜。

1. 西医疗法

（1）对症治疗与支持疗法。

（2）手术治疗与三输疗法，即输液、输血、输氧。

（3）理疗、化疗、光疗、热疗、冷疗、火疗等。

2. 中医疗法

八法：汗，吐，下，和，清，温，补，消。

同病异治法，异病同治法，热因热用法，寒因寒用法，塞因塞用法，同气相求法，双管齐下法，法外之法，方外之方等。

3. 有氧功法

养生保健贵在新，体验效果才是真。有氧功法，属于自然疗法，通过自身的有氧运动，提高身体免疫力和抗病能力。针对不同的症状，因人因时因地而异。

三分治，七分养。平时注意生活调摄和调养方法：①科学食疗法：根据不同的血型、体质、病种，制订适合自己的食疗方案，达到"药食相同，医养同步"的目的。②心理疗法：战恶病必先斗心魔。要让病人看到希望，找到治愈的可能。③民间疗法：综合民间有效的治疗方法，如单方、土方、验方等。变废为宝，把癌细胞化敌为友（化敌为用），才是高明的治病手段。

总之，以整体观念、辨证论治为特点，灵活运用理、法、方、药，根据不同的季节、时辰、体质、体形、病种等施治，量体裁衣，才是明白医师治病的真谛。

杨峰

2017 年 2 月 1 日

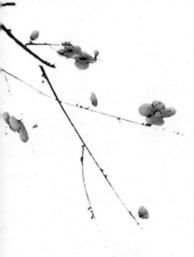

目录

第一章　古代明医诊病与治病的故事 / 1

医古言三则 / 3

悬壶 / 3

龙蟠橘井 / 5

虎守杏林 / 7

古代明医诊病有特色 / 10

神医扁鹊"讳疾忌医"故事 / 10

扁鹊"斥秦王"故事 / 12

女医邢氏故事 / 13

华佗指戒二则 / 14

王继先脉决宫教 / 16

张仲景望诊待中 / 17

周慎斋赏月启悟 / 19

郭玉诊脉惊皇帝 / 19

古代明医治病的神奇 / 21

杨吉老生姜愈喉痈 / 21

杨吉老轿愈斜视 / 23

联兆天府定风眩 / 23

叶天士拜师 / 24

安国夫人 / 26

张总管针术神奇 / 28

笔头藏针治喉痛 / 29

王贶笑愈奇疾 / 30

华佗抗曹故事 / 32

孙思邈神奇的蚂蟥吸血疗法 / 33

张景岳用磁石智取铁钉 / 34

张仲景的葱管导尿术 / 35

靖公巧施斩蛇丹 / 35

第二章　中医诊断学发展简史 / 37

第三章　中医诊断的范围与原则 / 45

中医预测疾病有特色 / 47

解决实际问题 / 47

注意三大原则 / 49

中医诊断学的重点内容与学习要求 / 53

重点内容 / 53

学习要求 / 54

第四章　四诊合参 / 55

望诊 / 57

望神 / 58

望色泽与形态 / 60

望舌 / 63

望目、鼻、口唇 / 73

望络脉 / 74

闻诊 / 79

听声音 / 79

嗅气味 / 84

问诊 / 87

问一般情况 / 88

问生活习惯 / 88

问家族病史和既往病史 / 88

问起病 / 89

问现在症状 / 89

切诊 / 111

脉诊 / 111

按诊 / 134

第五章　八纲与辨证 / 139

八纲 / 141

阴阳 / 141

表里 / 144

寒热 / 144

虚实 / 145

辨证 / 146

病因辨证 / 147

气血津液辨证 / 151

脏腑辨证 / 153

经络辨证 / 168

六经辨证 / 171

卫气营血辨证 / 175

三焦辨证 / 178

第六章　辨证诊病要明确真伪 / 181

辨常色、 主色、 客色 / 183

得神、 失神与假神要明确 / 185

阴阳斑与三疹的鉴别诊断 / 187

明辨呻吟 / 189

明确真笑、 苦笑、 伪笑 / 191

哭泣流泪辨真伪 / 193

真寒假热与真热假寒辨证 / 196

明确虚证与实证 / 198

明确脉症顺逆与脉症从舍 / 200

第七章　疾病先兆与"治未病" / 203

明确人体解剖知识的同源器官 / 206

同源脏器与潜病预测 / 207

七情先兆 / 213

梦先兆 / 216

自我先兆疾病需要留神 / 222

第八章　官窍先兆的临床意义 / 233

口唇的先兆意义 / 235

齿的生理与病理先兆意义 / 237

目先兆的临床意义 / 239

眉先兆的预报意义 / 242

人中先兆的临床意义 / 243

耳先兆的意义 / 245

鼻先兆的预报意义 / 247

精液信号的临床意义 / 250

尿异常信号的临床意义 / 253

大便信号的临床意义 / 255

第九章　学习中西医诊断的体会 / 257

学习中医诊断的体会 / 259

学习中西医诊断的体会 / 264

常见病诊治小结 / 273

第十章　特色诊断的典型病例 / 277

望诊先兆的典型病例 / 279

闻诊先兆的典型病例 / 288

脉象先兆的典型病例 / 290

梦先兆的典型病例 / 293

第十一章　特色治疗方法体会 / 295

明白天文与人事 / 297

明确特色治疗方法 / 302

特色治疗方法的运用要灵活 / 303

《伤寒论》六经辨证法实例 / 306

温病治验 / 310

第十二章　祖父重医德，育才有方 / 315

铭记传统家教 / 318

作为一名医生要积德行善 / 320

存心有天知，积德无人见 / 322

第十三章　祖父的特色治疗 / 325

产后大出血急救 / 327

通因通用治泄泻 / 329

罕见麻疹治验 / 331

摇头失控必治风 / 334

骨膜脓肿治验 / 337

第十四章　精神之病要文调 / 339

两元钱治愈儿童相思病 / 342

青少年梦想做成年人的事 / 344

消除可恶的幻影 / 346

"进口药" 治失眠 / 348

七岁女孩断发治验 / 350

中老年舞蹈症治验 / 352

第十五章　治病先辨真伪 / 355

非白血病的战争 / 358

巧治无病呻吟 / 360

甘温草药 3 剂治愈 75 天高热 / 362

真寒假热证治验 / 364

真热假寒证治验 / 366

第十六章　无名怪病治验 / 369

治愈不明原因的贫血 / 372

小儿无名 "泻血" 治验 / 374

肝脾肿大不全是病理性的 / 376

特殊导尿法救老人 / 378

会阴穴滴水治验 / 379

无名尿血治验 / 381

子宫偏小不孕症治验 / 382

第十七章　疑难杂症治验 / 385

新生儿破伤风治验 / 387

治疗乳疬横切后不收口 / 389

脑瘤治验 / 391

恶疮治验 / 393

脊神经炎治验 / 396

顽固性遗尿治验 / 399

治愈脉管炎 / 401

脾切除术后高热治验 / 405

6 岁男孩肠梗阻治验 / 407

无精症治验 / 408

晚期腹腔淋巴瘤治验 / 410

早期肝硬化治验 / 413

肺癌治验 / 415

第十八章　疗痼疾必慎守大法 / 417

法施于人，虽小必慎 / 419

医者必守法 / 419

患者服药不守法，治病疗效差 / 421

风病辨证论治 / 424

大自然六气之首与人体的关系 / 424

伤风（感冒）辨证论治 / 427

中风辨证论治 / 433

产前风（子痫）辨证论治 / 439

惊风辨证论治 / 441

痰饮辨证论治 / 444

中医论痰诊病 / 444

西医论痰诊病 / 450

典型病例 / 456

后记 / 461

附录 / 465

附录1　中医特色诊断与治疗

——杨氏堂后继有人 / 467

附录2　一代名医济苍生

——访安徽省阜阳市杨峰医师 / 476

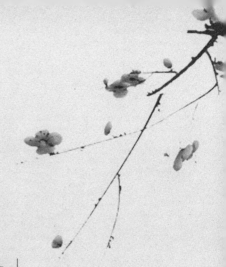

第一章

古代明医诊病与治病的故事

医古言三则

悬　壶

【原文】

市中有一老翁，悬一壶于肆头①。及市罢，辄跳入壶中。市人莫之见，惟长房②于楼上睹之，异焉。因往再拜，奉酒脯。翁知长房之意其神也，谓之曰："子明日可更来。"长房旦日复诣翁，翁乃与俱入壶中。惟见玉堂严丽③，旨酒甘肴④，盈衍⑤其中。共饮毕而出。后长房欲求道，随从入山。翁抚之曰："子可教也。"遂能医疗众病……

（选自南朝范晔⑥《后汉书》⑦）

【注释】

① 肆头：店铺门首。

② 长房：即费长房，东汉时期的巫医，汝南（今河南省汝南县）人。曾为市掾（院），即管理市场的官员。

③ 玉堂严丽：殿堂庄严华丽。玉堂，亦指神仙居处。

④ 旨酒甘肴：美好的酒肉食物。

⑤ 盈衍：充满、盛多之意。

⑥ 范晔：南朝宋史学家（398—445年），字蔚宗，顺阳（今河南

淅川县）人，曾任吏部尚书郎，后贬宣城太守时，删取各家记史之作，著《后汉书》成纪传 80 卷。

⑦ 《后汉书》：范晔以《东观汉记》为主要依据，综合各家之长而撰。今本 120 篇，分为 130 卷，记载了上起汉光武帝下至汉献帝 196 年的历史。

【释文】

集市之中有一老翁，他在店铺门前悬挂着一个大空壶，等到集市散去，就跳入壶中。集市上的人都没有听说过这件事，只有管理市场的小官费长房在楼上看到此事，感到非常奇怪。于是前去拜望老翁，并送给他美好的酒肉食物。老翁知道费长房认为他是一位神人，便对费长房说："您明天可以再来。"第二天，费长房又去拜望老翁，老翁便邀他同入壶中。费长房只见宫廷华丽庄严，美酒佳肴满桌，二人畅饮尽兴而出。后来，费长房愿向老翁学习医道，便跟老翁隐居山中。老翁欣慰地抚摸着费长房说："您求学心诚，我愿意把医道方术传授给您。"后来，费长房终于把老翁的医术继承下来，在民间为广大群众治病。

【按语】

考"悬壶"这一典故有两说。

其一，晋·葛洪《神仙传》载：壶公者，不知其姓名也……时费长房见公从远方来，入市卖药，人莫之识，卖药不二价，治病皆愈。每语人曰："服此药必吐某物，某日当愈。"言无不效。常悬一空壶于屋上。日入跳入壶中。长房知非常人，乃日扫公座前地，及供馔物，公受不辞。积久，长房不少懈，亦不敢有求。公知长房笃信，谓曰："暮更来。"长房如其言，公为传封符一卷，付之曰："带此可主诸鬼神常称使者，可以治病消灾。"长房乃行符收鬼，治病无不愈者。

其二，《丹台新录》载：谢元一号壶公，即孔子三千弟子之数也。常悬一空壶市肆货药，日入之后，公辄跳入壶中。举世无人见者，惟长房于楼上见之，往拜焉，以师事之。

因而后世医生开业，竟以"悬壶"誉之。考"悬壶"一词，来源于此。

龙蟠橘井

【原文】

苏耽①，桂阳②人也，汉文帝③时得道，人称苏仙，公早丧所怙④，乡里以仁孝著闻。宅在郡城东北，距县治百余里。公与母共食，母曰：无鲜⑤。公即辍箸⑥起身取钱而去，须臾以至。母曰：何所得来？公曰：县市。母曰：去县道往返二百余里，顷刻而至，汝欺我也。公曰：买时见舅氏，约明日至。次日舅果至。

一日，云间仪卫降宅⑦。公语母曰：某受命仙录⑧，当违色养⑨。母曰：我何存活？公以两盘留，母需饮食扣小盘，需钱帛扣大盘，所需皆立至。

又语母曰：明年天下疾疫，庭中井水橘树能疗，患疫者，与井水一升，橘叶一枚，饮之立愈。后果然，求水叶者，远至千里，应手而愈。

（选自汉·刘向⑩《列仙传》⑪）

【注释】

① 苏耽：今湖南郴（琛）州人，生于西汉文帝时期。为人虔诚，品德高尚，孝敬母亲，后人誉为神仙。因提出橘叶和井水治病，造成医学史上有名的"橘井泉香"这一典故。现在郴州市内尚有橘井，时后人为纪念苏耽所建。

② 桂阳：郡名，今湖南省郴市一带，包括来（耒）阳以南和广东英德以北地区。

③ 汉文帝：汉高祖刘邦之子，名刘恒，公元前179年至公元前157年在位。

④ 早丧所怙：早年丧父。

⑤ 无鲜：指经过腌制的鱼类食品。

⑥ 辍著：放下筷子。

⑦ 云间仪卫降宅：天上的仪仗队从空中降落苏氏住宅。

⑧ 某受命仙录：我接受了上天的命令，名字已载入神仙簿籍。簿籍叫录，记载天上官吏姓名的素书。

⑨ 当违色养：必将离开家庭，不能承欢奉养老人了。

⑩ 刘向：名更生，字子正，（公元前77—公元前6年），今江苏沛县人，汉皇族楚元王刘交之四世孙。治《春秋谷梁传》，曾校阅群书，撰成《别录》，另有《洪范五行传》《新序》《说苑》《列女传》等。

⑪ 《列仙传》：二卷，旧题汉·刘向撰，系后人伪托，实为东汉人所作。内容记载赤松子等神仙故事七十则，晋后据此书宣扬神仙故事，文人亦多引为典实。

【释义】

苏耽，湖南郴州人，在西汉文帝时期，他懂得了养生之道，人们称他为苏仙。苏耽早年丧父，周围乡里都知道他是孝敬母亲的人。他家住在县城东北，离城一百余里。有一次，苏耽与母亲正吃饭间，母亲对他说，"没有腌鱼呀！"苏耽立即放下筷子，起身取钱走出门去，不一会儿就拿着腌鱼回来。母亲惊奇地问他："从哪里买来的？"苏耽说："从县城里买的。"母亲说："自家到县城往返一百余里，这么一会儿就回来了，你在欺骗我呀！"苏耽对母亲说："我买鱼的时候，遇见舅舅，与舅约定，明天到咱家来。"第二天，苏耽的舅舅果然到来。

有一天，天上的仪仗队降落苏宅。苏耽对母亲说："我已受命为天上的仙人了，今天就要离开人间，再也不能奉养母亲了。"苏耽的母亲说："那我怎么活下去呢？"苏耽留下了两个盘子，母亲需要饮食就敲小盘子，需要钱财和布帛就敲大盘子，所要的东西都能立即送到。

苏耽又对母亲说："明年天下发生流行疫病，院子里的井水和橘树能够治疗。如有患病的人，给他一升井水，一片橘叶，煎汤饮服，立可痊愈。"后来果然发生了疫病，求井水橘叶的人，有的千里之远，凡是饮了井水橘叶的病人，其病便立即痊愈。

虎守杏林

【原文】

董奉①者，字君异，侯官②人也……后还豫章③，庐山④下居……奉居山不种田，日为人治病，亦不取钱。重病愈者，使栽杏五株，轻者一株，如此数年，得十万余株，郁然⑤成林。乃使山中百禽群兽游戏其下，卒不生草，常如芸治⑥也。

后杏子大熟，于林中作一草仓，示时人曰：欲买杏者，不许报奉，但将谷一器置仓中，即自往取一器可杏去。尝有人置谷少而取杏去多者，林中群虎出吼逐之，大怖⑦，急挈杏走路旁，倾覆。至家量杏，事如谷多少。或有人偷杏者，虎逐之到家，啮⑧至死。家人知其偷杏，乃送还奉，叩头谢过，乃却使活。奉每年货杏得谷，旋以赈救贫乏，供给行旅不逮者⑨，岁二万余人。

（选自晋·葛洪⑩《神仙传》⑪）

【注释】

① 董奉：三国时期吴国的民间医生。

② 侯官：旧县名，西汉置。今福州市。

③ 豫章：郡名，楚汉置。今南昌市。

④ 庐山：一名匡山，在江西省九江市南部，耸立在鄱阳湖、长江之滨。

⑤ 郁然：繁盛景象。

⑥ 芸治：锄耕管理。

⑦ 怖：惶惧、恐吓的样子。

⑧ 啮：咬的意思。

⑨ 行旅不逮者：外出旅行时经济困难、物资不能供应的人。

⑩　葛洪：字稚川，自号抱朴子，（281—341 年），丹阳句容（今江苏句容）人，东晋医药学家、道教学者。著有《神仙服食方》，虽佚，其内容可见于《外台秘要》和《医心方》中。

⑪　《神仙传》：晋·葛洪撰，共十卷，叙述九十二位神仙的故事，继《列仙传》而作。

【释义】

董奉，字君异，东吴侯官人……后来回到南昌，就在庐山定居下来……董奉住在山上而不种地，每天为人治病，不取分文。如果重病治好了，让患者栽五棵杏树；轻病治好了，栽一棵杏树。这样连续了好些年，所种的杏树已有十万余棵，郁郁葱葱，茂密成林，因而使得山中的各种飞禽走兽都游戏在杏林之中，一年到头不长杂草，像经常耕锄管理一样。

后来，杏子大量成熟，董奉就在杏林里搭一粮仓，告诉当时的人们，有买杏子的人，不必告诉我，只将容器内的谷子倒入粮仓，就自己取一容器的杏子走。曾有一人，放入的谷子少而取走的杏子多，杏林里的老虎便怒吼着追赶。那人十分害怕，急忙提着杏子顺路旁逃跑，不料跌倒在地，杏子撒了许多。到家一量杏子，竟和送去的谷子一样多。有时，有偷杏子的人，老虎就追他到家，把他咬死。家里人知道后，就把偷来的杏子照数送还董奉，叩头赔礼认错，于是董奉又使其复活。董奉每年用杏换得谷子，随后又用来救济周围的贫苦百姓，接济来庐山旅行而断了盘费的人，每年救济两万多人。

【按语】

当我们走进药铺时，常会看到"虎守杏林春日暖，龙蟠橘井水泉香"或"杏林春暖，橘井泉香"等醒目佳句。董奉的杏林点缀以"虎守"二字，苏耽的"橘井"衬托以"龙蟠"二字。尽管《神仙传》《幼学琼林》《龙文鞭影》《古今图书集成医部全录》等书传说不一，但至今仍誉为美谈。人们常用这些优美的典故称颂那些医术精湛、医德高尚的医生。这些启人心灵的警句，曾鼓励古今广大医药人员不畏艰难，奋发图强，造就了一代代名医，创造发展和丰富了光辉灿烂的祖国医学，在祖国医学的发展史上，曾起到了一定的积极影响。

【附】

董奉生卒考。杨卓寅据《南康府志》记载："永嘉中仙去。"分析董奉可能卒于西晋永嘉年间（307~313 年）。据传说其"活了一百多岁"来推测，可能生于 200 年前后。笔者按：董奉生活于 200~313 年间。

杏林考。罗来成据《星子县志》记载："杏林在县西二十五里，醉石东。""醉石"相传为晋·陶渊明醉卧之石，距今星子县西二十五华里。"醉石"之东为"归宗寺"，两者距离约三华里。当年葱郁的一片"杏林"，即在归宗寺与醉石之间。笔者按：星子县在今江西省北部，鄱阳湖西崖，庐山南麓。

古代明医诊病有特色

神医扁鹊"讳疾忌医"故事

【原文】

扁鹊①见蔡桓公②，立有间③，扁鹊曰："君有疾在腠理，不治将恐深④。"桓侯曰："寡人⑤无疾。"扁鹊出，桓侯曰："医之好治不病以为功！"

居十日，扁鹊复见，曰："君之病在肌肤，不治将益深。"桓侯不应。扁鹊出，桓侯又不悦。

居十日，扁鹊复见，曰："君之病在肠胃，不治将益深。"桓侯又不应。扁鹊出，桓侯又不悦。

居十日，扁鹊望桓侯而还走⑥。桓侯故使人问之，扁鹊曰："疾在腠理，汤熨之所及也⑦；在肌肤，针石之所及也；在肠胃，火齐⑧之所及也；在骨髓，司命⑨之所属，无奈何也。今在骨髓，臣是以无请也⑩。"居五日，桓侯体痛，使人索⑪扁鹊，已逃秦矣。桓侯遂死。

（选自《韩非子·喻老》⑫）

【注释】

① 扁鹊：姓秦，名越人，号卢医，渤海郡郑（历史为河北省任丘

县）人，今考证为山东省长清县古卢国人，约生活于公元前 5 世纪。他学医于长桑君，是战国时期杰出的医学家，现存《难经》为其代表作。

② 蔡桓公：姬姓，周武王之弟叔度之后，是春秋时期蔡国的国君，也称蔡桓侯，公元前 714 年至公元前 695 年在位，其都城在今河南省上蔡县。笔者按：疑蔡桓公当为齐桓公之误。《史记》载有"扁鹊过齐，齐桓侯客之"一段，内容与此篇相同，不同者只是个别字句。考秦越人生于公元前 5 世纪左右，齐桓公于公元前 375 年至公元前 357 年在位，蔡桓公于公元前 714 年至公元前 695 年在位，待考。

③ 有间：一会儿。

④ 将恐深：恐怕要加重。深：厉害。

⑤ 寡人：古代国君、诸侯对自己的谦称。

⑥ 还走：转身就往回走。

⑦ 汤熨之所及也：汤剂、熨敷能治疗它。

⑧ 火齐：古代方剂名，即火剂汤，是清泻肠胃火热的方剂。

⑨ 司命：即病关生命之意，亦为传说中掌管生死之神的别称。

⑩ 无请也：无话可说了。

⑪ 索：寻找。

⑫ 《韩非子·喻老》：书名。战国末期韩国人非所撰，书中共收杂文 55 篇，是法家的重要文献。喻老：《韩非子》一书中的篇名，此篇是韩非借解释老子的哲学思想来发挥自己观点的文章。

【释义】

有一天，名医扁鹊朝见蔡桓公，站着仔细打量了一会儿，说："君王有病，在表皮部位，如果不治疗，恐怕会越来越重。"桓侯说："我什么病都没有。"等扁鹊出去以后，桓侯对他左右的大臣嘲笑扁鹊说："医生总是喜欢医治那些没有病的人，来请功求赏。"

过了十天，扁鹊又见到了蔡桓公，说："君王的病已到肌肉里面了，如不治疗，病将更加深入。"桓侯没回答。扁鹊走后，桓侯又不高兴。

又过了十天，扁鹊再一次见到蔡桓公，说："君王的病已进入肠胃，如再不治，恐怕越来越厉害。"桓侯还是不理睬。扁鹊走后，桓侯更加不高兴。

又过了十天，扁鹊远远看到桓侯，转身就走。桓侯感到很奇怪，特意派人去问扁鹊。扁鹊说："如果病在表层，服点汤药，热敷一下，病就会好；病在肌肉里层，用针刺艾灸亦可治愈；病在胃肠以里，可用清热降火之药治疗，病入骨髓深处，有关生命危险，医药是没有办法了，现在桓侯的病已深入骨髓，我是无话可说了。"过了五天，桓侯全身疼痛，派人去寻找扁鹊，而扁鹊早就逃到秦国去了。蔡桓侯终于病死了。

【按语】

这篇短文，反映了中医望诊中"见微知著"和"防微杜渐"的优良传统，同时对那些讳疾忌医的人，也给予了恰当的批评。

扁鹊"斥秦王"故事

【原文】

医扁鹊①见秦武王②，武王示之病，扁鹊请除③。左右④曰："君之病，在耳之前，目之下，除之未必已也，将使耳不聪，目不明。"

君以告扁鹊。扁鹊怒而投其石⑤曰："君与知之者谋之，而与不知者败之。使此知⑥秦国之政也，则君一举而亡国矣。"

(选自《战国策⑦·秦策》)

【注释】

①扁鹊：见《讳疾忌医》注释。

②秦武王：公元前310年至公元前307年在位，即周赧王五至八年。

③请除：请求予以治疗。

④左右：指秦武王的近臣。

⑤石：砭石，即古代治病的石针。

⑥知：管理或主持的意思。

⑦《战国策》：是战国时期一部分国家记事的历史书籍，它以记载当时的说客、策士的言行为主。西汉刘向整理校订，按东周、西周、秦、楚、齐、赵、魏、韩、燕、宋、卫、中山等十二国顺序排列记载，共33卷。

【释义】

扁鹊拜见秦武王，武王把自己的病情告诉扁鹊，请求扁鹊予以治疗。秦武王的近臣说："大王的病在耳朵和眼睛之间，即使治疗也未必能治好。如果处理不当，还可能把耳朵搞聋，把眼睛搞瞎。"

秦武王把近臣的话告诉了扁鹊。扁鹊听了，大发脾气，把针石丢在地上，气愤地说："君王既然跟懂得医理的人商量治病，却又听不懂医理的人胡言乱语，这怎么能治好您的病呢？如果用这种法则来管理秦国的政事，那么您只要在一次重大的举动上迟疑不决，秦国很快就会灭亡啊！"

【按语】

这篇小故事，描述扁鹊用具体生动的比喻指责秦武王听信无知之言，而迟疑不决的昏庸作法。扁鹊身为医生，竟敢对秦武王怒而斥之，足见其才智过人和大无畏的精神。

女医邢氏故事

【原文】

绍熙①间有医邢氏，精艺绝异②。时韩平原知阁门③事，将出使④，俾⑤之诊脉，曰："脉和平无可言，所可忧者夫人耳。知阁门回辂⑥日，恐未可相见也。"韩妻本无疾，怪其妄诞不伦⑦，然私忧之。泊⑧出疆甫数月，而其妻果殂⑨。

（选自宋·周密⑩《齐东野语》⑪）

【注释】

① 绍熙：南宋皇帝宋光宗赵惇的年号，在位时间 1190～1194 年。

② 精艺绝异：医精术湛，与众不同。

③ 阁门：宋代朝廷中一个官署的名称。

④ 将出使：将要出差。

⑤ 俾：使。

⑥ 轺：古时轻而小的马车。

⑦ 妄诞不伦：胡乱讲话，没有道德。

⑧ 洎：到，及。

⑨ 殂：死亡。

⑩ 周密：见《王继先脉决宫教》注释。

⑪ 《齐东野语》：同上。

【释义】

南宋绍熙年间，有一女医邢氏，她的医术独特微妙。当时韩平原在朝里主持阁门政事，将出差时，便请邢氏诊脉，她诊后说："您的脉象很正常，应当忧虑的是您的夫人。等您出差回来，恐怕不能见到她了。"韩平原的妻子平素没病，他责怪邢氏的话没有根据，但心中又担忧此事。韩平原到边疆刚几个月，他的妻子果然死亡了。

【按语】

有人病而脉不病者，有脉病而人不病者，女医邢氏善于诊断，这与她医术精湛、造诣博深是分不开的。

华佗指戒二则

【原文】

病例一：盐渎①严昕与数人共候佗②，适至，佗谓昕曰："君身中佳否？"昕曰："自如常。"佗曰："君有急病见于面，莫多饮酒。"坐毕归，行数里，昕卒头眩堕车。人扶将还，载归家，中宿③死。

病例二：故督邮④顿子献得病已瘥，诣佗视脉，曰："尚虚，未得复，勿为劳事，御内⑤即死，临死当吐舌数寸。"其妻子闻其病除，从百里来省之。止宿⑥交接，中间三日发病，一如佗言。

（选自陈寿⑦《三国志》⑧）

【注释】

① 盐渎：现在江苏省盐城县西北。

② 候佗：拜访华佗。华佗：见《华佗抗曹》注释。

③ 中宿：次夜。见《左传·僖公二十四年》："命女三宿，女中宿至……"

④ 督邮：官名。汉朝郡守的助手，管巡查考核属县的官吏。

⑤ 御内：与妻子发生性行为。

⑥ 止宿：留住过夜。

⑦ 陈寿：见《华佗抗曹》注释。

⑧ 《三国志》：同上。

【释义】

病例一：盐渎人严昕，他和几个人同去拜访华佗，刚进门，华佗问严昕："您身体可好？"严昕回答："我感觉身体尚好。"华佗说："您宿有突发疾病，已经从面色上表现出来了，请您注意，不要过度饮酒啊！"严昕等人坐了一会儿就回家了，刚走了几里路，严昕突然头晕眼花，从车上跌了下来。同行的人把他扶上车子送回家中，第二天夜里他就死去了。

病例二：从前，有个督邮名叫顿子献，病已经好了。一天，他去求华佗诊脉，华佗说："您的身体还很虚弱，正气还未恢复，不要过度劳累。如果与妻子同床，就有死亡的可能，临危时舌头也得伸出几寸长。"这位督邮的妻子听说丈夫病愈，就从百里之外前来探望。顿子献违背了华佗的嘱咐，留妻过夜，因而前病复发，结果就像华佗所预言的一样。

【按语】

病例一中，严昕之病是肝阳上亢，故告诫"莫多饮酒"。因酒性猛悍善升，能使气血突然上冲，导致脑络溢血而死亡。病例二中，顿子献大病新愈，故告诫"御内即死"，此即《伤寒论》所载："凡男病新愈交接，因而复病，名曰房劳复。"

王继先脉决宫教

【原文】

绍兴①王继先②号王医师，驰名一时，继而得罪，押往福州居住。族叔祖宫教时赴长沙卒③，素识其人，适邂逅④旅舍，小酌以慰劳之，因求察脉，王忽愀然⑤曰："某受知即久，不敢不告：脉证颇异，所谓脉病人不病者，其应当在十日之内。宜亟返辙辕⑥，尚可及也。"因泣以别。时宫教康强无疾，疑其为妄，然素信其术，于是即日回辕。仅至家数日而殂⑦。亦可谓异矣。

（选自宋·周密⑧《齐东野语》⑨）

【注释】

① 绍兴：宋高宗赵构的年号，在位时间 1131~1162 年。

② 王继先：（？—1181 年），开封人，宋代医官。曾任昭庆军承宣使，后罢官贬福州。其门人张孝直于绍兴二十九年校订《经史证类备急本草》22 卷，竟以校正官名书于前。

③ 赴长沙卒：去长沙会副职。卒：副职。

④ 邂逅：不期而遇。

⑤ 愀然：面容色变之意。

⑥ 亟返辙辕：急忙驭马乘车而回。

⑦ 殂：死亡。

⑧ 周密：字公瑾，号草窗，（1232—1298 年），又号萍州、四水潜夫。宋代词人，原籍济南，后为吴兴（今属浙江）人。宋末任义乌县令，曾写慨叹宋室灭亡之作，宋王亡不仕。著《齐东野语》《绝妙好词》

《武林旧事》《癸辛杂识》《云烟过眼录》《草窗韵语》等。

⑨　《齐东野语》：全书20卷，为周密之笔记。所记多为南宋史事，如张浚三战本末、绍熙内禅、岳飞逸事，可补正史之不足。

【释义】

南宋绍兴年间，医师王继先，名扬一时，后来触犯国法，押送福州定居。周密的祖辈宫教，这时正去湖南长沙任职，他平日熟识王医师，二人不约而遇于途中旅社，于是备酒谈心，互相问候。宫教趁此机会，要求王医师给予诊脉，王医师诊着脉，面色突然一变，说："我得到你的知遇已久，不得不实告：你的脉象很不正常，即古人所说，脉病人不病者，其应当在十日之内发病而亡。你虽然没有不适的感觉，但恐怕十日之内就很危险。你应当赶快驭马乘车而回，还可能回到家中。"于是，宫教抽泣着向王医师告别。当时宫教的身体非常健康，便怀疑王医师说话荒谬，但是平日又很相信王医师医术高明，因而当天就乘车回家。宫教回到家中，不几天果然死亡。王医师的高超医术，怎能不使人感到神奇呢?

张仲景望诊侍中

【原文】

仲景①见侍中②王仲宣③，时年二十余，谓曰："君有病，四十当眉落，眉落半年而死。"令服五石汤④可免。仲宣嫌其言忤⑤，受汤勿服。居三日，仲景见仲宣谓曰："服汤否?"仲宣曰："已服。"仲景曰："色候固非服药之诊，君何轻命也!"仲宣犹不信。后二十年果眉落，后一百八十七日而死，终如其言。

（选自晋·皇甫谧⑥《黄帝⑦三部⑧针灸甲乙经》序言）

【注释】

①　仲景：东汉杰出医学家，姓张名机，字仲景，（150—219年），

南郡涅阳（今河南南阳）人。从同族张伯祖学医，勤求古训，博采众方，著《伤寒杂病论》一书，集汉以前医学之大成，后学奉为医方之祖，尊仲景为医圣。

②　侍中：汉制，列侯以下至郎中的加官。侍从皇帝左右，出入宫廷。

③　王仲宣：名粲，（177—217 年），山阳高平（令山东邹县）人。建安七子之一，才肩曹植。

④　五石汤：由阳起石、钟乳石、灵磁石、空青石、金刚石等组成。

⑤　忤：不顺耳，抵触。

⑥　皇甫谧：魏晋间医家、文学家。字士安，幼年名静，自号玄晏先生，（214—282 年），安定朝那（今甘肃省灵台县，一说平凉县西北）人。中年患风痹，由于讲究服石，致身体极度衰弱，辗转床侧，甚至一度有自杀之念。后曾专心攻读医书，撰成《黄帝三部针灸甲乙经》，阐述经络理论，统一针灸穴位位置、名称、取穴法，总结晋代以前的针灸成就，是现存最早的针灸学专著。此外，还著有《帝王世纪》《高士传》《烈女传》《逸士传》《玄晏春秋》《释劝论》等。

⑦　黄帝：指轩辕黄帝。

⑧　三部：系指《针灸甲乙经》内容，乃撰次《素问》《灵枢》《明堂孔穴针灸治要》三书而成。

【释义】

张仲景遇见侍中王仲宣，当时仲宣只有二十岁。张仲景对他说："你有病，到四十岁眉毛会掉尽，半年之后就会死亡。"仲宣叫他服下五石汤，说吃了可治愈此病，王仲宣嫌张仲景言词不恭，接受了方药却不吃药。过了三天，张仲景见到王仲宣，问他说："汤药服了没有？"王仲宣回答说："已经服过了。"张仲景说："从面色证候看来，根本不像服过五石汤的样子，您为什么这样轻视自己的生命呢？"王仲宣避而不答。二十年后，仲宣的眉毛果然脱落，眉落后一百八十七天便死去了，正如张仲景预言的那样。

中医学认为，四诊之中，望诊为先，越人望齐侯之色，仲景望仲宣之色，皆谓之神奇。此篇旨在启迪后学，于望诊一法勿可玩忽。

周慎斋赏月启悟

《存存斋医话》中记载：周慎斋先生，名子于，安徽太平县人。生于明朝正德年间，中年以后得了腹部胀满病，痛苦难以忍受，到处访求名医治疗都无效果。又广泛搜集验方，却又不敢盲目试用。

一天晚上，周慎斋先生强打精神，坐在院中欣赏明亮皎洁的月光，突然，一眨眼间乌云遮盖了月亮，周慎斋感到非常憋闷。不大一会儿，清凉之风，缓缓吹来，天空乌云散去，月光明朗，胸部舒畅起来。于是，周先生恍然大悟："云是属阴的，风是属阳的。如果阳气通畅，阴云就很快消失。我的病大概就与这风云相似吧？"因而拟定药物，制成"和中丸"，吃了不到一个月，腹部胀满就好了。后来，周慎斋先生成了当时很有名望的医生。

【按语】

读此短文，可见"久病或成名医"一语，是来之有源的，可知古之名医立方遣药来之非易，而是通过思索、体验才制订出来的。慎斋是通过取类比象的方法，突出说明学问之道，并非浅尝即止，必须真正得到医中三昧方为上乘。

郭玉诊脉惊皇帝

【原文】

郭玉①者，广汉雒②人也……和帝③时，为太医丞④，多有效应。帝奇之，仍试令嬖臣美手腕者⑤，与女子杂处帷中⑥，使玉各诊一手⑦，问所疾苦。玉曰："左阴右阳，脉有男女，状若异人⑧，臣疑其故⑨。"帝叹息称善⑩。

（选自范晔⑪《后汉书》⑫）

【注释】

① 郭玉：东汉时期针灸医家，广汉（今四川广汉县）人。师承涪翁、程高。精脉诊，善针术。他提出医生给尊贵人治病有四难的论述。

② 雒：古地名，在四川广汉县北。

③ 和帝：东汉刘肇。公元前105至公元前89年在位。

④ 太医丞：辅助管理医疗行政的小官。

⑤ 嬖臣美手腕者：手腕长得白嫩的受宠幸的近臣。

⑥ 杂处帷中：指男女混杂置身于幔帐之中。古代男医生给贵族女子诊脉，设一帷幕，病人从帷幕中伸出手来，医生诊其脉而不睹其面。

⑦ 各诊一手：分别诊候嬖臣与女子各一只手的脉象。

⑧ 状若异人：脉象好像是性别不同的人。

⑨ 疑其故：怀疑其中的缘故。

⑩ 称善：说好。

⑪ 范晔：见《悬壶》注释。

⑫ 《后汉书》：同上。

【释义】

郭玉是四川广汉郡雒县人……东汉和帝时，任太医丞，治病大多有疗效。和帝觉得他的医术很神奇，就试着叫手腕长得美的宠臣和女子混杂置身在帷幕里，让郭玉分别诊候宠臣和女子各一只手的脉象，问患者感到有病痛的地方，郭玉说："左手是阴性脉，右手是阳性脉，脉象有男的有女的，好像是性别不同的人，我怀疑其中的缘故。"和帝听后感到惊讶，连声称赞。

【按语】

文章婉转有趣，突出郭玉的医术精湛。乾隆曾试黄坤载亦用此法，坤载以"龙得凤脉"而惊走，其脉法如神，深受乾隆皇帝的常识。

古代明医治病的神奇

杨吉老生姜愈喉痈

【原文】

杨立之自广州府通判归楚州①，喉间生痈，既肿溃而脓血流注，晓夜不止，寝食俱废，医者为之束手。适杨吉老②来赴，郡守③招立之两子走往邀之，至，熟视良久④曰："不许看脉，已得之矣。此疾甚异，须先焰⑤生姜片一斤，乃可投药；否则，无法也。"语毕即去。子有难色，曰："喉中溃脓痛苦，岂宜食姜?"立之曰："吉老医术通神，其言必不妄。试以一二片生姜，如不能进，则屏去⑥无害。"遂食之。初时殊为甘香，稍复加益，至半斤许痛和渐已；满一斤始觉味辛辣，脓血顿尽，粥饵入口无滞碍。明日招吉老谢而问之，对曰："君官南方，必多食鹧⑦，此禽好嚼半夏，久而毒发，故以姜制之。今病源已清，无用服他药也。"

（选自宋·洪迈⑧《夷坚志》⑨）

【注释】

①　通判归楚州：通判，宋置官名。地位略次于州府长官，但握有连署州府和监察官吏的实权，号称监州。通判，亦即共同处理政务之意。楚州，今江苏省淮河以南，盱眙以东，盐城以北地区。

② 杨吉老：名介，北宋泗州（今安徽省盱眙）人。崇宁年间（1102~1106 年）泗州杀刑犯，郡守李夷行命令医生、画工剖视绘图。杨吉老曾剖腹观察绘制《存真图》一卷，今佚。

③ 郡守：宋置官名，为一府的地方行政长官，即太守。

④ 熟视良久：仔细观察了好大一会儿。

⑤ 焰："啖"的异体字，即吃。

⑥ 屏去：除去。

⑦ 鹬：鸟名。羽毛多以黑白二色相杂，两脚橙黄色或红褐色。多食植物种子和昆虫。肉鲜味美，可供食用。

⑧ 洪迈：见《张子刚起死活人》注释。

⑨ 《夷坚志》：同上。

【释义】

杨立之从广州府通判的职位上返回楚州，咽喉生疮，红肿溃破，脓血如注，昼夜不停，饮食不进，亦不能入睡，医生都没办法治疗。正遇杨吉老先生来到楚州，楚州的行政长官便招呼杨通判的两个儿子去请杨吉老。杨吉老仔细观察了一会儿，说："无须诊脉，已经知晓致病原因了。这病很特别，必须先吃一斤生姜片，然后才能服药，否则是治不好的。"说罢转身就走了。杨立之的儿子不高兴地说："咽喉溃破流脓，疼痛难忍，怎么能再吃生姜呢?"杨立之说："吉老的医术相当高明，他不会妄说的。先给我一两片生姜吃吃看，如果不行，不再吃也就是了，也没大害处。"于是就开始吃生姜。刚吃时觉得姜的味道甜而香，越吃越感香甜。吃到半斤的时候，咽喉疼痛渐渐消失，吃够一斤，开始觉得姜味辛辣，脓血已止，米粥入口已无妨碍了。第二天又把杨吉老请来，向他道谢并请教发病原因及治法的道理所在。杨吉老对杨立之说："你在南方做官，必然多吃鹬鸪，此鸟好吃半夏，时间长了，半夏之毒侵及咽喉，故喉痛溃流脓血不止。生姜专解半夏之毒，因而让你先吃生姜一斤，所以咽痛脓血皆以停止而愈。现在致病原因已经清除，不必再吃别的药了。"

这则典故，主要介绍了生姜善解半夏之毒的功效，同时说明杨吉老阅历精深，医术高超。后来，人们多用姜汁炮制半夏，即本于此。

杨吉老轿愈斜视

扬州管辖地方有位读书人出身的杨吉老医生，当时很有声望。有一富人家的儿子得了急病，看周围一切东西都是歪斜的，桌案上本来摆放整齐的书本也必须使其歪斜，自己看着才平整，写字也是歪斜的。他的父母为此病非常忧愁。经过多位医生的诊断，都辨别不清是什么病。有人推荐杨吉老医生，富翁带着儿子前去求诊。杨吉老医生诊后便让富翁提前回家，留下他的儿子，大摆宴席，奉劝患者尽量饮酒，以致酩酊大醉；又把患者扶入轿中，使人抬着轿子倾斜颠簸，旋绕转圈，这样好大一会儿才把患者抬到床上休息。到了天明，患者酒醉已醒，被送回家中。以前放斜之物，这时都整理为正，他的父母都高兴地跳了起来，富翁便以丰盛的礼物酬谢了杨吉老医生。

【按语】

病得以奇，其治亦奇。杨吉老使患者惊于颠簸以调神志，深思远虑，其奇中之奇，若非吉老孰的愈之？

联兆天府定风眩

孙兆是北宋进士，官至殿中丞。治平年间，管辖首都的府尹，有一天坐堂处理政事，衙役官吏站立两旁，府尹突然听到击鼓号角和风雨的响声，看了看站在身边的人，问道："这是什么地方？"官吏回答："这不是开封府吗？"府尹说："若是这样，是我有病了。"

急忙呼唤孙兆医生，孙兆诊脉后，即留药予以治疗。第二天，府尹之病就好了。府尹又把孙兆找来，问道："我所吃的药，好像是四物饮子。"孙兆说："对啊！"府尹又说："我得此病时，开始很害怕，服了你的药，病就好了，这是什么原因呢？"孙兆说："你的左手寸脉洪大有力，是相火不能归原的缘故。服药后，心火下降，相火归原，所以病愈。"

【按语】

府尹之病，乃肾虚眩晕，"故头为之倾，目为之眩，脑为之苦鸣"，属阴阳亢之重证。方类四物饮，虽不知确为何药，当属滋阴潜阳、濡养肝肾之品，使肾阴充足，肝阳下降，故症状消失。

叶天士拜师

浙江省西部有位举人，约同伴进京考试，乘船走到江苏苏州，举人突然患病，同伴用马车送他到名医叶天士处诊病。叶天士诊了好久，说："你的病是感冒风寒，一剂药就能痊愈。你到哪里去呀？"举人说："我是去京城礼部参加考试的。"叶天士说："先生不必去了，北上不能乘船而要步行，势必得消渴病，此病无药可治，你的寿命不过一个月了。根据你的脉象表现，绝无疑义，可赶快回家，后事还来得及料理呀！"立即开方交给举人，并告诉门人把医案记录下来。举人回到船中，吓得哭了起来，告辞同伴，打算回家。同伴说："这是医生吓人的办法，好赚钱发财。况且叶天士是位走运的医生，绝不是什么神仙，何必放在心上。"第二天，举人服药，果然病愈。同伴进一步鼓励他。于是，举人随同伴北上进京，但其心中憋闷，担心自己的性命。

船到镇江附近，逆风不能北上，同伴邀他到金山寺游逛，山门前挂有僧医诊病的牌匾。举人走进僧人住室求诊，僧医给予诊脉察色，便问："先生要往哪里去呀？"举人答以进京赴试。僧医皱起眉头说："恐怕来不及了。你进京必走旱路，必定要患消渴病，你的生命尚有一个月，怎能远去京城呢？"举人流着眼泪说："真的和叶天士说的一样啊！"僧医问："叶天士怎么说的？"举人答："叶天士说无药可治。"僧医说："这就不对了，如果药物不能治疗，我们的祖先何必留下这条治病的医道呢？"举人听僧医的话有道理，便双膝跪地求救。僧医扶起举人说："你上了旱路，走到王家营村，此时秋梨正熟，买梨装满车后，渴时吃梨当茶，饥时煮梨当饭，大约吃梨百余斤，此病就可痊愈，怎能说无药可治呢？真是误人性命啊！"举人再次谢别北上，走到清河登陆时，果然消渴病发作，按僧医所嘱，饮食以梨为主，赶到京城时病已痊愈。但是，举人考试落榜了。他为了感谢僧医的救命之恩，回到金山寺，以二十两银子和从京城带回的特产酬谢僧医。僧医收下物品，退回银两，说："你路过苏州时，再请叶先生给予诊视，如果他说无病，你就以前言质问他，他要问到给你治疗的人，你就以老僧答对，这样就胜似你用厚礼报答我了。"

举人照僧医所说，前往拜见叶天士，并请其诊脉，叶天士说："你无病，治什么？"举人以前言质问。叶天士叫门人查对医案，确实不错。叶天士说："这就怪了！你遇见神仙了吗？"举人说："是佛寺中的和尚，并不是神仙。"举人将僧医所说告诉叶天士。叶天士说："我知道了。先生请先走一步，我要停止诊务，前往拜师。"随后摘掉行医的牌匾，把侍诊的门徒辞退，改了姓名，穿上雇工穿的衣服，乘船前往金山寺拜师，以求深造。僧医让叶天士每天侍诊。叶天士注意僧医诊治百余人，见其医术与自己相等，因而对僧医说："我学习有了进步，请求代师处方，行吗？"僧医说："可以啊！"叶天士写完处方后递给僧医。僧医看后说："您的医学知识和苏州叶天士差不了多少，应当自立牌匾，何必跟着我呢？"叶天士说："弟子恐怕和叶天士一样在治病时误人性命，不敢轻易挂牌行医，必须精益求精，万无一失，我才敢应诊求人啊！"僧医说："好啊！您说的这话比叶天士先生高明多了。"

有一天，有人用担架抬来一个垂危的病人，患者的肚子像孕妇一样大。跟来的人说："患者腹痛多年，现在更加严重了。"僧医诊毕，又叫叶天士复诊处方，叶天士的处方头一味就是白信三分，僧医笑着说："您不如我的地方，就是过分小心了。这个病需用白信一钱，才能起死回生，永除后患。"叶天士惊慌地说："患者病是虫臌，方用白信三分，足能杀死腹中虫子，用量大了病人怎能承受得了呢？"僧医说："您虽然知道是虫，但不知虫的大小，此虫已长到二尺多了，试用白信三分，只能使虫暂时麻醉，等到虫子苏醒过来，痛必复发，这时虫子有了耐药性，再用白信就不起作用了，到那时就没法挽救了。我用白信一钱，可使此虫立即死亡，很快就从大便排出，虫病根除，永不再发，不是更好吗？"僧医的话使叶天士十分感动。僧医遂叫专侍诊门人拿来白信一钱，放在病人口中，用白水送下，并告诉伴随人："赶快抬回，夜间病人必定便出赤虫，送来让我的门徒看看。"来人连声答应，把病人抬走了。到了夜间，果然如僧医所说，病家用棍挑着一条二尺多长的红虫送来。这时病人已经清醒，肚子觉得饿了，要吃东西，僧医叫病家用人参、茯苓做粥，让病人充饥，大约十天，病已痊愈。

叶天士非常高兴，从内心佩服僧医，于是告知其真实姓名，要求传授医学。僧医亦赞赏叶天士态度诚恳，学习虚心，因而送给叶天士医书一册，让他回家。从此，叶天士的医术猛进，再也没有棘手的病了。

【按语】

人们只知求名医诊病之难，而不知造就名医之更难。清代名医叶天士十年之中，从师十七人，他虚心学医的精神及为人民治病的高度责任感，至今仍被人们传为羡谈。其学术之精湛，贯彻古今医术，治方不执成见，首创卫气营血的辨证学说，开温病之先河，厥功甚伟，无与伦比。本文僧医是叶天士从师十七人之一，叶氏的这种虚怀若谷的学习精神，是值得我们继承和学习的。

安国夫人

【原文】

郭敬仲①，宋钱塘②县人……精医学，其中母冯氏亦善医。建炎③中，孟太后构疾④不起，高宗⑤遍征⑥名医治之。

敬仲引母冯氏入宫进药，一剂而苏，三服而愈。高宗大喜，封冯氏为安国夫人⑦，敬仲为光禄大夫⑧，赐姓赵⑨及其父杰西山葬地，后人因名其所居之里曰"赵郭里"。

（选自《海宁县志》）

【注释】

① 郭敬仲：宋代世医，为名医郭照乾之孙。

② 钱塘：今浙江省杭州市。

③ 建炎：宋高宗赵构的年号（1127~1130 年）。

④ 构疾：病遇危急。

⑤ 高宗：宋高宗赵构。

⑥ 遍征：到处召集。

⑦ 安国夫人：宋代官制，能执政之人的妻子才能封为夫人。夫人，亦对已嫁女子的泛称。安国，指国家安定之意。

⑧ 光禄大夫：宋朝文职官员的称号，为从二品。

⑨ 赐姓赵：宋高宗把郭敬仲当本家族看待，赐予赵姓。

【释义】

郭敬仲为南宋钱塘县人，医术高明，他的母亲冯氏也擅长医术。建炎年间，宋高宗的母亲孟太后病情危急，宋高宗到处召集名医予以治疗。

郭敬仲领着母亲冯氏进入皇宫为孟太后治病，服药一剂后神志清醒，继服药三剂，病竟痊愈。宋高宗十分高兴，遂封冯氏为安国夫人，又封郭敬仲为光禄大夫，并把郭敬仲当成同宗赐予赵姓，又送给皇家坟地使葬其父。因此，后人把他居住的地方称作"赵郭里"。

【按语】

安国夫人冯氏、光禄大夫郭敬仲系三世良医。按《医部全录》载：郭氏以医名世，自照乾始。郭照乾，字汝端，号文胜。为人忠厚，施予不倦，据载后遇异人授一钵，钵中有牡丹花一朵，花中记有药方，十三即十三方，试有奇效，遂为妇人医。尽管此事甚奇，终给予德行忠厚之人以嘉奖，因而得到后人的敬仰。

张总管针术神奇

【原文】

赵信公在维扬制阃①日，有老张总管②者，北人也，精于用针，其徒某得粗焉③。一日，信公侍姬④苦脾血疾，垂殆⑤，时张老留傍郡⑥，亟呼其徒治之。某曰："此疾已殆，仅有一穴或可疗。"于是刺足外踝二寸余⑦，而针为血气所留，竟不可出，其徒仓皇⑧请罪曰："穴虽中而针不出，此非吾师不可，请急召之！"于是命流星马宵征⑨，凡一昼夜而张至，笑曰："穴良是⑩，但未得吾出针法耳。"遂别于手腕之交⑪刺之，针甫入而外踝之针跃而出焉，即日疾愈。亦可谓奇矣！

(选自宋·周密⑫《齐东野语》⑬)

【注释】

① 维扬制阃：维扬，扬州府的别称。阃，特指郭门，借指军事。制阃，总制军事之义。

② 总管：官名，军事长官之称。

③ 粗焉：粗枝大叶。

④ 侍姬：陪姜。

⑤ 垂殆：病危。

⑥ 傍郡：邻近县城。

⑦ 足外踝二寸余：相当于悬钟穴。

⑧ 仓皇：惊慌失措。

⑨ 宵征：连夜启程。

⑩ 良是：很正确。

⑪ 手腕之交：相当于神门穴或太渊穴。

⑬　《齐东野语》：同上。

【释义】

赵信公在扬州府掌管军事的时候，有位张老总管，是北方人，精于针灸之术。他有个徒弟，针灸之术不精。有一天，赵信公的陪妾因脾不统血得了血崩证，病情垂危，这时张老总管正在外地，便急忙招呼他的徒弟前来诊治。徒弟说："这病危险极了，只有一穴可能可以治疗。"于是，徒弟针刺患者足外踝二寸余，但针被气血拘住而不能拔出，徒弟慌慌张张地请罪说："针穴虽准而针不能出，非我老师不能解决，可快邀请前来。"于是，派流星报马连夜启程，一昼夜的时间，终于把张老总管请来了。张老总管笑了笑，说："穴位扎得很准，但是未学到我的出针方法。"张老总管立即在患者手腕之交接处扎了一针，而足外踝之针突然跳了出来，赵信公陪妾的病当天就好了。张老总管的针术真是神奇啊！

【按语】

我国劳动人民在与疾病做斗争过程中，创造出了中华民族的灿烂文化。经络学说、针灸医术的发明，在世界医学中居首位。尤其是近代针麻一术，更是中华民族的独特创举，我们应予以继承和发扬，为发掘祖国医学遗产而共同努力。

笔头藏针治喉痈

【原文】

李王女公主①，患喉内痈毒，饮食不下，召到医官，言："须针刀开，方得溃破。"公主闻用针刀，大哭不肯治。

忽有一草泽医人②，云："某不使针刀，只将笔头蘸药痈上，霎时便溃。"公主喜，遂令治之。王言："果愈，当补翰林医官③，仍酬三百千④。"方两次上药遂溃，出脓血一盏余，便觉两日无事。遂酬谢补某官讫⑤，令供其方，医者乃请罪，云："某乃以针系笔心中，遂轻轻划破其溃散耳!"……王遂赦之。

（选自《名医录》⑥）

【注释】

① 公主：封建时代对皇帝之女的尊称。

② 草泽医人：民间医生。

③ 翰林医官：执掌医学和管理御药院的官员。查马端临《文献通考》，五代时医政，有翰林医官使。宋置翰林医官，官阶从七品，是下级医官职务。翰林医官衔，载于《名医录》，存疑。

④ 三百千：三百吊铜制方孔钱。古时用铜铸钱，中有小孔（穿绳用），铸有若干文字样，千文为一吊，亦称一贯。

⑤ 讫：完结。

⑥ 《名医录》：见《靖公巧施斩蛇丹》注释。

【释义】

李王的女儿，患了喉痈，饮食不能下咽，就把医官招来。医官说："此病须用针刺刀割才能溃破而愈。"李王的女儿听说用针刀，就大哭不已，不肯治疗。

突然有一民间医生说："我不用针刺刀割，只用毛笔头蘸上药，点在疮上，眨眼之间就能破溃而愈。"公主听了很高兴，便让其治疗。李王对这位民间医生说："你如果把病治好了，我一定提升你为医官，还酬谢你三百吊钱。"刚上了两次药，喉痈即破溃，出脓一小杯，才两天，公主的病就好了。李王立即酬谢这位民间医生，并提升其为翰林医官，命他把药方贡献出来。这位民间医生请罪说："我是把针暗藏在毛笔头里，轻轻刺破喉痈，毒热才消散的呀!"……李王听罢，立即郝他无罪。

王贶笑愈奇疾

王贶，字子享，是位读书人。当时南京宋毅叔的医术在大江南北很有声望，王贶拜毅叔为师学医，尚未精通，就到首都游历行医，其处境十分悲惨。

出人意料的是，当时朝廷颁布了新的盐法，有一大商人看了布告，惊吓得吐出舌头，再也不能收回，这样十多天不进饮食，身体一天天消瘦，首都的医生都无法治疗，大商人的一家忧愁恐惧，因而在街市张贴广告，说："如果有人能治好这种病，就用一千万钱酬谢医生。"王贶贪图病家的丰厚财礼，便应聘前往。当看到商人的症状时，王贶突然大笑而不能制止，心想：这病确实不易治疗。病家见这医生的行为奇怪，就追问他，王贶以傲慢的口吻回答说："我所笑的是，这么大的首都竟然无人能治这种小病。"于是告诉病家，速取《针灸甲乙经》，王贶不在意地查阅着，没想到发现一穴，可以治疗商人的吐舌病，王贶立即对病家说："这病若叫我治，一针就可见效，但你必须给我写下字据，万一治不好，那也不能怨恨我。"病家实在没有办法，也就依从了他。王贶急忙针刺商人的舌头底部穴位，在起针的时候，商人出现萎靡不振，过了一会儿，商人的舌头就伸缩自如，像往常一样了。商人全家大喜，即按预约的财礼酬谢王贶，又到处宣传王贶的医名。从此，他诸事顺利，医名也震动了首都。

此后，王贶的家庭生活富裕了，得以温饱，他这才开始立志攻读医学方书，终于闻名于天下。世上竟然有这样出乎人们意料的事情。后来，王贶因医术高明而得到皇帝的宠爱，宣和年间晋升为朝请大夫，他所著的《全生指迷论方》一书，多为后人所采用。

【按语】

在封建社会里，医生是没有什么地位的，王贶在处境十分悲惨的情况下，姑且应诊，虽云取效甚佳，然而实属侥幸。王贶自知内疚，而后有志于肘后方书，终究以医闻名于天下。文章有贬有褒，亦医趣之一也。

华佗抗曹故事

华佗，字元化，沛国谯县人，又名敷。曾到徐州一带拜访老师学习医术，通晓几种经书，更精于处方用药。他治疗疾病，配方用药，不过几味，嘱咐应当注意的事项，药吃完，病就好了。

曹操听说华佗医术高明，便召请华佗来，让他在身旁侍候。曹操患头风症，每次发作，心乱目眩。华佗针刺膈俞等穴，曹操的病立即痊愈。华佗的医术，都是这样效验。

华佗本是读书人，行医为业，现在侍候曹操，心中十分忏悔。后来曹操亲身处理国事，疾病亦渐危重，委派华佗专职治疗。华佗说："这病短期内不易见效，只有长期治疗才能延长寿命。"这时，华佗离家很久，思家心切，因而对曹操说："我刚才收到家信，想暂时回家。"于是曹操准假。华佗到家后，推说妻子有病，多次请假延期。曹操连续发信催促，又命令郡县官吏遣送华佗上路。华佗依仗医技高明，不愿侍候曹操，所以还是不动身。曹操非常气愤，便派人前往察看，并告诉派去的人："如果华佗的妻子确实有病，就放宽假期，给他四十石小豆；假如其中有诈，就立即把他逮捕送来。"这样，华佗就被逮捕了，押送许昌大狱。荀彧向曹操请求说："华佗的医术实在高明，他是百姓生命所依靠之人，应当宽容他的罪过。"曹操说："不必忧虑，你以为天下就没有像他这样的人了吗？"审判终结，华佗被处死刑。临死前，华佗拿出一卷医书送给看守的小官，并说："这书可以治病救人。"狱官惧怕法律，不敢收书。华佗也不勉强，就取火将书烧掉。

华佗死后，曹操的头风病复发。曹操说："华佗故意不治好我的病，想以此抬高自己的身价。就算我不杀掉他，最终他也不会为我除此病根。"后来，他心爱的儿子仓舒病危。曹操叹息说："真后悔杀掉了华佗，我这孩子死得可惜啊！"

【按语】

华佗是我国东汉末年一位杰出的医学家，医术精湛，医德高尚，乐意在民间给广大人民治病，厌恶为封建统治者服务。虽被曹操召至左右，但"意常自悔"，即回家中，则"辞以妻病，数迄期不返"。后被曹操下狱，华佗以死作为反抗，终不事曹。高风亮节，永垂青史。

华佗精通内、外、妇、儿、五官、针灸各科，尤精外科，后人称其为外科鼻祖。他发明"麻沸散"，曾为关羽刮骨疗毒，敷以神膏，也曾为广大人民抽割积聚。他的这一麻醉剂，不仅在我国，在世界上也是空前和惊人的。他发明的五禽之戏，模仿虎、鹿、熊、猿、鸟的动作并组合起来，进行体育锻炼，对我国医疗事业起到了极大的作用。

孙思邈神奇的蚂蟥吸血疗法

有一天，一小伙子的一只眼睛不知被什么东西撞了，肿得就像一个熟透的桃子，痛得他直叫唤。小伙子被人搀扶着来找孙思邈治疗。孙思邈一看患处已经发青，充满着瘀血。他认为，应先排出瘀血，然后再用药。但是，伤患的地方在眼部，用针挑吧，一不小心就会把眼球刺坏，太危险。他冥思苦想，终于想出了一个好办法。

只见，他急忙跑到后院去，在水池边捞了一会，捉了几条虫回来，叫病人躺在炕上，将那虫放在瘀血上，旁人一看，原来是几条蚂蟥。用它怎么治病呢？人们感到稀奇。

眨眼之间，只见那蚂蟥蜷曲了几下，便叮破了红肿的瘀血，吸吮起来。不一会儿，蚂蟥的身子越来越粗，病人的瘀血越来越少，快要吸完了，孙思邈马上把蚂蟥拿掉，用清水洗净患处，再敷上些药膏，叫病人好好休息。

不过一个时辰，小伙子就完全轻松，不感到痛了。他起身对孙思邈感谢道："孙医生，我的眼睛刚才肿得那么厉害，一会儿工夫就被您老人家治好了，真是神仙呀！您这种治疗方法真是奇妙，我还从来没听说过呢！"

孙思邈笑着说："这也是以前从百姓中学来的，今日恰好给你用上了。"嗣后，孙思邈用蚂蟥吸血肿的神奇妙法一时盛传，他的名声也就更大了。

【按语】

明代李时珍《本草纲目》中亦有蚂蟥吸血治红白血肿的生动记述。据说，在中世纪的阿拉伯地区和欧洲，也曾盛行过用蚂蟥吸血治疗某些脑溢血、急性青光眼、局部充血等症。

张景岳用磁石智取铁钉

张景岳是明代的著名医学家，人们都知道他善用温补，却很少知道他还有一段急智解危的故事。

一户姓王的人家有个儿子，刚满一岁。一日，母亲随手拿一枚钉鞋的圆铁钉给儿子玩。小孩不知，误塞入口中，吞到喉间出不来。其母见状大惊，忙倒提小孩两足，欲倒出铁钉，哪知小孩反而鼻孔喷血，情况十分危急。孩子的父母连呼救命。

恰好张景岳路过这里，他见状，急命其母将小儿抱正，小儿"哇"的一声哭开了。张景岳断定铁钉已入肠胃，小儿父母早吓得六神无主，迭声哀求张景岳想想办法。

张景岳陷入沉思中，他记起《神农本草经》上有"铁畏朴硝"一句话，想出了一个治疗方案。他取来活磁石一钱，朴硝二钱，研为细末，然后用熟猪油、蜂蜜调好，让小儿服下。不久，小儿解下一物，大如芋子，润滑无棱，药物护其表面，拨开一看，里面正包裹着误吞下的那枚铁钉。小儿父母感激不已，请教其中的奥秘。

张景岳解释说：使用的芒硝、磁石、猪油、蜂蜜四药，互有联系，缺一不可。芒硝若没有吸铁的磁石就不能附在铁钉上；磁石若没有泻下的芒硝就不能逐出铁钉。猪油与蜂蜜的主要作用是润滑肠道，使铁钉易于排出——蜂蜜还是小儿喜欢吃的调味剂。以上四药同功合力，裹护铁钉从肠道中排出来。

可见，中医用药讲究配伍，各味药在方剂中各自起着重要的作用。

张仲景的葱管导尿术

相传，我国古代医学家张仲景，一次在乡下遇见一壮年，屈腰伛背，抚腹呼痛，原来是小便不通，内急外闭而不可忍。张仲景即于园中摘葱管一茎，管端蘸香油，将盐抹于尿道口，旋葱管入，吹盐进内，再轻揉其小腹，少顷尿出，胀消痛止。

【按语】

葱是世界上最古老的人工栽培蔬菜之一。《本草纲目》载："葱乃释家五荤之一，生辛散，熟甘温，外实中空，肺之菜也，肺病宜食之。"又说葱能"除风寒痛痹，虫积心痛，妇人妊娠溺血"。《名医别录》述："葱除肝中邪气，安中利五脏，杀百药毒。"再说李时珍屡患头目重闷疼痛，用过许多药都不见效，将连须的葱白插入鼻中二三寸及耳道内，葱气辛散通宣，头目顿觉清爽。后来，他将此记入《本草纲目》一书中。

靖公巧施斩蛇丹

徐书记有一女儿尚未出嫁，面黄肌瘦，好像得了痨病，连续求医治疗，病不见好转。听说靖公医术高明，请来诊治。靖公诊完脉说："你的女儿，两寸脉象微伏而弱，是因忧虑过度，气郁胸中所致，病是膈气而又像痨之疾。你先介绍一下发病的诱因再治疗，这样就不会出错了。徐书记说："我女儿因在梦中受惊，喊叫有蛇进入腹中。细问了一下，她说做梦把蛇吞下去了。因而渐成此病。"靖公说："有蛇进入腹中，用药泻下来，就会痊愈。我有'斩蛇丹'，能使蛇随大便排出，但必须让我在病人身旁守护一宿。"夜间，患者吃了靖公的药，果然泻下一条死蛇来，徐公女儿的病就好了。

有好事的人去问靖公,靖公便秘密地告诉他们:"这不是蛇病啊!徐公的女儿因做梦吞蛇,过分忧虑而得此病。我是针对她的问题进行心理调治,而不是治什么蛇病。这蛇也不是从她的脏腑中出来的,我只是给她吃泻下的药物,解除她的思想顾虑。"

【按语】

靖公转移了病人的视线,因而解除了病人的思想顾虑,终于使情志忧郁之病得以痊愈。靖公医疗方法之巧,即"医者意也"之义。

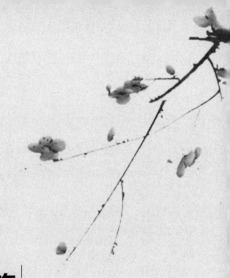

第二章

中医诊断学发展简史

在中医学领域里，诊断疾病的理论与方法肇始奠基很早。公元前 5 世纪，著名医学家扁鹊就擅长"切脉、望色、听声、写形、言病之所在"。

约成书于公元前 3 世纪的《黄帝内经》，不仅在诊断学的方法上奠定了望、闻、问、切四诊的基础，更重要的是，提出了诊断疾病必须结合致病的内、外因素加以全面综合考虑。《素问·疏五过论》指出："凡欲诊病者，必问饮食居处。"并谓："圣人之治病也，必知天地阴阳，四时经纪，五脏六腑，雌雄表里。刺灸砭石，毒药所主，从容人事，以明经道，贵贱贫富，各异品理，问年少长，勇怯之理。审于分部，知病本始，八正九候，诊必副矣。"这就是说，对任何疾病所产生的症状和体征，都不能孤立地看待，应该联系到四时气候、地方水土、生活习惯、性情好恶、体质强弱、年龄、性别、职业等因素。运用四诊方法，全面了解病情，加以分析研究，然后才能做出正确的诊断。

公元前 2 世纪，西汉名医淳于意创"诊籍"，开始详细记录病人的姓名、居址、症状、方药、就诊日期，作为复诊参考。

3 世纪初，东汉伟大的医学家张仲景总结了汉以前有关诊疗的经验，他在撰用《素问》《九卷》理论的基础上，结合经方派的经验，把病、脉、证并治结合，进行分析研究，著成了不朽的著作《伤寒杂病论》，确立辨证论治理论，奠定了诊断的基础。与此同时，杰出的医学家华佗论证、论脉、论脏腑寒热虚实，生死顺逆之法甚精，《中藏经》记载了华佗诊病的学术经验。

随着时代的推移和医学的发展，自晋、唐以来，历代医家大都把诊断与治疗结合起来进行研究，但亦有把诊断作为专门学科进行研究的。西晋王叔和《脉经》，集汉以前脉学之大成，选取《黄帝内经》《难经》以及张仲景、华佗的有关论述，在具体阐明脉理的前提下，联系伤寒热病、杂病和妇儿疾病的脉证，分述三部九候、寸口、二十四脉等脉法，是我国现存最早的脉学专著。

《脉经》对世界医学有广泛的影响，早在 562 年，脉学传到朝鲜、日本等国。阿维森纳（980—1037 年）的《医典》便吸收了我国脉学的内容。到 17 世纪，《脉经》已被翻译成多种文字在欧洲流传。

3~6 世纪时，由于总结了先秦时期以来的医学诊断方面的成就，人们对于疾病的认识比较具体。在晋代的有关典籍中，对于传染病及妇、儿、内、外科杂病的诊断已有比较翔实的记载。如晋·葛洪（281—341 年）《肘后备急方》对传染病如天行发斑疮（天花）、麻风等，基本上能从发病特点和临床症状上做出诊断。同时，对于疾病学的分类，皆能"分别病名，以类相续，不相错杂"，如《外台秘要》认为"破脑出血而不能言语，戴眼直视，咽中沸声，口急唾出，两手妄举，亦皆死候，不可疗。若脑出血而无诸候者可疗"。这表明了对颅脑损伤的危重病象及其预后的明确判断。这个时候，继承了汉代的学术成就，对外科疾病的诊断日臻完善。南齐（479—502 年）龚庆宣《刘涓子鬼遗方》对痈、疽、疮、疖的诊断亦较明确。

隋·巢元方等撰《诸病源候论》（610 年），可谓我国第一部论述病源与证候诊断的专著。全书分 67 门，列各种疾病的证候为 1720 论。其中以内科疾病为多，对于其他各科疾病也有详细的记录。

唐·孙思邈重视医德，并主张医学家习业"必须博及医源，精勤不倦"。诊病要不为外部现象所迷惑，要透过现象看清本质。

宋、金、元时期，继承晋唐以来的医学成就，诊断学的发展与日俱增。

宋·陈言《三因极一病证方论》论述诸病证候，重点从内因、外因、不内外因三因出发。

金元之世，专攻诊断者，颇不乏人。戴起宗所撰《脉诀刊误集解》，针对王叔和《脉经》，以《黄帝内经》之理，刊其谬误，于脉学殊有益。又如滑寿的《诊家枢要》专载诊法，他据华佗等的理论，指出："脉者气血之先也，气血盛则脉盛，气血衰则脉衰，气血热则脉数，气血寒则脉迟，气血微则脉弱，气血平则脉治。"同时，滑寿对三岁以内小儿诊察指纹，又有新的进展。他指出："小儿三岁以下首先看虎口三关纹色，紫热，红伤寒，青惊风，白疳病，惟黄色隐隐，或淡红隐隐，为常候也。"危亦林的《世医得效方》，论述了危重疾病的釜沸、鱼翔、弹石、解索、虾游、雀啄、偃刀、转豆、麻促等十怪脉象。

刘河间、李东垣、朱丹溪、张从正等对于诊断的论述，不遗余力。刘河间诊病辨证重视病机。李东垣辨脉重视四诊合参，他认为：持脉有道，虚静为保，但可澄神静虑。调息宁心，神精明，察五色，听音声，问所苦，方始按尺寸，别浮沉。以此参伍，决死生之分矣，复观患人身形，长短肥瘦，老少男女，性情缓急，例各不同。故曰形气相得者生，参伍不调者病。朱丹溪诊病，主张从外知内，他指出欲知其内者，当以观乎外，诊于外者，斯以知其内。盖有诸内者形诸外，敬不以相参，而断其病邪之顺逆，不可得也。张从正诊病，重视症状的鉴别诊断。例如，他对斑疹伤寒与其他发疹性疾病的鉴别，甚为明确。

明清以来，脉诊与舌诊的发展尤为突出，同时对于诊病、辨证的原理，更有进一步的阐明。

伟大的医药学家李时珍所撰《濒湖脉学》，摘取诸家脉学精华，详分二十七脉，对其中同类异脉的鉴别点和各种脉象主病，均编歌诀，便于读者诵习。

又如，管玉衡的《诊脉三十二辨》，在脉诊的三十二辨中，论述诊脉大法，浮、沉、迟、数、滑、涩六脉所统共二十九脉的阴阳所属及其形象等，具有独特见解。

早在13世纪，敖氏著有《点点金》及《伤寒金镜录》，论伤寒舌诊，分十二图，乃论舌的第一部专著。至清康熙七年，张诞先取《观舌心法》，正其错误，削其繁芜，并参入其亲历，共得一百二十图，著成《伤寒舌鉴》，此书备列伤寒观舌之法，观舌辨证，颇为扼要。另有傅松元的《舌胎统志》，把舌分为枯白舌、淡白舌、淡红舌、绛色舌、紫色舌、青色舌、黑色舌等，内容丰富，经验颇多。刘以仁在其编的《活人心法》中，载有王文选《舌鉴》，集张诞先的一百二十舌，杜清碧的三十六舌，段正义《温疫论》的十三舌，择录其中一百四十九舌，对温热的辨舌经验，较诸以往有不少的补充。最后，梁玉瑜推崇《舌鉴》，将其原文逐条加以辨证，并增入杂病观舌辨证之法，辑成《舌鉴辨证》，载图一百四十九舌，精详有加。杨云峰的《临证验舌法》（1923年），主要以舌苔的形色及浮、胖、坚、敛、干、燥、滑、润、黑、白、青、黄来分析病情的虚、实、阴、阳，测知内脏的病变，并密切结合治法，内容简要，多为经验之谈。

《四诊心法撮要》，辨阴证阳证要诀，分别论述诊脉，望色，察面、五官、唇、齿，辨舌，闻声，问诊等，并介绍八脉要诀、小儿诸诊歌及奇经八脉图歌等。望诊详论神气、形色、颜面、五官、苗窍、齿、项、爪甲等各种形色变化，并附小儿指纹的特殊观察方法。闻诊中指出听声审音，可察盛衰存亡。问诊为审察病机之关键。诊脉部分详于脉理，并能结合诊断，介绍治法。

如陈修园《医学实在易·四诊易知》，论述四诊简明扼要。又如汪宏的《望诊遵纪》，搜集历代有关望诊资料，说明气色与疾病变化的关系。通过分析比较眼睑、口、舌、唇、齿、须、发、腹、背、手、足等部位的色泽和汗、血、便、溺等稀稠情况，辨析病证的表里、虚实、寒热、阴阳，并预测其顺逆安危，其内容精要实用，可供临证参考。

《伤寒论》致力于六经辨证研究，百余医家各有精辟见解。清·杨栗山的《寒温条辨》，针对伤寒与温病的病因证治，一一予以详辨。

温病的辨证，迨至清代，叶天士的"外感温热篇"立卫气营血的辨证方法，并重视察舌、验齿等诊法在辨证上的重要意义。吴鞠通的《温病条辨》，选用叶天士的经验，创温病的三焦辨证法则。

综上所述，清代以前，中医诊断学的"四诊"与"辨证"都在不断地发展，是伟大医学宝库的重要组成部分。

近百年来，中医学的发展遭到严重的破坏，处于存亡的境地，诊断学的发展亦停滞不前。

新中国成立以来，中医诊断学受到了教学、医疗和科研工作者的普遍重视。特别是在四诊客观化、辨证学原理的研究上，运用声学、光学、磁学、电子学以及信息论、控制论、系统论、生物医学工程等多学科进行综合研究，又获得了新的发展与成就。我们深信，在科学技术突飞猛进的今天，中医诊断学与易医预测疾病学的临床实用性一定会有更新的发展。

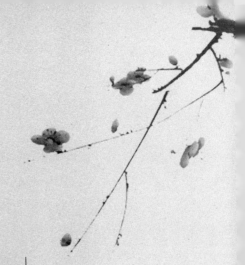

第三章

中医诊断的范围与原则

中医预测疾病有特色

现代明中医师的特色诊断，可以弥补现代科学仪器诊断的不足。为什么这么说呢？现代仪器体检，多是一部分专家通过会诊后的评估，特设置了一套程序，等病人发生病症后，如癌症晚期，体内肿瘤已经长成，超过了正常范围，此时用仪器扫描，才能定位、定病。

如果在疾病的潜伏期或早期，仪器根本没办法查出来，特别是有一大部分病人，天天感觉难受，身体不适，心悸乏力，胸闷，失眠，体内游走性不适或疼痛等，到医院多次体检，指标全部正常，结果家人烦恼，本人也很痛苦。所以古人云："有名的疮（癌）难治，无名的病更难治。"

针对这一大类病人无名病症的诊断与治疗，中医预测疾病有方法，犹如茫茫黑夜中的烛光，又如天上北斗星一样，给处于潜伏期及患无名病痛的病人指明了航向，照亮了道路，体现了"未病先防，既病防变"的观念。

解决实际问题

中医预测疾病，主要解决以下几个实际问题：

第一，无知的人们从来不知道自己体内隐藏着一颗未发病的定时炸弹（瘤毒），即健康隐患，就像狡猾的敌人一样"潜伏"在你的体内，一点点地吞噬着你的健康体魄，慢慢地扩大着它们的地盘，蹂躏着你的脏器与组织，在它们夺取高地（正气）之时，就是你的身体崩溃垮塌之际。所以说，很多人病于无知，死于无知也！

第二，每当你认真学习哲学理论与周易知识后，深悟其中的道理，你可能才会叹息一口气，得出结论："不预则废，未事先知，有备无患。"每当你深入学习医学知识，修炼道家养生功后，体会到"正气存内，邪不可犯"，明白了健康的重要性，方可深知养生功法对人们健康事业做出的巨大贡献，真正达到"未病先防，既病防变"的功效。

第三，人体是一个有机的整体，好似一台计算机，人体内本来就有着严密的收发器与报警器，收发器的系统既能收到好的信息，也能收到不良的信息。人有时感到高兴、喜悦、快乐，有积极向上的态度，自感工作顺利与生活幸福，这就是时常收到好的信息的缘故。有的人时常心情不好，消极、低沉或失望等，工作上也不顺利，生活上也阴暗无趣，日久体内环境紊乱，诱发各种脏器功能下降，导致各种疾病的发生。

当体内潜伏疾病而又未暴发之前，体内严密的"报警器"频频发出信号。这个信号就称为"病先兆"，也称"未病先知"。然而，人体的免疫系统有着强大的抗病能力，因此往往掩盖了疾病的潜在信号，就好像十字路口已经亮起了红灯，有人还是掉以轻心地往前走。

因此，一旦发现疾病，已经步入晚期，以致失去了最佳的治疗时机。每当危重病人躺在医院的病床上，老老实实接受急救与治疗时，才能明白失去健康的重要性，后悔自己在身体亮起红灯（病先兆与病症早兆）时，太麻痹大意了，自己在医院治疗受罪，家人也受累，造成这样的结果，叹息也晚了。

中医预测疾病，就是以中医诊断基础理论为指导，其特点是"整体观念，辨证论治"，也就是从整体出发，运用辨证的理论与方法，以识别病证，推断病情，给防治疾病提供依据。它是临床各科治疗的重点和基础，更是中医药学里的金色桥梁。

注意三大原则

对于疾病诊断的过程，也是一个认识的过程。对疾病有所认识，才能对疾病进行防治。一名明中医师，要正确认识疾病，首先要注意三大原则：审察内外，辨证求因，四诊合参。

1. 审察内外

人体是一个整体，人体的生理机能对自然界一般的变化是能够适应的。当人体这个整体内在失调或自然界的变化超过限度，人体不能维持正常的生理机能时，便产生疾病。从"人体是一个整体，人与天地相应"这些观点出发，在认识疾病的时候，不能只见到局部或只注意个人。这种观点在诊断学中称为"审察内外"，这一原则对于诊断疾病有重要意义。

人体皮肉脉筋骨、经络与脏腑息息相关，而以脏腑为中心，以经络通连内外，身体一旦发生疾病，局部的可以影响全身，全身的也可以显现在某一局部；内部的可以牵连及外，外部的也可以传变入里。精神刺激可以影响脏腑功能，脏腑病变也可以造成精神活动的改变。由此可见，人体每一病证的产生，无不体现整体的失调。例如眼病，不仅是眼球局部的病变，而且和经络脏腑的疾病也有密切的关系，或由于肝经有热，或因心火，或因肺热，或因肾虚，原因很多，如果单从眼部诊断，往往不够全面。当然，诊断也不能忽视局部，既要诊察局部，更要诊察整体，而且诊察局部也可以审察整体。

同时，人们生活在自然环境中，时刻受到外界环境的影响。当外界环境发生急剧变化，或人体机能对外界不能适应时，经络脏腑功能就会失调而发生疾病。疾病的发生与变化，绝对不能孤立于自然界之外。要正确诊断疾病，就必须审察患者所处的外界环境，如季节、地方、其他生活条件和精神环境等。

总之，诊察疾病，首先要把疾病看成是病人整体的病变，既要审察其外，还要审察其内，并要把病人与自然环境结合起来加以审察，这是中医诊断的原则。

2. 辨证求因

辨证求因，也是中医诊断的基本原则。即在审察内外的基础上，根据病人一系列的具体证候（包括病人的自觉症状和四诊检查所得），加以分析、综合，求得疾病的本质和症结所在，为临床治疗提供确切的依据。

疾病是多样而复杂的，又是不断变化的。因此，要正确认识疾病，就必须从病因、病位、病程等方面进行全面了解。了解的根据是什么？就是"证"（证候）。这里所说的辨证求因，这个"因"字，其含义应当是广泛的，除了六淫、七情、饮食、劳倦等通常的致病原因以外，还包括疾病过程中产生的某些症结。而为辨证论治作为主要依据的因素，比如气郁、瘀血、痰饮、虫积之类，虽不在"三因"之列，但在辨证方面，也常被视为导致当前证候的主要原因，并以此作为治疗的依据。所谓辨证求因，就是根据病人临床表现的具体证候，从而确定病因是什么？病位在何经何脏？其病程发展及病理原因又如何？务必使临床所得出的诊断，作为论治的根据。

人体发生疾病，便会出现一些异常现象，如头痛、发热恶寒等。这些异常的现象，称为"症状"。症状的出现，表示人体有了病变的客观反映。通过症状，可以探究疾病的内在变化。因此，症状是辨证的重要依据之一。但辨证的"证"字，它所代表的不仅仅是个别的症状，也不仅仅是表面的综合症状群。所谓"证"，即证候，既包括四诊检查所得，又包括内外致病因素，全面而又具体地反映了疾病的特征、性质及在这个阶段的主要症结。

例如，病人自诉发热，单就发热这一个症状，不能得出辨证的结果。因为有外感的发热，也有内伤的发热，需要进一步了解患者有无恶寒、头痛。如有恶寒、头痛而发热，那就比较明确一些，但还要看是不是有浮脉？舌苔是否薄白？病起多久？等等。如果发热、恶寒、头痛、脉浮而舌苔薄白，病属初起，那就可以初步确定是一个外感表证的发热，而不是内伤里证的发热。但辨证至此仍未终止，还要进一步辨别这一外感表证，到底是外感风热还是外感风寒？脉浮紧、舌不红、口不渴为风寒；脉浮数、舌红、口渴为风热。辨证就是按照中医的理论和经验，像抽丝剥茧一样逐层深入，以达到辨证求因的目的，给治疗指出方向。

又如，呕吐虽属胃气上逆而致，但胃气上逆不仅限于胃府本身的病，有时却由于肝气横逆侮胃而引起。欲求得肝气横逆之因，首先应辨出肝气横逆之征。如呕吐兼有情绪郁怒、胁痛胀满、吞酸吐酸、脉弦而有力等，便可诊断为肝气犯胃的呕吐之证，治疗便有所依据。

由此可见，仔细辨证，就可以对病症具有真切的了解，诊断也就能更为确实，而在治疗上更可达到"审因论治"的较高境界。

通过"辨证"来了解病情，求得病"因"，也是诊断的基本原则。

3. 四诊合参

既然诊断要根据审察内外和辨证求因的原则进行，诊断时便要求对病人做周密的观察与全面的了解。想达到这一要求，必须四诊合参。

四诊，就是望、闻、问、切。诊断必须要做到四者俱备，才能见病知源。不能错误地把四者割裂开来理解。自王叔和时期之后，脉诊和舌诊都有很大的发展，因而有些医者便出现一种偏向，往往夸大脉诊，或夸大脉诊和舌诊，一按脉、一望舌，便判定病情，处方用药，而忽视四诊合参的原则。医生对舌诊或脉诊有精深的研究和专长，是很好的，但断不能以一诊代替四诊。病人发病的经过，痛苦所在，过去患过什么病，经过什么治疗，这些资料都必须通过问诊获得。病人的声音气味有什么变化，必须进行闻诊。病人的神色形态有哪些变化，必须进行望诊。病人的脉象和肢体有什么异常，又必须进行切诊。疾病是复杂而多变的，证候的显现有真象也有假象，有的假在脉上，有的假在症上，故诊法有"舍脉从症"和"舍症从脉"的理论。如果四诊不全，便得不到病人全面、详细的资料，辨证就欠准确，甚至发生错误。例如，患者自诉发热头痛，病情并不复杂，但却不能只凭这两个症状来辨证，还必须问明起病的时间、发热的情况，还要摸摸热在手心还是手背，舌象如何，脉象如何，禀赋如何，声音形态如何，才能确定诊断。问诊知其病因，初起时曾觉恶寒，其后便发热无汗，食欲不好，大小便如常；望诊见其神色如常，舌质如常，舌苔薄白；闻诊觉其声音重浊而鼻塞；切诊脉浮紧。从上述四诊所得，根据八纲分析，应是外感风寒之表证。如果病人病已日久，每于午后发热，手心热于手背，时头痛或不痛，神疲倦怠，两颧发赤，唇红，舌质深红，无苔，脉细数，按症分析，这是内伤阴虚之证。

由此可见，证候是辨证的基础。要详细搜集证候资料，就必须四诊合参。

一名全科医生，必须认真学习中西医基础知识。西医的四诊与中医诊断理论，在词义上有区分，在临床运用上基本一样。作为一名医生，一定要明白不管是西医还是中医，都是为人体治病。

关于疾病的诊断学知识，不管是中医还是西医，一定要从中医基础理论开始学，要有扎实的诊断学知识，临床应用时才能不乱方寸。

审察内外、辨证求因与四诊合参为诊断学的三大原则，也是学习"中医预测疾病"的基础课程。此外，要进行分层学习，还要学习人体解剖学知识、中医药学的基础理论、哲学与道学、社会学与自然科学、临床治疗学，同时与高科技多学科交叉渗透，才能实现明中医师对疾病的预测。

古代神医，如晋代葛仙翁、梁代陶弘景、唐代孙思邈、明代李时珍等，他们既是伟大的医学家，更是对养生颇有研究的大学问家。他们对中医药的发展做出了重大贡献，而且将道家养生思想融于中医药学中。

要想成为明医，应该以人体解剖学、中医药学、西医学、自然科学知识为基础，有一个善良的心态，有一个超常健康的体魄，精力充沛，思维灵敏，才能开悟生智慧。通过临床反复实践，才能总结丰富的经验，掌握特色诊断方法与特殊的治病绝招，放下名利，放下仪器检查，真正以"望而知之谓之神"的理念诊病，以"相体裁衣"的能耐给病人治病用药。

中医诊断学的重点内容与学习要求

重点内容

1. 四诊

四诊，即望、闻、问、切。

望诊，是对病人神、色、形、态、五官、舌象以及分泌物、排泄物进行有目的的观察，以了解病情，测知脏腑病变。

闻诊，是从病人语言、呼吸等声音及由病人体内排泄出的气味以辨别内在的病情。

问诊，通过对病人或其家属的询问，可以得知病人平时的健康状态、发病原因、病情经过和病人平时的自觉症状等。

切诊，是诊察病人的脉候和身体其他部位，以测知体内、体外一切变化的情况。

据以上四诊合参的原则，不能以一诊代替四诊，同时症状、体征与病史的收集，一定要审察准确，不能草率从事。

2. 八纲

八纲，即阴阳、表里、寒热、虚实。张景岳称为"阴阳""六变"。四诊所得的一切资料，须用八纲加以归纳分析。寒热是分辨疾病的属性；表里是分辨疾病部位与病势的浅深；虚实是分辨邪正的盛衰；阴阳是区分疾病类别的总纲。八纲从总的方面，即最根本的方面分辨疾病属阴属阳，为治疗指明方向。

3. 辨证

辨证包括病因、气血津液、脏腑、经络、六经、卫气营血和三焦辨证。诸种辨证既各有特点和适应范围，又相互联系，均是在八纲辨证的基础上加以深化。

学习要求

中医诊断学是中医基本理论与临床各科之间的桥梁，是中医基本知识和技能的具体运用，既有理论知识，又有实际操作。我认为："学者研经，旁及诸家，泛览沉酣，深造自得，久之源流条贯，自然胸有主宰。第学不博，无以通其变；思不精，无以烛其微。惟博也，故腕妙于应，而生面别开；惟精也，故悟彻于玄，而重关直辟。"所以学习中医诊断学时，要以辩证唯物主义为指导思想，要做到理论与实践相结合。一方面要深入理解、掌握该门课程的基本理论、基本知识，对历代名医的某些诊断学原著，最好能够熟读，并且要复习、运用前面所学的中医基础理论，学习时注意系统性和科学性，加深诊断学的学习和理解，然后慢慢深悟。另一方面，重视实践锻炼。无论是实践操作还是临床实习或课后练习，都要多看多练，掌握四诊、八纲、辨证分析，以及病历书写的基本技能。同时，培养严肃认真、实事求是的工作作风，发扬救死扶伤的人道主义精神，对病人的态度要和蔼，关怀爱护。要以德为本，以善心为宗。

中医通过直观的望、闻、问、切四诊作为诊断和辨证的依据，由于历史条件的限制，也有一定的局限性。怎样运用现代科学技术成果，使四诊内容、辨证分析逐步规范化；疾病诊断、证候辨别的内容标准化、系统化；明确各种证候的客观实质及其微观变化等，尚须做深入的探讨。此外，还有许多散在于民间的诊察方法、辨证经验，尚待收集、整理。所以，我们不仅要把中医诊断学这一宝贵遗产很好地继承下来，还要在实践中运用现代的科学知识与方法，进一步整理研究，将它提高到一个新的水平。

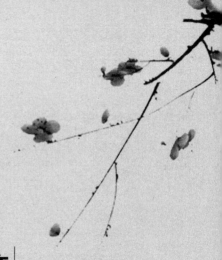

第四章

四诊合参

四诊是指望、闻、问、切四种诊察疾病的基本方法。

医生运用视觉观察病人全身和局部的神色形态的变化，这是望诊；凭听觉和嗅觉以辨别病人的声音和气味的变化，属于闻诊；仔细询问病人或陪诊者，了解疾病发生和发展的过程、现在症状及其与疾病有关的情况，叫作问诊；切按病人脉搏和按抚病人的脘腹、手足以及其他部位，是为切诊。

四诊方法，是在长期的医疗实践中，逐步形成和发展起来的，它十分重视机体脏腑生理、病理的客观反映，并通过这些客观反映了解其内在联系。就可以了解疾病的病因、病机，从而为辨证论治提供依据。

望　诊

　　医生运用视觉，对人体全身和局部的一切情况及其排出物等，进行有目的地观察，以了解健康或疾病情况，即是望诊。望诊在诊断上占有重要的地位，所谓"望而知之谓之神"。这是因为人的视觉，在认识客观事物中，占有重要的地位。所以充分利用视觉，训练敏捷的观察力，是医生职业所必需的。

　　望诊的主要内容是观察人体的神、色、形、态，以推断体内的变化。健康人的神、色、形、态等都有其正常的表现，一有反常，便是病态。有些病只反映为神或色等单方面的异常；有些病却反映为神、色、形、态等多方面的变态。祖国医学的长期实践证明：人体外部和五脏六腑有着密切的关系，特别是面部、舌部和脏腑的关系更为密切，因此通过对外部的观察，可以了解整体的病变，诚如《灵枢·本脏》所说："视其外应，以知其内藏，则知所病矣。"

　　望诊内容虽可分为总体望诊和分部望诊，但在运用时，无须严格区分，兹分望神、色、形、态、头颈五官、舌象、皮肤、络脉、排泄物和分泌物等几项叙述。舌诊和面部五色诊虽属头面五官，但因诊断意义较大，故单立项目阐述。

望 神

1. 神的概念

神是人体生命活动的总称，有广义、狭义之分。广义的神，指整个人体生命活动的外在表现；狭义的神，指人体的精神活动。望神包括这两个方面的内容。

2. 望神色，知生衰

望诊的第一项就是望神色，故"望而知之谓之神"。总之，得神者生，得神者昌，少神者病，失神者衰，假神者死亡。具体见下表：

望神简表

观察点	得神	失神	假神
形色	形色如常，肌肉不削，面色明润含蓄	形羸色败，大肉消削，面色晦暗暴露	突然颧赤如妆
眼神	活动灵敏，精彩内含，炯炯有神	活动迟钝，目无精彩，目暗睛迷	目光突然转亮
神志	神志不乱，语言动手如常	神志不清，语言动手失常，如暴病沉迷烦躁，或循衣摸床	突然转佳，言语清亮
呼吸	呼吸调匀	呼吸异常	—
饮食	—	—	突然能食

3. 神气不足与精神异常

神气不足是轻度失神的表现，常见于虚证患者，是正气不足的缘故。如精神不振、健忘、嗜睡、声低懒言、倦怠乏力、动作迟缓等。多属心脾两亏或肾阳不足，以致神气不旺。

神志异常包括烦躁不安，谵妄神昏，以及癫、狂、痫等精神失常的表现。烦躁不安，神昏谵妄，多由邪热客于心包，或入于肾。烦者胸中烦，神不安，多属于热。

癫病表现为淡漠寡言，闷闷不乐，精神痴呆，喃喃自语，哭笑无常，多由痰气郁结，阻蔽神明所致。亦有神不守舍，心脾两虚者。

狂病多表现为疯狂怒骂，打人毁物，不避亲疏，或登高而歌，弃衣而走，或自高贤，自辨智，自尊贵，少卧不饥，妄行不休，多由气郁化火，痰火扰心所致。或为阳明热盛，邪热扰乱神明，或由蓄血瘀阻，蒙蔽神明。

痫病多表现为突然昏倒，口吐涎沫，四肢抽搐，醒后如常。多由肝风夹痰上窜，蒙蔽清窍，或属痰火扰心，肝风内动。

4. 察神气

石芾南《医原·望病须察神气论》曰："夫人之神气，栖于两目，而历乎百体，尤必统百体察之。察其清浊，以辨燥湿；察其动静，以辨阴阳；察其有无，以决生死。如是而望始备，而望始神……"

"试以色论……不论何色，均要有神气。神气云者，有光有体是也。光者，外面明朗；体者，里面润泽。光无形，主阳主气；体有象，主阴主血。气血无乖，阴阳不争，自然光体具备。经云广……如以缟裹……盖以平人五脏既和，其色禀胃气而出于皮毛之间。胃气色黄，皮毛色白，精气内舍，宝光外发，既不浮露，又不混蒙，故曰如缟裹……即重有神气之义。盖有神气者，有胃气者也……"

"望色之后，即须审形窍……目有眵有泪，精彩内含者，为有神气；无眵无泪，白珠色蓝，乌珠色滞，精彩内夺，及浮光外露者，皆为无神气。"

喻嘉言《医门法律·望色论》曰："人之五官百骸，赅而存者，神居之耳。色者，神之旗也。神旺则色旺，神衰则色衰，神藏则色藏，神露则色露……察色之妙，全在察神。血以养气，气以养神，病则交病。失睡之人，神有饥色；丧亡之子，神有呆色，气索自神失所养耳。"

望色泽与形态

1. 诊色歌诀

五色辨证，望诊之要。色分常病，浮沉泽夭。微甚清浊，散抟宜晓。合参脉证，顺者相应；相生为吉，相克逆征。

一生不变，是为主色；四季转移，名为客色。饮酒跑路，七情所为，风土职业，种族不齐，都非疾病，属常色兮。

病色异常，善恶宜量。含蓄明亮，预后佳良；暗晦暴露，其后不祥。

五色主病，宜细分认。五行五脏，各相配应。如青属木，春令肝经，足厥阴色，余脏推应。青主风寒，又主痛惊；青黑寒痛；青白虚风；青赤肝火，兼晦郁中。如赤属火，夏令心经，手少阴色，是主热证。赤微虚热，赤甚实热。虚人午后，两颧发赤，肝肾阴火，上炎可识。面色娇红，戴阳标志。如黄属土，长夏脾经，足太阴色，故主湿证。黄如橘子，湿少热多；黄如烟熏，热少湿多。黄而枯瘦，脾胃热疴；黄而色淡，脾胃气虚。黄而暗淡，寒湿中滋；黄而暗滞，体内有瘀。黄红点纹，脾虚肝郁。如白属金，秋令肺经，手太阴色，是主虚证。阳虚主寒，脱血脱津，又主夺气，白润旺征。如黑属水，冬令肾经，足少阴色，包寒热证。瘦削焦黑，肾热久蒸；青黑暗淡，阳虚所成。额黑如指，死证堪惊；环口黑黧，肾绝之证。

2. 辨色泽测病深浅

俞根初《通俗伤寒论》何廉臣节录张石顽之说："辨色，色贵明润，不欲沉夭。凡暴感客邪之色，不妨昏壅滞浊；病久气虚，只宜瘦削清癯。若病邪方锐，清白少神，虚羸久困，而妖媚鲜泽，咸非正色。五色之中，青黑黯惨，无论病之新久，总属阳气不振。惟黄色见于面目，而不至索泽者，皆为向愈之候。若眼胞上下如烟煤者，寒痰也；眼黑颊赤者，热痰也；眼黑而行步艰难呻吟者，痰饮入骨；眼黑而面带土色，四肢痿痹，屈伸不便者，风痰也。病人见黄色光泽者，为有胃气，不死；干黄者，为津液之槁，多凶。目睛黄者，非痒即衄；目黄大烦为病进。平人黑气起于口鼻耳目者危。若赤色见于两颧，黑气出于神庭，乃火气入于心肾，暴亡之兆也。他如黄属脾胃，若黄而肥盛，胃中有痰湿也；黄而枯癯，胃中有火也；黄而色淡，胃气本虚也；黄而色黯，津液久耗也。黄为中央之色，其虚实寒热之机，又当以饮食便溺消息之。色白属肺，白而淖泽，肺胃之充也；肥白而按之绵软，气虚有痰也；白而消瘦，爪甲鲜赤，气虚有火也；白而夭然不泽，爪甲色淡，肺胃虚寒也；白而微青，或臂多青脉，气虚不能统血，若兼爪甲色青，则为阴寒之证矣。白为气虚之象，纵有失血发热，皆为虚火，断无实热之理。苍黑属肝与肾，苍而理粗，筋骨劳绩也；苍而枯槁，营血之涸也；黑而肥泽，骨髓之充也；黑而瘦削，阴火内戕也。苍黑为下焦气旺，虽犯客寒，亦必蕴为邪热，绝无虚寒之候也。赤属心，主三焦，深赤色坚，素禀多火也；赤而胭坚，营血之充也；微赤而鲜，气虚有火也；赤而索泽，血虚火旺也。赤为火炎之色，只虑津枯血竭，亦无虚寒之患。大抵火形人，从未有肥盛多湿者，即有痰嗽，亦燥气耳。此皆望诊之大要也。"

3. 辨色望法相参

汪宏《望诊遵经》曰："望诊之法，有天道之殊，有人事之变。故凡欲知病色，必先知常色。欲知常色，必先知常色之变。欲知常色之变，必先知常色变中之变。何则？饮酒者脉满络充，故目红息粗而色赤；肝浮胆横，故趾高气扬而色青。食入于阴，气长于阳，故饱食者，血华色而益泽；饥则气衰，甚则气少，故腹馁者色泽减而少气。奔走于风雪中者，寒侵肌表，故色青而闭塞；奔走于暑日中者，热袭皮肤，故色赤而浮散。房劳者，精气下泄，故目下色青；用力者，气血上趋，故面上色赤。久卧伤气，面则壅滞；未睡伤血，色或浮赤。怒则肝气逆，故悻悻然目张毛起而面苍；愧则心气怯，故赧赧然颜惭汗出而面赤。思则气结于脾，故睑定而色黄以涩；喜则气发于外，故颐解而色红且散。悲则气消于内，故五脏皆摇，色泽减而声噍以杀；忧则气并于中，故两眉双锁，色沉滞而气郁以塞。恐惧者精神荡惮而不收，故色脱而面白；惊怖者血气分离而乖乱，故气促而面青。此皆常色变中之变，固可因其气色未定而知之，然必待其气色已定而诊之。知其常色变中之变，可诊其病色变中之变矣。"

4. 望形态

王肯堂《证治准绳》曰："凡病人身轻，自能转侧者易治；若身体沉重，不能转侧者，则难治也。盖阴证则身重，必足冷倦卧，恶寒，常好向壁卧，闭目不欲向明，懒见人也。又阴毒身如被杖之疼，身重如山，而不能转侧也。又中湿、风湿，皆主身重疼痛，不可转侧，要当辨之。大抵阳证身轻而手足和暖，开目而欲见人，为可治。若头重视深，此天柱骨倒，而元气败也。凡伤寒传变，循衣摸床，两手撮空，此神去而魄乱也。凡病人皮肤润泽者生，而枯燥者死。经曰：脉浮而洪，身汗如油，喘而不休，形体不仁，乍静乍乱，此为命绝也。"

汪宏《望诊遵经》曰："稽之于古，则谓坐而仰者肺实，实则胸盈仰息；坐而伏者肺虚，虚则伏而短气。叉手冒心者，汗后血虚；以手护腹者，里实心痛。其坐而下一脚者，腰痛之貌；坐而掉两手者，烦躁之容。但坐而不得眠，眠则气逆者，咳嗽肺胀；但眠不耐坐，坐则昏沉者，血夺气虚……转侧不能者，痿痹之状；坐卧不定者，烦躁之形。"又说："腰痛左卧，左足而痛减者，病在左肾；右卧，右足而痛减者，病在右肾……病在肺之左者宜于左，病在肺之右者宜于右。其肺痈生于左者，右卧则更痛，生于右者，左卧则更痛。其水病左半着床，则左半身愈肿，右半着床，则右半身愈肿。"

梁翰芬《诊断学讲义》曰："小儿病，其头毛皆上逆者死；其发枯黄者，心肾气血惧不足也。"

《医宗金鉴·幼科心法要诀》曰："惊风八候，谓搐、搦、掣、颤、反、引、窜、视之名。搐谓肘臂伸缩，搦谓十指开阖；掣谓肩头相扑，颤谓手足动摇；反者身仰头向后，引者两手若开弓；则目直而似怒，视则睛露而不活。"

望 舌

望舌具有悠久的历史，早在《黄帝内经》和《伤寒论》等古典医籍中，就有关于望舌诊病的记载。至 13 世纪，已有舌诊专著出现，名为《敖氏伤寒金镜录》。至 16 世纪，温病学派兴起，对辨舌验齿颇为重视，于是舌诊在外感热病辨证中得到了突飞猛进的发展。现在舌诊已成为在中医理论指导下的一种独特的诊断方法。

1. 舌诊的临床意义

中医临床上，八纲、病因、脏腑、六经、卫气营血、三焦等辨证方法，都以舌象为重要的辨证指标。正如《临证验舌法》中所说："凡内外杂证，亦无一不呈其形，著其色于舌……据舌以分虚实，而虚实不爽焉；据舌以分阴阳，而阴阳不谬焉；据舌以分脏腑、配主方，而脏腑不瘥，主方不误焉。危急疑难之顷，往往证无可参，脉无可按，而惟以舌为凭；妇女幼稚之病，往往闻之无息，问之无声，而惟有舌可验。"由此不难理解历代医家对舌诊的重视。舌黏膜上皮薄而透明，其血液供应极为充足，舌乳头变化极其灵敏，所以舌象是反映体内变化的非常灵敏的标尺。舌象的变化，能客观地反映正气盛衰、病邪深浅、邪气性质、病情进退，可以判断疾病的转归和预后，可以指导处方遣药。兹分述如下：

一是判断正气盛衰，因为"舌为心之外候，苔乃胃之明征，察舌可占正之盛衰，验苔以识邪之出入"。

二是分辨病位深浅。舌为心之苗窍，辨舌质，可诀五脏之虚实。视舌苔，可察六淫之浅深。

三是区别病邪性质。不同性质的邪气，在舌象上都能有所反映。

四是通过苔色与苔质推断病情进退。

2. 舌诊歌诀

（1）正常舌象歌

正常舌质淡红色，薄白本是正常苔。舌象容色分季时，冬春季节常湿润；夏季暑湿盛当时，舌苔微厚淡黄色；秋季燥气当令时，部分苔薄而干之。白天苔薄晨暗滞，运动过后变红活。年龄不同体质异，呈现不等舌象情。老人气阴常不足，裂纹乳头舌萎缩，小儿白屑或剥苔，胖人多舌略质淡，瘦人舌瘦质偏红，具体情况予辨认。

可见，正常舌象是"淡红舌，薄白苔"。一年四季时间不同，舌象有所变化，称客色。如春风湿，夏暑湿，秋凉燥，冬寒冷，白天与晨起，安逸与运动，老人与儿童，男人与女人，体质不同，饮食不一样，天气不一样，舌质与舌苔都会有所变化。望舌诊病时，一定要细细区分常舌与病舌。

（2）察舌辨证歌

舌之与苔，首须辨识；苔为苔垢，舌是本质。苔察气病，舌候血疾；阴阳表里，寒热虚实。邪气浅深，察苔可知；脏腑虚实，舌质可识。

舌苔变化，各有分部：舌尖心肺，中央胃府，舌根属肾，四畔脾土，舌之两旁。肝胆地步，另有一法，三脘分看，尖上根下，舌中中脘。

辨舌津液，润燥滑涩。润多正常，湿厚属湿。润而多津，滑苔之色。涩又浮粗，燥则津劫。

有神无神，别在荣枯。荣为荣润，津液充布；红润鲜明，气血丰富。枯无血色。正气将竭，津乏干枯，病属危急。

红舌主热，尚多分别。心火上炎，舌尖色赤。红在舌边，肝胆有热。温病初期，尖边多亦。见于杂病，心肝之色。头痛失眠，烦躁便实。红色鲜艳，亦各有殊。温病热甚，杂病阴虚。舌心干红，阴液被劫。光嫩无津，为镜面舌。病多主凶，津液枯竭。若气血虚，淡红舌质。

绛色深红，温热传营。纯绛鲜泽，包络热盛。干枯而萎，涸竭肾阴，兼见嗌干，大命将倾。更有一种，绛舌少苔，甚至舌裂，阴液将殆。绛舌黏腻，似苔非苔，湿邪夹浊，芳香宣开。望之若干，扪之有津，津液已伤，湿热熏蒸，浊痰蒙窍，清泄生津。

紫舌主病，有阳有阴；有苔无苔，主要区分。润燥深淡，满舌或斑，主病不同，轻重两般。黄苔紫舌，脏腑积热；兼见干燥，通下为急。舌见青紫，浮苔滑润。伤寒初起，直中三阴。瘀血之病，舌紫且晦，一般滑润，或见灰苔，重则满舌，轻则斑块。痛久入络，与此同类。酒客成积，舌多紫斑。中心白滑，醉后伤寒。紫舌肿大，酒毒为患，冲心危险，性命难挽。

蓝色变化，略如紫舌；尚能生苔，正气未竭。光蓝无苔，色萎不泽，证极危险，元气败绝。蓝不满舌，主证各别。瘟疫秽浊，兼苔粉白；黄腻浊苔，湿温郁热；苔滑中蓝，湿痰之舌。

黑主重病，有阴有阳。嫩滑湿润，寒极为殃；粗涩干焦，热极所伤。血已败坏，古称死证。辨准早救，或可得胜。

有根无根，亦须分别，中气存亡，有关得失。有根之苔，从舌生来，紧贴舌面，均匀铺开。无根之苔，厚苔一片，四围净洁，如涂舌面。

苔厚苔薄，内外邪结。表寒均薄，兼证各别；邪积苔厚，内证多实。腐苔松厚，揩之即去，正将化邪，阳气有余。腻则黏舌，刮亦不脱，痰湿踞中，阳被阴遏。腐苔如霉，或如腐脓，胃气败坏，或有内痈。

苔布满舌，邪气散漫，表证薄白。白腻属痰，用药宜慎，防多变幻。苔生一偏，中后或前，或左或右，按部钻研。苔色变换，顺逆可寻。由白而黄，黄退生新，此为顺象，邪解正胜。白黄灰黑，逐渐加甚，正气不支，病邪日深。苔若骤退，不由渐化，邪气内陷，病危可怕。

食物染苔，注意分别。枇杷橄榄，变黄变黑。甜酸咸物，色酒果汁，均能染苔，多白润舌。

白苔主表，并湿虚寒。苔白而滑，外感风寒。白苔舌红，风温初染。白苔转黄，邪气内传。白苔绛底，湿遏热伏。白苔黏腻，痰湿内搏。白苔湿润，边尖齿印，并兼胖舌，湿痰之证。虚证白苔，望之明净，舌多嫩滑，阳虚之证。

黄苔主病，属里属热。微黄不燥，初传当别；黄而干燥，里热已极。舌苔黄聚，阳明腑实。燥生黑刺，或者发裂，均为热深，阴液消失。黄而滑腻，痰湿热结。以上黄苔，均属热实。别有一种，淡松花色，色黄而淡，胖嫩舌质，津润而冷，脾虚有湿。

灰苔主病，寒热阴阳，辨在润燥，察之当详。由黄转灰，苔燥干厚，伤寒传经，里热证候。苔由骤见，并无积垢，薄而滑润，三阴证候。苔灰微黑，滑润舌质，痰饮水肿，细辨自识。

黑苔与灰，辨证相近，灰黑渐来，里热日深。黑而燥裂，津伤热盛。苔根黑燥，下焦热甚。均属实热，急下存阴。黑而滑润，阴寒直中。杂病阳虚，苔亦相同。另一种人，平素痰饮，舌常灰黑，舌面滑润。证无险恶，切勿惊心。

平素体质，舌苔有别。常见多苔，灰黄或白，病在脾胃，属于湿热。至有病时，苔反薄脱，中气不足，留心辨识。舌赤无苔，尖边红点，见于平时，阴亏可验。

润燥厚薄，可知邪正。察舌关键，辨证纲领。润为津存，燥乃热乘，厚是病进，薄为邪轻。结合苔色，病情自明。若因饮食，混冲当侦。诊而后食，厚薄分清；诊而后饮，润燥分明。以上舌苔，牢记当真。临证不惑，运用要灵。

（3）异常舌形歌

异常舌形有胀瘿，胖瘦老嫩殊形辨。

苍老纹粗属实证，娇嫩浮肿属虚证。

肿大满口白胖嫩，水湿痰饮热溢滞。

舌体薄瘦气血虚，阴虚火旺津液耗。

点刺红白红星舌，热毒炽盛入血分。

舌见瘀斑外感毒，热入营血气血滞。

舌生芒刺邪热结，三焦营分热舌盛。

裂纹深浅各不等，一是热盛多伤阴。

二是血虚而不运，三是脾虚湿邪侵。

镜面光滑舌光莹，胃肾阴伤液枯竭。

舌体边缘有齿痕，脾虚不运湿邪盛。

重舌舌下血络肿，莲花心经火热冲。

舌上出血为舌衄，心肝脾胃阳火浮。

舌痈心经火热盛，脾肾积热消灼成。

舌上紫疱根脚硬，心脾火毒称舌疔。

舌疮心经火毒盛，凸凹不平不觉痛。

舌生恶肉为舌菌，鸡冠泛莲似菜花。

心脾郁火毒热盛，红烂流臭为恶候。

舌下络脉青紫疱，气滞血瘀痰热阻。

（4）异常舌态歌

舌体动态软硬颤，纵喎萎缩与吐弄。

舌体强硬直不灵，语言謇涩称舌强。

外感热邪入心包，肝风内动或夹痰。

痿废不灵痿软舌，一是气血俱双亏。

二是热灼津液伤，三是阴亏已极证。

舌体震颤舌抖动，舌战颤抖两方面。

亡阳气血筋失养，热极生风酒毒人。

舌体偏侧喎斜舌，风邪中络痰阻致。

中风先兆或左右，肿风发痉红紫舌。

舌伸出口为吐弄，舐唇上下来回收。

弄舌所致心脾热，疫毒攻心正气绝。

动风先兆舌色紫，或见小儿发育缺。

舌体短缩不能伸，因虚因实属危候。

一是寒邪凝筋脉，二是痰浊内阻症。

热盛伤津与动风，四是气血俱虚病。

舌纵伸长内收难，实热痰火扰心神。

若有气虚舌麻木，干枯无苔属危候。

营血不荣舌麻痹，肝风内动是血虚。

正常的舌形与舌态：不胖不瘦，不老不嫩，舌质淡红润泽，伸缩自
由，活动自如等。反之，统称为"病舌"。病舌的出现反映了人体内五
脏六腑、气血阴阳紊乱，遭受病菌病气、病毒的侵犯，正气耗损与衰败。

我在临床治疗中发现，阴气将绝的舌象有以下几种：①舌上没有苔，

好像去了膜的猪肾一样，或如镜面。此属危候，多见于热病伤阴或胃气将绝。②舌粗糙有刺，像鲨鱼皮，且干枯燥裂。此属危候，多见于津液枯竭。③舌头敛缩，如荔枝干肉，完全没有津液。此属危候，多见于热极津枯。④舌本干晦，如猪肝色，或舌红如柿色。此属危候，多见于气血败坏。⑤舌质短而如阴囊缩。此属危候，多见于肝气将绝。⑥舌质色赭带黑。此属危候，多见于肾阴将绝。⑦舌苔白色如雪花片。此属危候，多见于脾阳将绝。以上七种舌象，病至危重，属阴阳气血精津告竭，所以舌质和舌苔出现特殊的形象表现。出现以上危候舌象，多属难治。

掌握舌诊知识，可给医者提供治疗的准确性。故舌象不可不细察也，同时要四诊合参，才不致误。

3. 舌诊内容

梁翰芬《诊断学讲义》曰："舌之有苔垢，苔者如地上之草，从下生；垢者如地上之浮垢，刷之则去，但有有根无根之别。有根者，其苔必均匀铺开，紧贴于舌面之上，似从舌里生出，方为有根。若舌苔一片，四围洁净，颇似别以一物涂在舌上，不是舌上所自生者，是无根也。无根者，表分浊气所聚，其病浅；有根者，里之邪气所结，其病深。有根之苔，犹当分其厚薄松实。厚者邪重，薄者邪轻。由薄而厚者病日进，由厚而薄者病日退。薄苔见于舌之某部者，则某部之邪轻；厚苔见于舌之某部者，则某部之邪重。松者胃气犹尚疏通，实者胃气已经闭结。"

章虚谷《医门棒喝》曰："观舌本，可验其病之阴阳虚实；审舌垢，即知其邪之寒热浅深也。""舌本或短或痿而赤色，苔厚者为邪闭。色淡白，或如熟猪肝者，不论有苔无苔，皆为正败……死不治。""凡舌上生芒刺者，苔必焦黄或黑。无苔者，舌必深绛。其苔白或淡黄者，胃无大热，必无芒刺。"

吴坤安《伤寒指掌》曰："舌形敛缩，伸不过齿为痿，此肝肾已败，不治。若舌色红泽而光，其色鲜明者，属胃阴干涸，犹可滋养胃阴。"

曹赤雷《辨舌指南》曰："如裂纹出血者，血液灼枯也。此因内热失治，邪火炽甚者有之，宜急下存阴。如舌尖出血，乃手少阴心经邪热壅盛所致……凡舌见裂纹、断纹，如人字川字爻字及裂如直槽之类，虽多属胃燥液涸，而实热内逼者亦有之，急宜凉泻清火……舌红赤，苔腻厚而裂纹者，脏腑实热也，即宜苦寒泄热。如无苔无点而裂纹者，阴虚火炎也，宜苦寒兼育阴。舌红极而裂纹，燥热人肝也，宜清凉兼下。凡舌绛光燥裂纹，为阴液大伤；但裂不光，为胃阴不足，痰热凝结。"

（1）白苔舌

"苔薄白滑，舌质如常，发热恶寒，脉浮头痛，鼻鸣咳嗽，口中和，小便清，外感风寒也，宜辛温发表。舌质红赤，发热恶寒，咳嗽口干，甚则夜不得寐，是内有热而外感风寒也，宜辛凉轻解。"

"舌苔白腻，胸膈闷痛，心烦干呕，时欲饮水，水入则吐，此热因饮郁，宜辛淡化饮。"

"舌苔白燥，温邪也，然有白燥而薄，白燥而厚之别。白燥而薄者，肺阴亡也；白燥而厚，胃阴亦亡。"

"凡舌色㿠白兼青者，中焦生气已绝也，不治。"

"凡绛色中兼黄白苔者，为热初传营分，气分之邪未尽也，泄卫透营两和可也。"

"凡白苔由白转黄者，风热从火化也，治宜清泄……舌苔白中带黄，或微黄而薄者，邪初入阳明也。如兼微恶寒，犹带表证也，宜凉散之……苔黄白相兼而脘闷者，外邪未解，而里先结也，宜轻苦微辛……以宣气滞。舌尖白根黄，不甚干而短缩不能伸出者，痰夹宿食也，宜下之。舌白不燥，或黄白相兼，或灰白不渴，此热郁而未达，或素多痰饮，虽中脘痞痛，亦不可攻，宜用开肺化浊。"

（2）黄苔舌

张石顽《伤寒绪论》曰："黄湿而滑者，为热未盛，结尚未定，不可便攻，攻之必初硬后溏也。冬时宜确守此例，俟结定乃攻；不得已，大柴胡微利之。若在夏月，一见黄苔，便宜攻下。以夏月伏阴在内，多有下证最急而苔不燥者，不可泥也。"

《伤寒指掌》曰："舌苔如黄而兼燥，外证不恶寒，反恶热，是伤寒外邪初入阳明之里，或温热内邪欲出阳明之表，斯时胃家热而未实……清之可也。"

"然舌苔虽黄，而未至焦老裂纹起刺，大便虽秘，而未至痞满硬痛，尚属胃家热而未实，宜清不宜攻。必再验其舌形黄厚焦老，中心裂纹或起刺，腹中硬满胀痛，方用承气下之则安。"

"病有外邪未解而里先结者，如舌苔黏腻微黄，口不渴饮，而胸中满闷是也。此湿邪结于气分，宜……开泄气分，使邪仍从肺分而出则解矣，不可用泻心苦泄之法。"

"黏腻舌苔，为湿邪之验。白而黏腻者寒湿，黄而黏腻者湿热。更验其小便不利，大便反快，为湿邪痞满，乃湿邪结于中焦，宜……苦温以开泄之。若舌黄黏腻，痞闷呕恶，大小便俱不利，此湿热结于中焦，宜泻心之类，苦寒以开泄之。"

"如黄苔而中心绛者，心受胃火蒸灼也，于清胃药中加清心药，其势必孤矣。"

张登《伤寒舌鉴》曰："老黄芒刺焦裂者，热极也。老黄色或中黄燥者，肠中有燥屎也，然腹无硬痛之状，只宜养阴润燥，不可妄用下法。舌苔黄而脉沉实者，邪积聚于阳明也。"

（3）灰苔舌

《辨舌指南》曰："舌灰滑无苔者，寒邪直中三阴，而夹冷食也，脉必沉细而迟。不渴不烦者，当温经散寒。次日，舌变灰中有微黄者生，如渐渐灰黑短缩者死。"

"舌灰唇焦者，中焦有浊积也。舌灰目黄者，湿中生热也。舌灰齿煤，其脉细涩若无，身已不热者，此火过炭呈，须大剂补阴……不必寒凉，以其病已无热也。"

（4）黑苔舌

《辨舌指南》曰："凡黑苔而属阴证也，必冷滑无芒刺。苔黑腐烂者，为心肾俱绝，乃心肾火灼无以自存也。黑苔干刺，有夺阳救阴之别。一为阳明热结，阴津立亡，法宜急夺其阳，以救其阴，阴回则津回。一为少阴中寒，真阳霾没，不能蒸腾津液，以致干燥起刺，法宜急驱其阴，以回其阳，阳回则津回。"

"舌中黑苔燥，连牙床唇口俱黑者，胃将蒸烂，宜大泻火邪。舌中焦黑者，肾阴涸，心胃火炽也。舌心有黑燥苔者，肠中有燥屎也，然腹无硬痛之状，只宜养阴润燥，不可妄用下法治之。中黑无苔，而舌底干燥有小点纹者，胃经实热也。中黑无苔，而舌底湿嫩光滑无点纹者，胃经虚寒也。"

"舌全黑无苔，而又无点无皴裂，干燥少津，光亮似镜，即绛舌之变，阴虚肾水涸也，宜大剂甘寒。全舌无苔而有点有皴，干燥无津，涩指如锉者，热极实证也，宜大剂苦寒。"

（5）红色舌

《辨舌指南》曰："全舌淡红，不浅不深者，平人也。有所偏则为病。如全舌无苔，色浅红者，气血虚也；色深红者，气血热也；色紫红瘀红者，脏腑热极也；鲜红无苔无点，无津无液者，阴虚火炎也；色灼红无苔无点而胶干者，阴虚水涸也。"

"红硬舌，脏腑实热已极，又为燥火浸淫，或误服温药，则舌根强硬不能言语，均属里证、实热证、无表证、虚寒证。若舌尖能动，而舌根胀硬不能言语，此痰阻舌根，有内风上逆也，宜开降豁痰中加辛凉咸润，以息内风也。脾肾之脉皆连舌本，亦有脾肾气败而短硬不能伸者，其形貌面色亦必枯瘁，多为死证也。"

"舌尖红出血，乃手少阴心经邪热壅盛所致，法亦宜泻心火。"

"舌边色赤者，肝热也；甚则起芒刺者，肝热极也。厥阴肝木夹心包之火，木火内焚，故色赤。"

"舌光如镜，外证口大渴，胸闷故绝，干呕不止，此乃胃液受劫，胆火上炎也。"

"营阴素亏，肝火素旺者，肝火乘胃，耗其津液，故舌光无苔，实津枯，非浊壅。胸闷欲绝者，肝胆气上逆也。"

（6）紫色舌

《辨舌指南》曰："舌紫短而团栾，乃食滞中宫，又热传厥阴也，法宜下之，去净其积，凉透其热。"

"淡紫而青滑者，寒证也，或为直中阴经，治宜用温。淡紫带青而湿润，又绊青黑筋者，寒邪直中三阴经，其身凉，四肢厥冷，脉沉缓或沉弦，宜温经散寒。小腹满痛甚者，寒邪犯厥阴。"

（7）蓝色舌

徐灵胎《舌鉴总论》曰："蓝色者，肝脏之本色也，因无胃气而发现于外也。凡病伤寒，屡经汗下，胃气必伤，精微不能上奉，而心火无气，胃土失其所依，而肺金乏其生气，则木寡于畏，反假浊污之气以上乘膈中，而胃脘之阳和顿失，故纯蓝之色见于舌上也。明是金木相并，火土气绝之候，是以必死。"

"舌色微蓝，或略见蓝纹者，犹可温胃强脾，调肝益肺，十中或可冀其一效。"

周征之《形色外诊简摩》曰："常见痫厥及胃气久痛者，舌体全蓝，此亦瘀血在胃，肝气不舒也。"

（8）青色舌

杨云峰《临证验舌法》曰："青色应肝，蓝色候肝脏之本色，青色候厥阴阴毒之危证也。舌色青滑，乃厥阴阴寒之象。若见面青唇紫，囊缩厥逆，筋急直视，为厥阴败证。舌边色青，是有瘀血。"

（9）纯灰舌

杨云峰《临证验舌法》曰："纯灰舌，全舌无苔而少津者，乃火邪直中三阴经也。外证或烦渴，或二便闭，或昏迷不省人事，脉必散乱沉细伏代不等。舍脉凭舌，均属里证。"

（10）验舌分阴阳虚实法

杨云峰《临证验舌法》曰："凡物之理，实则其形坚敛，其色苍老；虚则其体浮胖，其色娇嫩。而病之现于舌也，其形与色亦然。故凡病属实者，其舌必坚敛而兼苍老；病属虚者，其舌必浮胖而兼娇嫩。阴虚阳盛者，其舌必干；阳虚阴盛者，其舌必滑。阴虚阳盛而火旺者，其舌必干而燥；阳虚阴盛而火衰者，其舌必滑而湿。"

《通俗伤寒论》曰："凡舌起瘰而凸者……皆属胃肠实热，枭毒内状……若凹陷而有缺点者，其证有虚有实。实者多由于口糜，瘥后舌起糜点，糜点脱去，则现凹点。由于霉毒上升者，宜去霉解毒……虚者由胃阴中竭……气陷则凹。"

"凡舌苔糙者多秽浊，黏者多痰涎，固已。惟厚腻与厚腐，尤宜明辨。厚腻者固多食积，亦有湿滞……若厚腐虽多由胃液腐败，然有脓腐霉腐之别。如舌上生脓腐苔，白带淡红，黏厚如疮中之脓，凡内痈最多此证。肺痈、肠痈多白腐苔；胃痈多黄腐苔；肝痈、腰痈多紫黑腐苔；下疳结毒仍多白腐苔。若霉腐苔，满舌生白衣如霉苔，或生糜点如饭子样……多见于湿温、温毒、伏暑、赤痢、梅毒、疳积等证……无论白腐、黄腐，其病总多不治。"

《伤寒绪论》曰："传经热邪，舌苔由白而黄，由黄而灰而黑。"

望目、鼻、口唇

1. 望目

"观两目法：《黄帝内经》云，五脏六腑之精皆上注于目，目系则上入于脑，脑为髓海，髓之精为瞳子。凡病至危，必察两目，视其目色以知病之存亡也。故观目为诊法之首要。凡开目欲见人者阳证，闭目不欲见人者阴证。目瞑者鼻将衄，目暗者肾将枯。目白发赤者血热，目白发黄者湿热。目眵多结者肝火上盛，目睛不和者热蒸脑系。目光炯炯者燥病，燥甚则目无泪而干涩；目多昏蒙者湿病，湿甚则目珠黄而眦烂。眼胞肿如卧蚕者水气，眼胞上下黑色者痰气。怒目而视者肝气盛，横目斜视者肝风动。阳气脱者目不明，阴气脱者目多瞀。目清能识人者轻，睛昏不认人者重。阳明实证可治，少阴虚证难治。目不了了，尚为可治之候；两目直视，则为不治之疾。热结胃府，虽日中亦谵语神昏，目中安有所见；热入血室，惟至夜则低声自语，目中如见鬼状。瞳神散大者元神虚散，瞳神缩小者脑系枯结。目现赤缕，面红娇艳者，阴虚火旺；目睛不轮，舌强不语者，元神将脱。凡目有眵有泪，精彩内含者，为有神气，凡病多吉；无眵无泪，乌珠色蓝，乌珠色滞，精彩内夺，及浮光外露者，皆为无神气，凡病多凶。凡目睛正圆，及目斜视上视，目瞪目陷，皆为神气已去，病必不治。惟目睛微定，暂时即转动者痰，即目直视斜视上视，移时即如常者，亦多因痰闭使然，又不可竟作不治论。"

2. 望鼻

《素问·五脏别论》曰："五气入鼻，藏于心肺，心肺有病，而鼻为之不利也。"

《金匮要略》曰："鼻头色青，腹中痛，苦冷者死。鼻头色微黑者，有水气；色黄者，胸上有寒；色白者，亡血也；设微赤非时者死。"

3. 望口唇

《证治准绳》曰："凡口唇焦干为脾热，焦而红者吉，焦而黑者凶。唇口俱赤肿者，热甚也；唇口俱青黑者，冷极也……口噤难言者，痉风也……若唇青舌卷，唇吻反青，环口黧黑，口张气直，口如鱼口，口唇颤摇不止，气出不返，皆不治也。"

《望诊遵经》曰："唇赤而吐者，胃热也。唇色赤黑者，胃中热也……唇色娇红，洒淅寒热喘咳者，肺之虚热也……小儿唇红厚者，脾胃健，易养也。妇人唇红厚者，冲脉盛，易产也。唇淡白者，虚也；唇惨白而吐者，胃虚也……妊娠唇白者，血不足，产或难也……唇口青白而黑者，寒也……卒厥唇口青者，身冷，为入脏即死；身温汗自出，为入腑即愈也。"

望络脉

1. 望小儿食指络脉

望小儿食指络脉，对三岁以内的小儿，在诊断上有重要的意义。因食指内侧的络脉，也是由手太阴之脉分支而来的（手太阴之脉，自胸走手，上鱼际，出大指端，其支者，从腕后直出次指内廉，出其端），所以诊小儿食指络脉，与诊鱼际络脉和寸关尺脉，是同出一辙的。由于小儿脉部短小，切脉时又常哭闹躁动，以致影响切脉的准确性。而小儿皮肤薄嫩，脉络易于暴露，食指络脉更为显著，因此，望小儿食指络脉比切脉更为方便。

（1）三关部位

食指络脉的显现与分布，可分为风、气、命三关。食指的第一节部位为风关，即掌指关节横纹向远端至第二节横纹之间。第二节为气关，即第二节横纹至第三节横纹之间。第三节为命关，即第三节横纹至食指末端（见下图）。

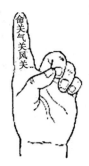

小儿食指三关图

（2）诊络脉手法

抱小儿向光，医师用左手握小儿食指，以右手大拇指从命关向气关、风关直推，用力适中，推数次，络脉越推越明显，便于观察。

（3）三关辨轻重

凡肌表感受外邪，往往由浅入深，首先入络，进一步则入客于经，再深入才入客于脏腑。络脉的形色和出现的部位，恰好随着这种邪气侵入的深浅而变化。络脉显于风关时，是邪气入络，邪浅而病轻。络脉从风关透至气关，其色较深，是邪气入经，主邪深入而病重。若络脉显于命关，是邪气深入脏腑，可能危及生命，因此称为命关。若络脉直达指端，叫作透关射甲，病更凶险，预后不佳。对内伤杂病的诊法，也同样是以络脉见于风关为轻，气关为重，命关更重。

（4）形色主病

正常形色：正常的络脉色泽浅红，红黄相兼，隐隐于风关之内，大多不浮露，甚至不明显，多是斜形、单枝、粗细适中。但粗细也与气候寒热有关，热则变粗增长，寒则变细缩短。长短也与年龄有关，一岁以内多长，随年龄增长而缩短。

浮沉：络脉浮露者，主病在表，多见于外感表证。络脉沉滞者，生病在里，多见于外感和内伤之里证。但临床观察统计表明，健康儿童也有偏浮偏沉者。

深浅：色深浓的病重，色浅的病轻；色淡为虚，色滞为实。有阴阳暴脱者，由于阳气不达四末，以致浅淡到不见其形。若邪陷心包的闭证，常致气血郁闭，络脉色深而滞。

色泽：色紫红的，主内热；色鲜红的，主外感表证；色青主风，也主各种痛证；色淡的为虚；紫黑色主血络闭郁，为病危之象。

形状：络脉日渐增长的，为病进，日渐加重；日渐缩短的，为病退，日渐减轻。但也有津伤液竭、气阴两衰者，由于气血不充，而络脉缩短在风关以下。阴虚阳浮者，多见络脉延长。

络脉增粗者，多属热证、实证；变细者，多属寒证、虚证。

单枝、斜形，多属病轻；弯曲、环形、多枝，为病重，多属实证。

（5）诊小儿络脉歌诀

儿病诊脉络，光线切勿弱。

轻握小儿手，食指尖上推。

虎口有三关，紫热红伤寒。

青惊白是疳，黄色是脾端。

三关侧轻重，浮沉分表里。

淡滞定虚实，黑即人中恶。

详察细分辨，审证求因明。

2. 望鱼际络脉

鱼际是手大指本节后肌肉丰满处。鱼际属手太阴肺经之部，望鱼际络脉诊断的原理和切脉独取寸口的原理是一致的。此外，络脉中的气血，是以脾胃为化源，胃气上至于手太阴，故诊鱼际络脉亦可候胃气。

《灵枢·经脉》曰："凡诊络脉，脉色青且痛，赤则有热。"因为寒则气血凝泣，凝泣则青黑；热则气血淖泽，淖泽则黄赤。所以胃中寒，寒气达于鱼际，鱼际之络多青。若青而短小者，是少气，属虚证。胃中热，热气达于鱼际，故鱼际络赤。

《四诊抉微》曰："多赤多热，多青多痛，多黑久痹，赤黑青色，多见寒热。"

3. 望指甲形色

指甲是筋之余，为肝胆之外候，肝藏血而主疏泄，因此，望指甲可测知气血的旺衰及其循行情况。

正常的指甲，红润含蓄，坚韧而呈弧形，带有光泽，压其尖端，放开后血色立即恢复。这说明气血充足，运行流畅。

若甲床色深红，是气分有热；色黄，提示可能有黄疸，多为湿热熏蒸之故；色淡白是血虚，或为气血两虚；色苍白为虚寒，多为脾肾阳衰；色紫黑，是血瘀，或血凝死证；色青者，多为寒证。

按压指甲变白，放开时血色恢复缓慢者，是血瘀或气滞；不复红者，多是血亏。指甲扁平而反凹者，称为"反甲"，多为肝血不足。爪甲枯者，为痹病骨痛。色苍而爪枯者，是肝热。

【望诊小结】

望诊居四诊之首，使医生首先获得对患者的初步印象，为进一步诊察提供线索，因此为历代医家所重视。

望诊的全部内容，可概括为观察人体全身和局部的神、色、形、态。审神气的存亡，可测生死；察色泽的善恶、形态的常变，可别疾病的轻重浅深。

神色是脏腑气血显示于外的标志。察神色的衰旺，辨五色的变化，可知脏腑气血的盈亏，疾病的寒热表里。故望诊必须对神色倍加注意。面部五色诊法与舌诊，体现了中医诊断的传统经验与特色，应该重点掌握。

掌握得神、失神与假神，主要从目光、表情与动态方面来观察。

掌握常色和病色的特征及意义是学习望诊的重点内容之一。色以明润含蓄为常，枯暗暴露为病，是分辨常色与病色的关键。关于五色应五脏，以及"青黑为痛，黄赤为热，白为寒"，是理解五色主病的要点。

舌诊在辨证中占有重要地位，舌通过经络气血与脏腑密切相连，舌质可反映脏腑气血的虚实，舌苔可辨别邪气的浅深与胃气的存亡，大抵气病察苔，血病观质。舌淡主虚寒，舌红主热证，青紫为寒（润）、为热（燥）。白苔主表证、寒证，亦主里证，黄苔主里证、热证，黑苔则为寒（润）、为热（燥）。此皆舌诊常理，需结合舌之形态和苔之形质综合判断。

望小儿食指络脉，也与五色诊法有关，也是中医诊断的特色之一。以浮沉分表里，以红紫辨寒热，以淡滞定虚实，以三关测轻重等，皆为儿科临床中不可忽视的诊法。

望形体的强弱胖瘦，望姿态的动静阴阳，皆可测知脏腑气血的盛衰，阴阳邪正的消长，以及邪气之所在和病势之顺逆，再结合望神色，便可获得一个总的印象。以此为线索，再进一步有重点地对有关局部进行仔细观察。诸如头颈、五官、九窍、皮肤等，以及各部分的排泄物，对窥察脏腑的病变都有重要意义。首先要熟悉分部望诊的基本理论和原理，然后才容易理解和熟悉各分部望诊的基本内容。总之，只要有助于望诊，不拘细枝末节，均应注意辨识。在临床应用中，凡是有经验的明医都明白舌诊的重要性，因为临床症状有假象，但舌上反映的性质是无假象的，所以我临床带徒时，都要求学生把舌诊理论记熟，辨清舌形、舌质、舌苔，因为可反映人体脏腑、气血津液情况及病因病机等。

闻　诊

　　闻诊包括听声音和嗅气味两个方面。听声音是指诊察病人的声音、语言、呼吸、咳嗽、呕吐、呃逆、嗳气、太息、喷嚏、肠鸣等各种声响。嗅气味是指嗅病人体内所发出的各种气味，以及分泌物、排泄物和病室的气味。

　　《黄帝内经》中就有闻诊的记载。《素问·阴阳应象大论》首次提出了五音、五声应五脏的理论，而《素问·脉要精微论》更以声音、言语、呼吸等来判断正气盈亏和邪气盛衰。《伤寒论》与《金匮要略》也以病人的语言、呼吸、喘息、咳嗽、呕吐、呃逆、呻吟等作为闻诊的主要内容。后世医家更将口气、鼻气以及各种分泌物、排泄物等异常的气味列入闻诊的范围。其基本原理在于各种声音和气味都是在脏腑生理和病理活动中产生的，所以能反映脏腑的生理和病理变化。

听声音

　　声音的发出，是肺、喉、会厌、舌、齿、唇、鼻等器官协调活动并共同发挥作用的结果。肺是发声的动力，肺主一身之气，气动则有声；喉是发声的机关，发声必由喉出；其他器官则对声音起调节作用。声音的异常变化主要与肺气有关，但肾主纳气，必由肾间动气上出于舌而能发其声，其他脏腑的病变亦可通过经络影响于肺肾。因此，听声音不仅可诊察与发音有关器官的病变，还可根据声音的变化，进一步诊察体内各脏腑的变化。一般情况下，新病小病，其声多不变；唯有久病苛疾，其声乃变。

1. 正常的声音

健康人的声音，虽有个体差异，但发声自然，音调和畅，刚柔相济，此为正常声音的共同特点。由于人们性别、年龄、身体等形质禀赋之不同，正常人的声音亦各不相同。男性多声低而浊，女性多声高而清，儿童则声音尖利清脆，老人则声音浑厚低沉。

声音与情志的变化也有关系。如喜时发声欢悦而散；怒时发声忿厉而急；悲哀则发声悲惨而断续；欢乐则发声舒畅而缓；敬则发声正直而严肃；爱则发声温柔而和。这些因一时感情触动而发的声音，也属于正常范围，与疾病无关。

2. 病变的声音

（1）听发声

五音是角、徵、宫、商、羽，五声是呼、笑、歌、哭、呻，并分别与肝、心、脾、肺、肾相对应。正常情况下，五音与五声反映了人们情志的变化；病理情况下，则分别反映了五脏的病变。特别是情志方面的病变，往往会出现呼、笑、歌、哭、呻等异常表现及音调的变化，可以据此推断其相应脏腑的病变。

音哑和失音，有轻重之别。轻者声嘶，重者完全不能发音。新病音哑或失音，属实证，多是外感风寒或风热，寒热二气交相袭肺，或痰浊壅滞，以致肺气不宣，清肃失职，所谓"金实不鸣"。久病音哑或失音，多属虚证，常是精气内伤，肺肾阴虚，虚火灼金，以致津枯肺损，声音难出，所谓"金破不鸣"。暴怒叫喊，伤及喉咙，也可导致音哑或失音，亦由气阴耗伤所致。有妊娠失音者，多为胞胎阻碍肾之精气，令其不能上荣所致。

发声高亢有力，声音连续，前轻后重，多是形壮气足。患病闻此，多属实证、热证。若感受风寒湿诸邪，常有鼻塞而声音重浊。发声低微细弱，声音继续，前重后轻或语声轻清，多是体弱气怯之人。患病闻此，多属虚证、寒证。

睡中鼾声，多是气道不利，并非全是病态。若昏睡不醒，鼾声不绝，手撒遗尿，多是中风入脏之危证。

呻吟不止，多是身有痛楚或有胀满，攒眉呻吟，必苦头痛；呻吟不起，多为腰腿痛；呻吟而扪心或护腹，多是胸脘或腹痛，扪腮可能为齿痛。语声寂然，喜惊呼者，骨节间病，或病深入骨；语声喑然不彻者，心膈间病。阵发惊呼，发声尖锐，表情惊恐，多是惊风证。小儿夜啼亦多惊恐为病，或心脾经有热，或脾寒腹痛。

（2）听语言

沉默寡言，多属虚证、寒证；烦躁多言，多属热证、实证；不能复言，为"夺气"，是中气大虚之证。

语言謇涩，属风痰蒙蔽清窍，或风痰阻络。

语言错乱，为神明之乱，亦属心病，有虚实不同。

谵语是神志不清，语无伦次，声高有力，多属热扰心神之实证。多见于温病邪入心包或阳明腑实证，有血热、瘀血、燥屎、痰凝的不同。

郑声也是神志不清，语言重复，时断时续，声音低弱，属于心气大伤，精神散乱之虚证。

自言自语，喃喃不休，见人则止，首尾不续，称"独语"。语言错乱，说后自知叫"错语"。独语、错语均属心气不足、神失所养的虚证。

狂证是笑骂狂言，语无伦次，登高而歌，弃衣而走。此属阳热实证，多见于痰火扰心或伤寒蓄血证。

（3）听呼吸

病者呼吸如常，是形病而气未病；呼吸异常，是形气俱病。外感邪气有余，呼吸气粗而快，属热证、实证。内伤正气不足，呼吸气微而慢，属虚证、寒证。气粗为实，气微为虚，但久病肺肾之气欲绝，气粗而断续者为假实证；温热病，热在心包，气微而昏沉者为假虚之证。呼吸微弱困难，气来短促，不足以息，为元气大伤，阴阳离决之危证。病态呼吸的临床表现，还有喘、哮、上气、少气、短气等病证。

喘证是呼吸困难、短促急迫的表现，甚者张口抬肩，鼻翼扇动，不能平卧。喘有虚实之分，实喘发作急骤，气粗声高息涌，唯以呼出为快，仰首目突，形体壮实，脉实有力，多属肺有实热，或痰饮内停。虚喘发病徐缓，喘声低微，慌张气怯，息短不续，动则喘甚，但以引长一息为快，形体虚弱，脉虚无力，是肺肾虚损、气失摄纳所致。

哮证为呼吸急促似喘，声高断续，喉间痰鸣，往往时发时止，缠绵难愈。多因内有痰饮，复感外寒，束于肌表，引动伏饮而发。也有感受外邪，失于表散，束于肺经所致者。或久居寒湿地区，或过食酸咸生冷，都可诱发哮喘。

哮证和喘证常同时出现，所以往往称为哮喘。关于喘与哮的区别，虞搏的《医学正传》说："喘促喉中如水鸡声者谓之哮，气促而连续不能以息者谓之喘。"

上气是指肺气不得宣散，上逆于喉间，气道窒塞，呼吸急促的表现。咳逆上气，兼见时时吐浊，但坐不得卧，多为痰饮内停胸膈；若阴虚火旺，火逆上气，则感咽喉不利；外邪束于皮毛，肺气壅塞，水津不布，则上气多兼身肿。

短气指呼吸气急而短，不足以息，数而不能接续，似喘而不抬肩，喉中无痰鸣声。短气当辨虚实，饮停胸中，则短气而渴，四肢历节痛，脉沉，属实证。肺气不足，则体虚气短，小便不利。伤寒心腹胀满而短气，是邪在里，属实证。腹濡满而短气，也是邪在里，但属虚证。少气又称气微，指呼吸微弱，短而声低，虚虚怯怯，非如短气之不相连续，形体状态一般无改变。少气主诸虚不足，是身体虚弱的表现。

（4）听咳嗽

咳嗽多见于肺脏疾病，然而与其他脏腑病变亦有密切的关系。根据咳嗽的声音和兼见症状，可鉴别病证的寒热虚实。

咳声紧闷，多属寒湿。如咳嗽声音重浊，兼见痰清稀白，鼻塞不通，多是外感风寒。咳而声低，痰多而易咳出，是寒咳或湿咳或痰饮。

咳声清脆者，多属燥热。如干咳无痰，或咳出少许黏液，是燥咳或火热咳嗽。

咳声不扬，痰稠色黄，不易咳出，咽喉干痛，鼻出热气，属于肺热。咳气不畅，多是肺气不宣。

咳声阵发，发则连声不绝，甚则呕恶咳血，终止时作"鹭鸶叫声"，名曰"顿咳"，也叫"百日咳"。常见于小儿，属肺实，多由风邪与伏痰搏结，郁而化热，阻遏气道所致。白喉，则咳声如犬吠样，多属肺肾阴虚，火毒攻喉。

无力作咳，咳声低微，咳出白沫，兼有气促，属于肺虚。夜间咳甚者，多为肾水亏。天亮咳甚者，脾虚所致，或寒湿在大肠。

（5）听呕吐

呕吐有呕、干呕、吐三种不同的情况。呕指有声有物；干呕指有声无物，又称"哕"；吐指有物无声。三者均为胃气上逆所致。根据呕吐的声音，可辨寒热虚实。

虚寒证的呕吐，吐势徐缓，声音微弱，呕吐物呈清水痰涎；实热证的呕吐，吐势较猛，声音壮厉，呕吐物呈黏痰黄水，或酸或苦；重者热扰神明，呕吐呈喷射状。有些呕吐，还需结合望、问、切诊，才能查明原因。如食物中毒，需追查饮食；霍乱则吐利并作；反胃见朝食暮吐，多属胃阳虚，或脾肾俱虚，不能消谷；口干欲饮，饮后则呕，为水逆症，属太阳蓄水证或有痰饮；呕吐伴胸闷腹满，大便不通，是肠有燥屎，秽浊上犯；气郁之呕吐，伴胸闷胁痛，多是肝气犯胃；胃痈则呕吐脓汁。

（6）听呃逆

呃逆，唐代以前称"哕"，因其呃呃连声，后世称之为"呃逆"。此属胃气上逆，从咽部冲出，发出一种不由自主的冲击声。可据呃声之长短、高低和间歇时间不同，以诊察疾病之寒热虚实。

新病闻呃，其声有力，多属寒邪或热邪客于胃；久病闻呃，声低气怯，为胃气将绝之兆。

呃声频频，连续有力，高亢而短，多属实热；呃声低沉而长，音弱无力，良久一声，多属虚寒。呃逆上冲，其声低怯而不能上达咽喉或时郑声，为脾胃气衰，虚气上逆，亦属虚寒证。呃声不高不低，持续时间短暂，病人神清气爽，无其他兼症，为进食仓促，或偶感风寒，一时气逆所致，可自愈。

（7）听嗳气

气，古名"噫"，是气从胃中向上，出于咽喉而发出的声音，也是胃气上逆的一种表现。饮食之后，偶有嗳气，并非病态。若嗳出酸腐气味，兼胸脘胀满者，是宿食不消，胃脘气滞。嗳声响亮，频频发作，得嗳与矢气则脘腹宽舒，属肝气犯胃，常随情绪变化而嗳气减轻或增剧。

嗳气低沉，无酸腐气味，纳谷不馨，为脾胃虚弱，多见于久病之人或老年人。寒气客于胃，以致胃气上逆而为噫。汗、吐、下后，胃气不和，亦致噫气不除。

（8）听太息

太息为情志病之声。在情绪抑郁时，因胸闷不畅，引一声长吁或短叹后，则自觉舒适。多由心有不平或性有所逆，愁闷之时而发出，为肝气郁结之象。

（9）听喷嚏

喷嚏是由肺气上冲于鼻而作，外感风寒多见此证。外邪郁表，日久不愈，忽有喷嚏者，为病愈之佳兆。

（10）听肠鸣

肠鸣指腹中辘辘作响。据部位、声音可辨病位和病性。若其声在脘部，如囊裹浆，振动有声，起立行走或以手按抚，其声则漉漉下行，为痰饮留聚于胃。如声在脘腹，漉漉如饥肠，得温、得食则减，受寒、饥饿时加重，此属中虚肠胃不实之病。若腹中肠鸣如雷，属风、寒、湿邪胜，则脘腹痞满，大便濡泄。寒甚则脘腹疼痛，肢厥吐逆。

嗅气味

嗅气味，分病体的气味与病室的气味两种，都是指和疾病有关的气味。病室的气味，是由于病体本身或排泄物所发出，气味从病体发展到病室，可说明疾病的严重情况。

1. 病体的气味

（1）口气

正常人说话时不会发生臭气，如有口臭，多属消化不良，或有龋齿，或口腔不洁。口出酸臭气者，是内有宿食。口出臭秽气者，是有胃热。口出腐臭气者，多是内有溃腐疡疮。

（2）汗气

病人身有汗气，可知其曾出汗。汗有腥膻气，是风湿热久蕴于皮肤，津液受到蒸变的缘故。

（3）鼻臭

鼻出臭气，流浊涕，且经常不止者，是鼻渊证。

（4）身臭

出现身臭，应检查病体是否有溃腐疮疡。

有些异常的气味，病者也能自觉。因此，对于排泄物（如痰涎、大小便、妇人经带等）的异常气味，通过问诊（问病人或其家属）可以得知。如咳吐浊痰脓血，有腥臭气的为肺痈。大便臭秽为热；有腥气为寒。小便黄赤浊臭，多是湿热。屁出酸臭，多是宿食停滞。妇人经带有臭气的为热；有腥气的为寒。

2. 病室的气味

瘟疫病初期，即有臭气触人，轻则盈于床帐，重则充满一室。病室有腐臭或尸臭气味的，是脏腑败坏，病属危重。病室有血腥臭，病人多患失血证。其他病室特殊气味，如尿臊味（氨味），多见于水肿病晚期患者；烂苹果样气味（酮体气味），多见于消渴病患者，均属危重证候。

【闻诊小结】

闻诊包括听声音、嗅气味两个方面。声音的产生，与气之盛衰有密切的关系。气味的产生，则与排出物有关。

听声音主要是根据声音的大小、高低、清浊，区别寒热虚实。一般来说，初病声嘶多属实证；久病失音多属虚证。声高气粗重浊多属实证，反之则属虚证。"言为心声"，语言错乱多属心之病变，为神明失守所致。其中，狂言、谵语常见于实证、热证；郑声、独语、错语常见于寒证、虚证。呼吸、咳嗽、喷嚏多与肺病有关，呕吐、呃逆、嗳气往往是胃失和降、胃气上逆的表现。但究其原因则是多方面的，涉及许多脏腑经络的寒热虚实。一般情况下，声高壮厉属实，声低气怯属虚。此外，太息多与肝郁有关，呵欠多与心肾有关。

闻气味可分病体气味和病室气味两个方面。病体之气味主要是由于邪毒使人体脏腑、气血、津液产生败气，以致从体窍和排出物发出臭气。因此，据此可辨脏腑气血的寒热虚实以及邪气之所在。一般认为，凡气味酸腐臭秽者，多属实热证；无臭或略有腥气者，多属虚寒证。至于尸臭恶味，多是脏腑败坏之绝症。特异气味，亦属严重情况。病室气味，则是病体气味和排出物气味散发所致，说明病情严重或卫生护理极差。

问 诊

　　问诊是医生询问病人或陪诊者，了解疾病的发生、发展、治疗经过、现在症状和其他与疾病有关的情况，以诊察疾病的方法。

　　问诊是临床诊察疾病的重要一项，在四诊中占有重要地位。因为对于疾病的很多情况，如病人的病史、自觉症状、既往健康状况和家族史等，只有通过问诊才能获得。

　　问诊方法及注意事项：问诊时，医生要首先抓住病人的主要病痛，然后再围绕主要病痛进行有目的、有步骤的询问，既要突出重点，又要全面了解。同时，医生要以高度热忱的精神和认真负责的态度进行详细询问，对病人要寄予同情，说话要和蔼可亲，通俗易懂（不宜用医学术语问话），耐心细致，这样才能取得病人的信任，使病人详细地倾吐病情。如发现病人的叙述有不清楚或不全面之处，医生可进行必要的提示和启发，但切不可用自己的主观意愿套问或暗示病人，以免使问诊资料与实际情况不符。问诊时医生还要注意，不要给病人的精神带来不良刺激或产生不良影响，要帮助病人建立起战胜疾病的信心。对于危重病人，医生要为抢救病人做扼要的询问和重点检查，及时进行抢救，然后对不详细之处再进行补问，不可为苛求完整记录而耽误对病人的抢救。

　　问诊的主要内容有：问一般情况、问生活习惯、问家族病史和既往病史、问起病、问现在症状等。

问一般情况

一般情况包括病人的姓名、年龄、性别、婚否、民族、职业、籍贯、现住址等。了解上述情况，便于书写病历，对患者诊治负责，同时也可作为诊断疾病的参考。如问年龄，则可根据婴幼儿、青壮年和老年人的不同体质，判断身体的强弱，给予适当的药量进行治疗。问性别，如妇女可有经、带、胎、产等方面的疾病，在疾病的辨证上有一定的参考价值。问职业，可帮助了解某些疾病的病因，如水中作业者易中湿邪，还可了解某些职业病，如矽肺、铅中毒等。问籍贯、住址，往往与地方病有关，如瘿瘤病、大骨节病等。

问生活习惯

生活习惯包括病人的生活经历、饮食嗜好、劳逸起居等。了解这些问题，对诊断疾病具有重要意义。在生活经历方面，其劳动性质（体力劳动或脑力劳动）、经济状况等对疾病的发生有一定的影响。如心情愉快，则气血调和，多身体健康。若经历曲折，心情苦闷，则气血拂郁，多患肝郁气滞等病。在饮食方面，偏食五味，常致脏气的偏盛偏衰。喜热恶凉者，多属阴气偏盛；喜凉恶热者，多属阳气偏盛。生活艰苦，劳倦太过，则多见劳伤病证。生活富裕或好逸恶劳，脾不健运，多生痰湿。起居失常亦可导致疾病的发生。故《素问·上古天真论》说："逆于生乐，起居无节，故半百而衰也。"

问家族病史和既往病史

家族病史，指病人直系亲属的健康状况，了解其曾患何种疾病，可帮助诊断某些传染病和遗传性疾病，如肺痨、癫狂病等。

既往病史，指病人既往健康情况和曾患过的主要疾病，可作为诊断现有疾病的参考。如素体肝阳上亢者，易患中风病。如患有癫狂病者，常因受到精神刺激而复发。因此，问明既往病史，对诊断当前病证很有帮助。

问起病

问起病，即问此次疾病发生发展及治疗等全过程，这对诊察疾病具有重要意义。问发病原因，可以了解疾病的性质。如冬季外感风寒致病者，多为表寒证；因情志郁结致病者，多为肝气郁滞等。问病程长短，可了解疾病的虚实。如耳暴聋，多属肝火上炎的实证；耳渐聋，多为肾阴不足的虚证。问治疗经过和效果，可作为辨证用药的参考。如病人服寒药无效者，可能不是热证；服热药症状减轻者，可能确属寒证。若主症胀满，服行气消胀药反而胀满加重者，则是因脾胃虚弱、无力化食所致的虚证。可见，只有问清疾病发生的全部经过，才能做出正确的诊断。

问现在症状

问病人的现在症状，是问诊的主要内容，是辨证的重要依据。十问歌："一问寒热二问汗，三问头身四问便，五问饮食六问胸，七聋八渴俱当辨，九问旧病十问因，再兼服药参机变，妇女尤必问经期，迟速闭崩皆可见，再添片语告儿科，天花麻疹全\占验。"十问歌的内容言简意赅，可作为问诊的参考。但在实际问诊时，还必须根据病人的具体病情灵活而重点地询问，不能千篇一律地机械套问。

（一）问寒热

问寒热，是询问病人有无寒热的感觉。临床上常见以下四种情况：恶寒发热、但寒不热、但热不寒、寒热往来。

1. 恶寒发热

恶寒，是病人有寒冷的感觉，虽覆被加衣或近火取暖，仍不能解其寒。发热，是病人体温升高，或体温正常，病人全身或局部有发热的感觉。

恶寒发热产生的原因，是由于外邪袭表，影响卫阳"温分肉"的功能，肌表失煦则恶寒；正气奋起抗邪，则阳气趋向于表，又因寒邪外束，玄府闭塞，阳气不得宣发，则郁而发热。

根据恶寒发热的轻重不同和有关兼症，又可分为以下三种类型：①恶寒重，发热轻，为表寒证，是外感寒邪所致。②发热重，恶寒轻，为表热证，是外感热邪所致。③发热轻，恶风自汗，为太阳中风证，是外感风邪所致。

表证寒热的轻重，除与感受外邪的性质有关外，还与感邪轻重关系密切。

2. 但寒不热

但寒不热，即病人但感畏寒而无发热，可见于里寒证。

（1）久病体弱畏寒，脉沉迟无力者，属虚寒证。

（2）新病脘腹或其他局部冷痛剧烈，脉沉迟有力者，属实寒证。

3. 但热不寒

但热不寒，即病人但感发热而无怕冷感觉，可见于里热证。

（1）按症状不同，分为壮热、潮热和微热。

壮热：即病人身发高热（体温超过39℃以上），持续不退，属里实热证。可见有满面通红、口渴饮冷、大汗出、脉洪大等症。

潮热：即病人定时发热或定时热甚，有一定规律，如潮汐之有定时。潮热分三个类型：①阳明潮热：其特点是热势较高，日晡热甚，兼见腹胀便秘，属阳明腑实证。因邪热结于阳明胃经与大肠经，日晡（申时，即下午3~5时）为阳明经气当旺之时，阳明气盛而又加之有实热，故日晡热甚。②湿温潮热：其特点是身热不扬（即肌肤初扪之不觉很热，但扪之稍久即感灼手），午后热甚，兼见头身困重等症，属湿温病。③阴虚潮热：其特点是午后或入夜低热，有热自骨内向外透发的感觉，兼见颧红、盗汗等症，属阴虚证。

微热：即轻度发热，其热势较低，多在37~38℃之间，常见于某些内伤病和温热病的后期。

（2）按病机不同，分为阴虚发热、气虚发热和小儿夏季热。

阴虚发热：见阴虚潮热。

气虚发热：其临床表现是长期微热，烦劳则甚，或高热不退，兼见有少气自汗、倦怠乏力等症，属脾气虚损。因脾气虚损，无力升发清阳，阳气不能正常升发输布，郁于肌表，故发热。

小儿夏季热：小儿在夏季气候炎热时长期发热不已，兼见烦躁、口渴、无汗、多尿等症，至秋凉时不治自愈。因小儿气阴不足（体温调节机能尚不完善），不能适应夏令炎热气候所致。

4. 寒热往来

寒热往来在临床上有以下两种类型：

（1）恶寒与发热交替发作，发无定时，兼见口苦、咽干、目眩、胸胁苦满、不欲饮食、脉弦等症，属少阳病。因邪正交争于半表半里之间，邪胜则恶寒，正胜则发热，故恶寒与发热交替发作。

（2）寒栗鼓颔与壮热交替发作，发有定时，每日发作一次，或两三日发作一次，兼见头痛剧烈、口渴、多汗等症，属疟疾病。故寒战与壮热交替出现。

（二）问汗

汗是津液的组成部分。《素问·决气》说："腠理发泄，汗出溱溱是谓津。"由阳气蒸化津液，从玄府出于体表者，谓之汗。正常的出汗有调和营卫、滋润皮肤等作用。

无论是外感还是内伤，皆可引起出汗失常。问汗时，要着重了解病人有汗无汗、出汗时间、出汗多少、出汗部位及主要兼症等项。

1. 表证辨汗

（1）表实证

表证无汗，兼见恶寒重、发热轻、头项强痛、脉浮紧者，是外感寒邪所致，属表寒证。

（2）表虚证

表证有汗，兼见发热恶风、脉浮缓者，是外感风邪所致的太阳中风证。

2. 里证辨汗

（1）自汗

病人日间汗出，活动尤甚，兼见畏寒、神疲乏力等症，属阳虚。

（2）盗汗

病人睡时汗出，醒则汗止，兼见潮热、颧红等症，属阴虚。

（3）大汗

病人汗出量多，津液大泄，临床上有虚实之分。病人蒸蒸发热，汗出不已，兼见面赤、口渴饮冷、脉洪大者，属实热证。病人冷汗淋漓，兼见面色苍白、四肢厥冷、脉微欲绝者，属亡阳证。

（4）战汗

病人先恶寒战栗，表情痛苦，几经挣扎，而后汗出者，称为战汗。见于伤寒病邪正相争剧烈之时，是疾病发展的转折点。

3. 局部辨汗

（1）头汗

病人仅头部或头颈部出汗较多，又称为"但头汗出"。头面多汗，兼见面赤、心烦、口渴、舌尖红、苔薄黄、脉数者，是上焦邪热循阳经上蒸于头面所致。重危病人额部汗出如油，兼见四肢厥冷、气喘脉微者，是久病精气衰竭、阴阳离决、虚阳上越、津随阳泄的表现。

（2）半身汗

因患侧（无汗一侧）经络阻闭，气血运行不周所致。可见于中风、痿证、截瘫等病人。

（3）手足心汗

病人手足心出汗较多，多与脾胃有关。

（三）问头身

头身疼痛是常见的症状。根据痛苦的久暂、部位、休止的时间、寒热的有无等情况，可以辨别阴阳、表里、寒热、虚实。

1. 问头部

头为诸阳之会，精明之府，脑为髓海。肾主骨生髓，髓聚而为脑。无论是外感还是内伤，皆可引起头部病证。根据头部症状的不同性质，可鉴别何经为病、病性的寒热虚实等。

（1）头痛

根据头痛部位不同，可辨识病在何经。如前额部连眉棱骨痛，属阳明经头痛。侧头部痛，在两侧太阳穴附近为甚者，属少阳经头痛。后头部连项痛，属太阳经头痛。巅顶痛，属厥阴经头痛。头痛连齿者，属少阴经头痛。若头痛晕沉，腹泻自汗者，属太阴经病变。根据头痛性质不同，可辨识外感内伤和病性的寒热虚实。凡发病急、病程短、头痛较剧、痛无休止者，多为外感头痛，属实证；凡发病慢、病程长、头痛较缓、时痛时止者，多为内伤头痛，属虚证。

（2）头晕

即病人自感头部眩晕，轻者闭目自止，重者视物旋转、不能站立，常伴有恶心呕吐，甚则晕倒。根据头晕的不同情况，可以鉴别疾病的不同性质。如：病人头晕胀痛，兼见面赤耳鸣、口苦咽干者，为肝阳上亢所致；头晕昏沉，兼见胸闷呕恶痰者，属痰湿内阻所致；头晕眼花，过劳或突然起立则甚，兼见面白舌淡、心悸失眠者，为气血两亏所致；头晕耳鸣、遗精健忘、腰膝酸软者，为肾精亏虚所致。

2. 问周身

周身、四肢为十二经脉循行之处，脏腑气血所荣。又脾主肌肉、四肢，腰为肾之府。无论是外感风寒湿邪，导致经络气血阻滞，还是内伤脾肾亏虚，四肢、肌肉、腰府失养，皆可引起四肢、肌肉、腰部发生病变。故询问上述方面的异常表现，亦可诊察疾病的不同属性。

（1）身痛

病人周身疼痛，多见于外感风寒、风湿之邪的表证，是因寒湿之邪凝滞经络，经气不舒，气血不和所致。若外感暑湿疫毒，面赤发斑，身痛如被杖打，称为"阳毒"，系湿热疫毒阻滞气血运行之故。若久病卧床不起而周身疼痛，多由营气不足、气血不和所致。

（2）身重

病人头身困重，兼见脘闷苔腻、纳呆便溏者，为感受湿邪所致，因湿邪黏腻沉重，困阻阳气，经络不畅，故见身重。若身重嗜卧、少气懒言、倦怠乏力者，为脾气亏虚所致，因脾虚不能运化精微，清阳不升，肌肉、四肢失养，故致身重。

（3）四肢痛

四肢关节疼痛，多见于痹证，是外感风寒湿邪所致。其中，关节游走窜痛者为行痹，疼痛剧烈者为痛痹，痛处沉重不移者为着痹。若风湿郁而化热，则可见四肢关节红肿疼痛，或小腿部兼见结节红斑，称为热痹。

（4）腰痛

病人腰部绵绵作痛，酸软无力者，属肾虚腰痛，是肾精亏损，骨髓不充，腰府失养所致。病人腰部冷痛沉重，阴雨天加剧者，属寒湿腰痛。病人腰部痛如针刺，痛处固定不移、拒按，不能转侧俯仰者，属瘀血腰痛，多因跌仆闪挫，瘀血停于局部，阻滞经脉，气血运行不畅所致。

（四）问胸胁脘腹

胸腹部是脏腑所在，先知其部位所属，问病人所苦，便知病在何处。

1. 问胸部

两乳中（膻中穴）之上，谓之胸；胸下两乳中间至鸠尾外，谓之膺胸，一般统称为胸。胸属上焦，心肺藏于胸中，心偏左侧，为心包、膻中所在，宗气所聚之处。胸部疾病，多属心肺疾患。因心主血，肺主气，也可由内、外因素等引起气滞血瘀的病变。故询问胸部的异常感觉，可以了解心肺的病变。

（1）胸痛憋闷、痛引肩臂者，为胸痹。

（2）胸背彻痛剧烈、面色青灰、手足青至节者，为真心痛。

（3）胸痛、壮热面赤、喘促鼻煽者，属肺实热证。

（4）胸痛、潮热盗汗、咳痰带血者，属肺阴虚证。

（5）胸闷咳喘、痰白量多者，属痰湿犯肺。

（6）胸痛身热、咳吐脓血痰、味腥臭者，属肺痈。

（7）胸胀痛走窜、太息易怒者，属气滞为病。

（8）胸部刺痛、固定不移者，属血瘀为病。

（9）痞满，胸满而不痛，兼有胸冷、咳吐涎沫、脉迟等症，为寒痞；兼有烦渴、脉数等症，为热痞；兼有少气、呼吸不畅、喜太息、脉弱等症，为虚痞；兼有咯痰多、脉滑等症，为痰痞。

2. 问胁部

乳下两旁至肋骨尽处，谓之胁；肋骨尽处之下，谓之季胁。胁部膈下末肋之内为肝胆所居，又是肝胆经脉循行分布之处。肝脉由下循胁而上，胆脉由上循胁而下。胁部疾患多属肝胆及其经脉的病变；此外，亦可见于悬饮及气滞血瘀等病证。故询问胁部的异常变化，可以了解肝胆及其经脉的病变。

（1）胁胀痛、太息易怒，多为肝气郁结，情志不畅所致。

（2）胁肋灼痛、面红目赤，多为肝火郁滞，火灼胁部脉络所致。

（3）胁肋胀痛、身目发黄，多为肝胆湿热蕴结所致。

（4）胁部刺痛、固定不移，为跌仆闪挫，瘀血阻滞，经络不畅所致。

（5）胁痛、患侧肋间饱满、咳唾引痛，属悬饮病，为饮邪停留于胸胁所致。

（6）伤寒胸胁苦满、往来寒热，为少阳证。

3. 问胃脘部

胃脘，指上腹中部，包括上脘、中脘、下脘及整个胃体，是胃所在的部位。鸠尾至中脘，谓之心下。心下至下脘之间，为阳明胃经所属。胃主受纳，腐熟水谷，以和为善，以降为顺。凡寒热、食积、气滞等病因及机体阴阳失调，皆可损伤胃府而出现胃脘部的异常症状。故询问胃脘部的异常情况，可以诊察胃府疾病的寒热虚实。

（1）胃脘冷痛剧烈、得热痛减，属寒邪犯胃。

（2）胃脘灼热疼痛、消谷善饥、口臭便秘，属胃火炽盛。

（3）胃脘胀痛、嗳气、郁怒则痛甚，属胃腑气滞。

（4）胃脘刺痛、痛有定处，属胃腑血瘀。

（5）胃脘隐痛、喜暖喜按、呕吐清水，属胃阳虚。

（6）胃脘灼痛嘈杂、饥不欲食、舌红少苔，属胃阴虚。

4. 问腹部

腹部范围较广，大腹当脐者，乃太阴脾经之所属。肠绕腹中，从气街上行挟脐两旁者，属于冲脉。脐上脐下正中，为任脉之部。脐下至毛际，为小腹，属膀胱、胞宫之部。小腹两旁为少腹，为厥阴肝经所过，厥阴之脉络阴器。询问腹部的病理表现，可以察知疾病所在的脏腑和病性的寒热虚实。

（1）大腹隐痛、喜暖喜按、便溏，为脾胃虚寒，运化失职所致。

（2）小腹胀痛、小便不利，为癃闭，是膀胱气化不利所致；小腹刺痛、小便自利，为蓄血，是瘀血停于下焦所致。

（3）少腹冷痛、牵引阴部，是寒凝肝脉，肝脉拘急收缩所致。

（4）绕脐痛、起包块、按之可移，为虫积。

（5）腹痛暴急剧烈、胀痛、拒按、得食痛甚，多属实证。

（6）腹痛徐缓、隐痛、喜按、得食痛减，多属虚证。

（7）腹痛得热痛减，多属寒证。

（8）腹痛、痛而喜冷，多属热证。

（五）问耳目

肾开窍于耳，手足少阳经分布于耳，耳又为宗脉之所聚；目为肝之窍，五脏六腑之精气皆上注于目。故询问病人耳、目的情况，可以了解肝、胆、三焦与肾和其他脏腑的病变。

1. 问耳

常见的自觉症状有耳鸣、耳聋、重听等症。

（1）耳鸣

耳中有响声，如潮水或蝉鸣，妨碍听觉。或单侧或双侧，或持续，或时发时止。若暴鸣声大，以手按之更甚者，属实证，多由肝、胆、三焦之火循经上扰所致。若脾湿过盛，清阳不升，清窍失养，亦可致耳鸣。若鸣声渐小，以手按之可减轻者，属虚证，多由肾虚精亏，髓海不充，耳失所养而成。

（2）耳聋

病人有不同程度的听力减退，甚至听觉丧失。伤寒耳聋，多系邪在少阳，经气闭塞所致；温病耳聋，多为邪火蒙蔽清窍，阴精不能上达所致。从伤寒、温病耳聋的轻重，可了解病势的进退，随治耳聋渐轻者为病退，反之为病进。亦有外感风温、鼻塞头重而致耳聋者。以上属实证，较易治。若久病、病重出现耳聋，则为心气虚衰、肾惫精脱所致，病属危重。老年耳聋，属气虚精衰。以上属虚证，难治。

（3）重听

听声音不够清楚，多为风邪所致，或属肝经有热，或是下元已亏，上盛下虚。

2. 问目

常见的自觉症状有目痛、目眩、目昏、雀目等症。

（1）目痛

目剧痛，连及头痛，恶心呕吐，瞳孔散大，如云雾状，色青或绿或黄者，为青（或绿或黄）风内障。

（2）目眩

视物旋转动荡，如在舟车之上。兼见头晕头胀、面赤耳鸣、腰膝酸软者，为肾阴亏虚、肝阳上亢所致；兼见头晕胸闷、体倦肢麻、恶心苔腻者，为痰湿内蕴、清阳不升所致。

（3）目昏

两目昏花、干涩、视物不清者，可见于久病、虚证及老年人，多由气虚、肝血不足、肾精亏耗、目失所养而致。

（4）雀目

一到黄昏视力明显减退，如雀之盲，属肝虚为病。

（六）问饮食与口味

问饮食多少，可知脾胃的盛衰；问口味好恶，可察脏腑的虚实。

1. 问口渴与饮水

口渴是临床常见的一个自觉症状，饮水是人体内津液的主要来源。口渴与否、饮水多少，与机体内津液的盈亏、输布情况和阴阳的盛衰有着密切的关系，故询问病人口渴与饮水的情况，可以了解病人津液的盛衰和输布障碍，以及病性的寒热虚实。

（1）口不渴

病人口不渴，则津液未伤，见于寒证病人，亦可见于虽非寒证而体内亦无明显热邪的病证。

（2）口渴多饮

病人口渴明显，饮水量多，是津液大伤的表现。临床常见以下三种情况：

①口大渴喜冷饮，兼见面赤壮热，烦躁多汗，脉洪大者，属实热证，是里热亢盛，津液大伤，饮水自救的表现。

②大渴引饮，小便量多，兼见能食消瘦者，为消渴病，因肾阴亏虚所致。肾主水液，主二便，司开阖，肾阴亏虚则肾阳亢盛，开多阖少，小便量多，津液耗伤，故大渴引饮。

③大汗后，或剧烈吐下后，或大量利尿后，出现口渴多饮，是因汗、吐、下、利后，耗伤津液所致。

（3）渴不多饮

病人虽有口干或口渴感觉，但又不想喝水或饮水不多，是轻度伤津或津液输布障碍的表现。可见于阴虚、湿热、痰饮、瘀血等证。

①口干但不欲饮，兼见潮热、盗汗、颧红等症，属阴虚证。阴虚津液不足，不能上承于口，则口干；体内无实热耗津，故不欲饮。

②口渴饮水不多，兼见头身困重，身热不扬，脘闷苔腻者，属湿热证。湿热内困，津液气化障碍，不能上承于口，则口渴；内有湿邪，则不能多饮。

③口渴喜热饮，但饮量不多，或水入即吐，兼见头晕目眩，胃肠有振水音者，属痰饮内停。痰饮为阴邪，内停伤阳，津液不能化气上承，则口渴喜热饮，为津液输布障碍而非津液不足，故渴不多饮；饮停于胃，胃失和降，故水入即吐。

④口干，但欲漱水而不欲咽，兼见舌质隐青或有青紫色瘀斑，脉涩者，属内有瘀血。瘀血内阻，气化不利，津液不能化气上承，则口干；属津液输布障碍，并非津液真正亏乏，故不欲咽。

2. 问食欲与食量

《灵枢·海论》说："胃者，水谷之海。"胃主收纳、腐熟水谷，脾主运化、转输水谷精微，两者为后天之本。人的饮食情况与脾胃功能的正常与否关系非常密切。

（1）食欲减退

食欲减退，又称为"纳呆"或"纳少"，即病人不思进食或甚则厌食。临床常见以下四种情况：

①食少纳呆，兼见消瘦乏力，腹胀便溏，舌淡，脉虚者，属脾胃气虚。因脾胃腐熟运化功能低下所致，可见于久病虚证和素体气虚的病人。

②脘闷纳呆，兼见头身困重，便溏，苔腻者，属湿邪困脾。因脾喜燥而恶湿，湿邪困脾，脾失运化，则脘闷纳少腹胀。如长夏感受暑湿之邪多见此证。

③纳少厌油食，兼见黄疸胁痛，身热不扬者，属肝胆湿热。因湿热蕴结，肝失疏泄，木郁克土，脾失运化，故纳少。

④厌食，兼见嗳气酸腐，脘腹胀痛，舌苔厚腐者，属食滞内停。因暴饮暴食，损伤脾胃，致使脾胃腐熟运化功能失常，故纳呆厌食。如《丹溪心法》说："伤食必恶食。"《订补明医指掌》说："脾不和，则食不化；胃不和，则不思食。"

此外，如已婚妇女停经，厌食呕吐，脉滑数冲和者，为妊娠恶阻。

（2）多食易饥

病人食欲过于旺盛，食后不久即感饥饿，进食量多，身体反见消瘦。临床常见以下两种情况：

①多食易饥，兼见口渴心烦，舌红苔黄，口臭便秘者，属胃火亢盛。腐熟太过，代谢亢进，故多食易饥。

②多食易饥，兼见大便溏泻者，属胃强脾弱。因胃腐熟功能过亢，故多食易饥；脾运化功能减弱，故大便溏泻。

（3）饥不欲食

病人有饥饿感，但不想进食或进食不多。可见于胃阴不足的病人。症见饥不欲食，胃中有嘈杂、灼热感，舌红少苔，脉细数。因胃阴不足，虚火内扰所致。

（4）偏嗜食物

病人嗜食某种食物或异物。临床常见以下两种情况：

①小儿嗜食生米、泥土，兼见消瘦，腹胀，腹痛，脐周有包块，按之可移者，属虫积。因饮食不洁，腹内生虫，脾失运化，机体失养所致。

②已婚妇女，嗜酸，停经，恶心，脉滑数冲和者，为妊娠，属生理现象，不属病态。

此外，询问病人在疾病过程中食欲和食量的变化，可以了解疾病的转归。一般而言，病人食欲好转，食量渐增，表示胃气渐复，预后较好。病人食欲减退，食量渐减，表示胃气衰退，预后较差。若久病、重病，本不能食，而突然暴食，是脾胃之气将绝之象，称为"除中"，属病危。如成无己《注解伤寒论》说："除，去也；中，胃气也。言邪气太甚，除去胃气，胃欲引食自救，故暴能食，此欲胜也。""四时皆以胃气为本，胃气已绝，故云必死。"

3. 问口味

口味，即病人口中的异常味觉。因脾开窍于口，其他脏腑之气亦可循经脉上至于口。口中的异常味觉，常是脾胃功能失常或其他脏腑病变的反映，故询问病人口味的异常变化，亦可诊察内在脏腑的疾病。

（1）口淡乏味

此属脾胃气虚。因脾胃腐熟运化功能低下，病人食少纳呆，故口淡乏味。

（2）口甜或黏腻

此属脾胃湿热。因甜味入脾，湿热蕴结脾胃，浊气上泛于口，故口甜或黏腻。

（3）口中泛酸

此属肝胃蕴热。因酸味入肝，肝热之气上蒸于口，则口中泛酸。

（4）口中酸馊

此属伤食。因暴饮暴食，损伤脾胃，食停胃中不化，胃中浊气上泛，故口中酸馊。

（5）口苦

此属热证。可见于火邪为病和胆热之证。因苦味入心，心属火，又胆液味苦，故火邪炎上或胆气上泛，皆可使口中味苦。

（6）口咸

多属肾病及寒证。因咸味入肾，肾主水，肾病及寒水上泛皆可使口中味咸。

此外，由于地域、生活习惯不同，病人可有饮食嗜味之异；不同脏腑的疾病，也可产生不同的饮食嗜味，如肝病嗜酸、心病嗜苦、脾病嗜甜、肺病嗜辛、肾病嗜咸等，可供临床参考。

（七）问睡眠

睡眠情况与人体卫气的循行和阴阳的盛衰有密切的关系。《灵枢·口问》说："阳气尽，阴气盛，则目瞑；阴气尽而阳气盛，则寤矣。"意思是说，在正常情况下，卫气昼行于阳经，阳气盛则寤（醒来）；夜行于阴经，阴气盛则寐（入睡）。

如因病而致机体阴阳失调，阳不入阴则产生失眠，阳不出表则产生嗜睡。所以，机体阴阳的转输和阴阳的盛衰变化是产生失眠的病理机制。阴阳失调，必然影响心神，神志不安而致失眠。

询问睡眠情况，应了解病人有无失眠或嗜睡的情况、具体表现及主要兼症等。

1. 失眠

失眠又称"不寐"。临床上以不易入睡、睡后易醒或彻夜不眠为证候特点，常伴有多梦，是阳盛阴虚、阳不入阴、神不守舍、心神不安的病理表现。临床常见以下四种类型：

（1）不易入睡，兼见心烦多梦、潮热盗汗、腰膝酸软者，属心肾不交。因肾阴亏虚或心火亢盛，心肾水火不能既济，水亏火旺，扰乱心神而致。

（2）睡后易醒，兼见心悸、纳少乏力、舌淡、脉虚者，属心脾两虚。因忧思伤脾，脾气虚，不能运化水谷精微，血之化源不足，导致心血虚，心神失养而致。

（3）失眠而时时惊醒，兼见眩晕胸闷、胆怯心烦、口苦恶心者，属胆郁痰扰。胆为"中正之官""清净之府"，具有调节情志的作用。因情志郁结，化火生痰，痰热内扰，导致胆腑不清，胆气不宁，心神不安而致。

（4）失眠而夜卧不安，兼见脘闷嗳气、腹胀不舒、舌苔厚腻者，属食滞内停。因饮食不节，损伤脾胃，胃失和降，浊气上犯，扰动心神而致。此即"胃不和则卧不安"。

2. 嗜睡

嗜睡又称"多眠"。临床上以神疲困倦，睡意很浓，经常不自主入睡为证候特点。多因机体阳虚阴盛或湿困脾阳所致，亦可见于温病邪入心包的病人。临床常见以下四种类型：

（1）困倦易睡，兼见头目昏沉、身重脘闷、苔腻脉濡者，属痰湿困脾。

（2）饭后神疲困倦易睡，兼见形体衰弱、食少纳呆、少气乏力者，属脾气虚弱。

（3）极度衰惫，神志朦胧，困倦易睡，肢冷脉微者，属心肾阳衰。

（4）昏睡谵语，身热夜甚，或发斑疹，舌绛脉数者，属温病热入营血，邪陷心包，蒙蔽心神，热盛神昏而致。

（八）问二便

大便的排泄，虽直接由肠道所主，但与脾胃的腐熟运化、肝的疏泄和命门的温煦等有密切的关系。小便的排泄，虽直接由膀胱所司，但与肾的气化、脾肺的转输肃降和三焦的通调关系密切。"二便为一身之门户，无论内伤外感，皆当察此，以辨其寒热虚实。盖前阴通膀胱之道，而其利与不利，热与不热，可察气化之强弱……后阴开大肠之门，其通与不通，结与不结，可察阴阳之虚实。"

询问病人的二便情况，应着重了解排便的次数和时间，以及大小便的量、色、质、气味、便时感觉和伴随症状等。关于颜色、气味方面，已于望诊、闻诊中叙述，这里着重介绍二便的次数、便量、性状和排便感等内容。

1. 问大便

健康人每日或隔日大便一次，排便通畅，成形不燥，内无脓血、黏液和未消化食物等。大便的便次、性状和排便感的异常，主要有下列情况：

（1）便次异常

①便秘：即大便燥结，排出困难，便次减少，甚则多日不便。总由肠道津亏、大肠传导失司所致。高热便秘、腹满胀痛、舌红、苔黄燥者，属实热证，是热盛伤津、大肠燥化太过所致。面色苍白、喜热饮、大便秘结、脉沉迟者，是冷秘，因阴寒内结，导致肠道气机滞塞所致。便干、舌红少苔、脉细数者，属阴虚，因阴液亏虚、肠道失润所致。久病、老年或产后便秘，多属气液两亏，因气虚无力排便、津亏、肠道失润所致。

②泄泻：即大便稀软不成形，或呈水样，便次增多。总由脾失健运、

水停肠道、大肠传导失常所致。纳少腹胀、大腹隐痛、大便溏泻者,属脾虚,因脾失健运,小肠清浊不分,水停肠道所致。黎明前腹痛作泻、泻后则安、腰膝酸冷者,属肾阳虚,因命门火衰,不能温煦脾土,脾寒运化失职所致。黎明前为阳气未旺、阴气极盛之时,故于此时腹痛作泻。脘闷嗳腐、腹痛泄泻、泻后痛减者,属伤食,因暴饮暴食或食物不洁,损伤肠胃,使大肠传导亢进所致。泻后腐浊得出,故痛减。情志抑郁、腹痛作泻、泻后痛减者,属肝郁乘脾,因肝气郁结,横克脾土所致。

(2) 便质异常

除便秘便燥、泄泻便稀外,常见的便质异常有下列几种情况:

①完谷不化:即大便中含有较多未消化的食物,多见于脾虚泄泻和肾虚泄泻。

②溏结不调:即大便时干时稀,见于肝郁乘脾;若大便先干后溏,多属脾虚。

③其他:下利脓血是痢疾;便黑如油是远血;便血鲜红是近血。

(3) 排便感异常

①肛门灼热:即排便时肛门有灼热感,属大肠湿热,见于暑泻。

②排便不爽:即腹痛而排便不畅,多属肝郁乘脾,肠道气滞;若便溏如黄糜,泻下不爽,是湿热蕴结大肠,肠道气机传导不畅所致。

③里急后重:即腹痛窘迫,时时欲泻,肛门重坠,便出不爽,见于痢疾。因湿热内阻,肠道气滞所致。

④滑泻失禁:即久泻不愈,大便不能控制,滑出不禁,又称滑泻。属脾肾阳虚,肛门失约。

⑤肛门气坠:即肛门有下坠感,甚则脱肛,属脾虚中气下陷。

2. 问小便

小便为津液代谢之排泄物。询问病人小便的异常改变,可以了解津液的盈亏和肺、脾、肾三脏的气化功能是否正常。

健康成人在一般情况下,日间排尿 3~5 次,夜间 0~1 次,每昼夜排尿量约 1800mL。尿次和尿量受饮水、温度、出汗和年龄等因素影响。尿量、尿次和排尿感异常，主要有下列情况：

（1）尿量异常

①尿量增多：小便清长量多，畏寒喜暖，属虚寒证。寒则汗液不泄，津液无伤，水液下渗，故小便清长量多。若口渴，多饮，多尿，消瘦，属消渴病。因肾阴亏虚，开多阖少所致。

②尿量减少：小便短赤量少，多属实热证，或因汗、吐、下后伤津所致。热盛伤津，汗、吐、下亦伤津，尿液化源不足，故小便短赤量少。若尿少浮肿，为水肿病，因肺、脾、肾三脏功能失常，气化不利，水湿内停所致。

（2）尿次异常

①小便频数：小便短赤、频数急迫者，为淋证，因湿热蕴结下焦，膀胱气化不利所致。小便澄清、频数失禁者，因肾气不固，膀胱失约所致。夜尿增多、小便清长者，多见于老年人及肾病后期，因肾阳亏虚，开阖失度，膀胱不约所致。

②癃闭：小便不畅，点滴而出为"癃"；小便不通，点滴不出为"闭"，一般统称为"癃闭"。因湿热蕴结、瘀血或结石阻塞所致者，多属实证；因老年气虚、肾阳不足、膀胱气化不利所致者，多属虚证。

（3）排尿感异常

①小便涩痛：即排尿不畅，且伴有急迫、疼痛、灼热感，见于淋证。因湿热蕴结膀胱，气化不利所致。

②余沥不尽：即排尿后小便点滴不尽，多见于老年人，属肾气不固。

③小便失禁：病人神志清醒时，小便不能随意控制而自遗，称为尿失禁，多属肾气不固，膀胱失约。若病人神志昏迷而小便自遗，则病属危重。

④遗尿：即睡时不自主排尿，属肾气不足，膀胱虚衰。

（九）问妇女

妇女有月经、带下、妊娠、产育等生理和病理特点，凡一般疾病引起上述方面的异常改变，可诊为妇科疾病或与妇科疾病有关。因此，询问上述方面的情况，可作为诊察妇科疾病的根据。

1. 问月经

月经是发育成熟女性所特有的一种生理现象。因每月有规律地来潮，故又称为月信、信水等。

月经的正常情况是：初潮年龄为 13~15 岁，周期为 28 天左右，持续时间为 3~5 天，经色正红无块，妊娠期及哺乳期月经不来潮，绝经期年龄为 49 岁左右。

根据月经的周期和量、色、质的异常改变，可判断疾病的寒、热、虚、实。

（1）月经不调

月经周期及量、色、质发生异常改变者称为月经不调，可分为月经先期、月经后期、月经前后不定期三种。

①月经先期：月经周期提前 8~9 天以上称为月经先期。先期而经色深红、质稠、量多者，属血热，因邪热迫血妄行所致；先期而经色淡红、质稀、量多者，属气虚，因气虚不能摄血而致。

②月经后期：月经周期错后 8~9 天以上者称为月经后期。后期而经色淡红、质稀、量少者，属血虚，因血少经血不能按时满溢所致；后期而经色紫暗、有块、量少者，属寒凝，因感寒经血凝滞，不能按时而下所致。

③月经前后不定期：即月经前后不定，差错在 8~9 天以上者，又称为月经愆期。愆期而经色紫红、有块、量少、兼见乳房胀痛者，属气郁，因情志郁结、肝失调达、气机逆乱所致；愆期而经色淡红、质稀、量多少不定者，属脾肾虚损，因脾肾虚衰、冲任失调所致，脾虚失摄则先期量多，肾虚血亏则后期量少，故月经不定期，时多时少。

（2）行经腹痛

凡在经期前后，或行经期间发生阵发性下腹部疼痛，甚至剧痛难忍，伴随月经呈周期性发作者，称为痛经。经前小腹胀痛、行经后痛减者，属实证，多因气滞血瘀所致，"不通则痛"。经后小腹隐痛、腰部酸痛者，属虚证，多因气血不足或肾虚，胞络失养所致。行经小腹冷痛、得热痛减者，属寒证，因寒凝经脉，胞络收引拘急所致。

（3）经闭

女子发育成熟后，月经应来不来，或曾来而中断，闭止在三个月以上者，称为经闭。在问诊时要与妊娠期、哺乳期、绝经期及暗经相鉴别。闭经多由血瘀、肝气郁结、虚劳等引起，须四诊合参，才能鉴别。

（4）崩漏

月经忽然大下不止谓之"经崩"，长期淋漓不断称为"经漏"。"漏者崩之渐，崩者漏之甚"，历代医家常将崩漏并提。伴有经色深红有块者，多属热证；经色淡红无块者，多因冲任损伤或中气下陷、脾虚不能统血所致。

2. 问带下

正常情况下，妇女可有少量白带分泌，若带下量多、淋漓不断，或色质改变，或有臭味，即为带下病。

（1）若带下色白、量多、质清稀、无臭味者，称为白带，属寒湿，因脾虚不运、寒湿下注所致。

（2）若带下色黄、量多、质黏稠、味臭秽者，称为黄带，属湿热，因湿郁化热、湿热下注所致。

（3）若带下色红黏稠、赤白相间、微有臭味者，称为赤带，多因情志不舒、肝郁化热、损伤胞络所致。

（4）若绝经期后仍见赤带淋漓不断者，可能因癌症引起，应及早进行专科检查，以防延误病情。

3. 问妊娠

如已婚妇女平素月经正常，突然停经而无病理表现，脉象滑数冲和者，应考虑妊娠。

妊娠妇女出现厌食、恶心、呕吐，甚则反复呕吐不能进食者，称为妊娠恶阻。如症见神疲倦怠、口淡腹胀者，因胃气素虚，妊娠后冲脉气盛上冲，胃失和降所致；如症见抑郁易怒、口苦吐酸者，因肝郁化火、肝火犯胃所致；如症见脘闷纳呆、呕吐痰涎者，因痰浊上逆、胃失和降所致。

妊娠后小腹部下坠疼痛，腰部酸痛，或兼见漏红者，称为"胎动不安"，为堕胎或小产先兆。若兼见面色暗滞、头晕耳鸣、尿频者，为肾虚不能顾护冲任所致。兼见面白无华、神疲倦怠者，为气血亏虚不能养胎所致。若跌仆闪挫而后出现腹痛漏红者，因损伤冲任所致。

4. 问产后

产后血性恶露淋漓不断，持续 20 天以上者，称为产后恶露不绝，可由气虚、血热、血瘀等引起。若恶露量多、色淡、质稀，兼见面色萎黄、神疲乏力者，因气虚下陷不能升摄所致；恶露量多、色深红、质稠，兼见面赤口渴、便秘尿赤者，因血热妄行所致；恶露紫暗有块，兼见小腹刺痛拒按、舌隐青或有瘀斑者，因瘀血内停所致。

产后发热持续不退，甚则壮热者，称为产后发热，可由感受外邪、火邪内盛、阴虚生热等引起。如有发热恶寒、头身痛等表证者，为外感所致；高热烦躁、口渴饮冷、便秘尿赤者，为火邪内盛所致；产后低热、腹痛绵绵、头晕面白、大便干结者，为血虚化燥生热所致。

（十）问小儿

儿科古称"哑科"，不仅问诊困难，而且也不一定准确，故医生主要依靠询问其父母或保育员了解情况。问诊时，除了解一般问诊的内容外，还要结合小儿的生理和病理特点进行询问。

小儿的生理特点是：脏腑娇嫩、生机蓬勃、发育迅速。病理特点是：发病较快、变化较多、易虚易实。

1. 问出生前后情况

新生儿（出生后至 1 个月）的疾病多与先天因素和分娩情况有关，故应着重询问母亲妊娠期及产乳期的营养健康状况，以及是否难产、早产等，可了解小儿的先天情况。

婴幼儿（1个月至3岁）发育较快，需要的营养较多，若喂养不当易患营养不良、血虚、"五迟"或"五软"等症。故应重点询问小儿的喂养情况和坐、爬、立、走、出牙、学语的迟早，可了解小儿后天营养是否充足和发育是否正常。

2. 问预防接种、传染病史和传染病接触史

小儿6个月至5岁之间，先天免疫力已消失，而后天免疫力尚未形成，且接触感染机会较多，易患水痘、麻疹等儿科传染病，故应着重询问预防接种情况、传染病史和传染病接触史。如小儿已做过某种预防接种或已患过具有长期免疫力的某种传染病，则虽症状相似而不易患该种传染病；如对某种传染病无免疫力而最近又与该病患儿密切接触，则易患该种传染病。

3. 问易使小儿致病的原因

婴幼儿神志发育不完善，易受惊吓，易致高热惊风，出现惊叫、抽搐等症；脾胃嫩弱，消化力差，易于伤食，产生呕吐、腹泻、疳积等症；对外界环境适应力差，易患外感病。故应着重询问小儿的喂养情况、是否受惊、着凉等，以及有无腹泻、惊叫、发热、咳喘等表现。

【问诊小结】

问诊是四诊的重要内容之一。医生通过询问病人或其家属，可了解疾病的发生、发展、治疗经过、现在症状和其他与疾病有关的方面，如病人的既往史、居住条件、饮食嗜欲和家族病史等。

因疾病的发生与病人的内、外环境关系密切，故询问既往史、居住条件、饮食嗜欲和家族病史等可作为诊察现在疾病的参考。

问疾病的发生、发展、治疗经过，则可了解发病的原因或诱因、疾病发展传变的全过程和过去的治疗情况及效果如何，有助于对疾病的诊断。

而问现在症状，则是临床辨证的重要依据，要着重询问与中医辨证有关的方面，如病人恶寒发热的感觉、有汗无汗、疼痛的部位和性质、

头身胸腹情况，以及睡眠、饮食、二便、经带等情况，因为这些方面可反映病人脏腑气血的盛衰和病邪的性质，故可据以判断疾病的寒热虚实。

问诊时，态度要耐心、细致，关心和同情病人，取得病人的信任和合作，根据病人的主诉和其他三诊的资料进行有系统、有重点、有目的地询问。切不可凭自己的主观印象暗示、诱导病人，以免得出不符合客观实际的结果。

切　诊

切诊分脉诊和按诊两部分，两者同是运用双手对患者体表进行触、摸、按压，从而获得重要辨证资料的一种诊察方法。脉诊是按脉搏；按诊是对患者的肌肤、手足、胸腹及其他部位的触摸按压。古代切诊原指脉诊，但按诊古已有之，后世又有所发展，故切诊应包括脉诊和按诊两个部分。

脉　诊

脉诊古有遍诊法、三部诊法和寸口诊法，后世则以寸口诊法为主，并从脉的位、数、形、势分为 28 种脉象，以察知身体内部的病变。诊脉，全靠医生手指灵敏的触觉来体验，因此，要准确地分别部位和脉象，除了熟悉脉诊理论之外，还要多做实践练习，做到既有理论，又有技巧，才能掌握这一诊法。

（一）脉象形成的原理和脉诊的临床意义

1. 脉象形成的原理

心主血脉，心脏搏动把血液排入血管而形成脉搏。《灵枢·邪客》说："宗气积于胸中，出于喉咙，以贯心脉……"既说明了宗气所在的部位，又指出了宗气有推动血脉运行的重要作用。血液循行于脉管之中，流布全身，环周不休，运行不息，除心脏的主导作用外，还必须有各脏器的协调配合。肺朝百脉，循行于全身的血脉均汇聚于肺，且肺主气，通过肺气的输布，血液才能布散全身；脾胃为气血生化之源，脾主统血，血液的循行有赖脾气的统摄；肝藏血，主疏泄，以调节循环血量；肾藏精，精化气，肾精是人体阳气的根本，各脏腑组织功能活动的原动力，且精可以化生血，是生成血液的物质基础之一。故脉象的形成，是与脏腑气血密切相关的。

2. 脉诊的临床意义

（1）判断疾病的病位、性质和邪正盛衰

疾病的表现极其复杂，而脉象的浮沉常足以反映病位的浅深。脉浮，病位多在表；脉沉，病位多在里。如迟脉多主寒证，数脉多主热证。徐灵胎说："虚实之要，莫逃于脉。"脉虚弱无力，是正气不足的虚证；脉实有力，是邪气亢盛的实证。

（2）推断疾病的进退预后

如久病脉见缓和，是胃气渐复，病退向愈之兆；久病气虚，虚劳，或失血，久泄而见洪脉，则多属邪盛正衰的危候。外感热病，热势渐退，脉象出现缓和，是将愈之候；若脉急数，烦躁，则病进。又如战汗，汗出脉静，热退身凉，为病退向愈；若脉急疾，烦躁者则为病进危候。正如《景岳全书·脉神章》所说："欲察病之进退吉凶者，但当以胃气为主。察之之法，如今日尚和缓，明日更弦急，知邪气之愈进，邪愈进，则病愈甚矣。"但也有脉症不相应的特殊情况，故有"舍症从脉"或"舍脉从症"之提法，临床运用，应四诊合参，才能得到正确的诊断。

（二）脉诊的部位

关于脉诊的部位，有遍诊法、三部诊法和寸口诊法三种。遍诊法与三部诊法并不实用，这里主要介绍"寸口诊法"，其最有应用价值。

寸口诊法始见于《黄帝内经》，详见于《难经》，推广于晋代王叔和的《脉经》。寸口又称气口或脉口，其位置在腕后桡动脉所在部位。

诊脉独取寸口的理论依据："胃者水谷之海，六腑之大源也。五味入口，藏于胃以养五脏气，气口亦太阴也。是以五脏六腑之气味，皆出于胃，变见于气口。"《难经》一难进一步说："十二经中皆有动脉，独取寸口，以决五脏六腑死生吉凶之法，何谓也？然：寸口者，脉之大会，手太阴之动脉也。"寸口分寸、关、尺三部。《脉经》云："从鱼际至高骨，却行一寸，其中名曰寸口，从寸至尺，名曰尺泽，故曰尺寸，寸后尺前，名曰关。"即以高骨（桡骨茎突）为标际，其稍内方的部位为关，关前（腕端）为寸，关后（肘端）为尺，两手各有寸、关、尺三部，共六部脉。

《难经》十八难说："三部者，寸、关、尺也；九候者，浮、中、沉也。"这与遍诊法的三部九候名同而实异。

寸口分配脏腑的几种学说比较表

学说	寸		关		尺		说明
	左	右	左	右	左	右	
《难经》	心 小肠	肺 大肠	肝 胆	脾 胃	肾 膀胱	肾 命门	大小肠配心肺是表里相属。右肾属火，故命门亦候于右尺
《脉经》	心 小肠	肺 大肠	肝 胆	脾 胃	肾 膀胱	肾 三焦	大肠配左尺，是金水相从；小肠配右尺，是火归火位
《景岳全书》	心 心包络	肺 膻中	肝 胆	脾 胃	肾 膀胱 大肠	肾 三焦 命门 小肠	大肠配左尺，是金水相从；小肠配右尺，是火归火位
《医宗金鉴》	心 膻中	肺 胸中	肝 膈	脾 胃	肾 膀胱 大肠	肾 大肠	小肠配左尺，大肠配右尺，是以部位相配，故又以三焦分配寸、关、尺三部

以上所举的几家学说，其分歧点在于大小肠和三焦，而主要的分候五脏的观点是一致的。目前关于寸、关、尺分配脏腑，多以下列为准：

左寸可候：心与膻中；右寸可候：肺与胸中。

左关可候：肝、胆与膈；右关可候：脾与胃。

左尺可候：肾与小腹；右尺可候：肾与小腹。

这种分配方法是根据《黄帝内经》上竟上、下竟下为原则的，体现了上（寸脉）以候上（身躯上部）、下（尺脉）以候下（身躯下部）的原则。

但必须指出，寸、关、尺分配脏腑，其所候的是五脏六腑之气，而不是脏腑之脉出于何部。正如李时珍所说："两手六部皆肺经之脉，特取此候五脏六腑之气耳，非五脏六腑所居之处也。"

此外，也有不分寸、关、尺，但分浮、中、沉，左诊心、肝、肾，右诊肺、脾、命门以候各脏病的，这是因病情危急而求其根本的一种办法。诊老人、虚人、久病、产后等也可用此法。

（三）脉诊的方法和注意事项

1. 时间

诊脉的时间最好是清晨。《素问·脉要精微论》指出："诊法常以平旦，阴气未动，阳气未散，饮食未进，经脉未盛，络脉调匀，气血未乱，故乃可诊有过之脉。""若遇有病，则随时皆可以诊，不必以平旦为拘也。"总的来说，诊脉时要求有一个安静的内外环境。诊室也要保持安静，以避免外界环境的影响和病人情绪的波动，并且有利于医生体会脉象。

2. 体位

要让病人取坐位或正卧位，手臂放平，与心脏近于同一水平，直腕，手心向上，并在腕关节背面垫上布枕，以便于切脉。

3. 指法

医生和病人侧向坐，用左手按诊病人的右手，用右手按诊病人的左手。诊脉下指时，首先用中指按在掌后高骨内侧关脉部位，接着用食指按关前的寸脉部位，无名指按关后的尺脉部位，三指应呈弓形，指头平齐，以指腹按触脉体，用指腹感觉较为灵敏。布指的疏密要和病人的身长相适应，身高臂长者，布指宜疏；身矮臂短者，布指宜密。部位取准之后，三指平布同时用力按脉，称为总按。为了重点体会某一部脉象，也可用一指单按其中一部脉象。如诊寸脉时，微微提起中指和无名指；诊关脉时，则微提食指和无名指；诊尺脉时，则微提食指和中指。临床上总按、单按常配合使用。

诊小儿脉可用"一指（拇指）定关法"，而不细分三部，因小儿寸口部短，不容三指定寸关尺，且易哭闹，不合作。

4. 举按寻

举按寻，是诊脉时运用指力的轻重和挪移，以探索脉象的一种手法。

滑伯仁《诊家枢要》说："持脉之要有三：曰举、按、寻。轻手循之曰举；重手取之曰按；不轻不重，委曲求之曰寻。"

此外，当三部脉有独异时，还必须逐渐挪移指位，内外推寻。寻者，寻找之意，不是中取之义。

5. 平息

一呼一吸叫作一息。诊脉时，医生的呼吸要自然均匀，用一呼一吸的时间去计算病人脉搏的至数，如脉之迟数，均以息计。"持脉有道，虚静为保。"

6. 五十动

每次诊脉，必满五十动。即每次按脉时间，每侧脉搏跳动不应少于五十次。其意义是：了解脉搏跳动五十次中有没有出现结、代、促脉。但必要时可以延至第二、第三个五十动，总以达到辨清脉象为目的，所以每次候脉时间以 3~5 分钟为宜。

（四）平脉

平脉是正常人的脉象，平脉形态是三部有脉，一息四至（闰以太息五至，相当于 72~80 次/分），不浮不沉，不大不小，从容和缓，柔和有力，节律一致，尺脉沉取有一定力量，并随生理活动和气候环境的不同而有相应的正常变化。

1. 特点

平脉有胃、神、根三个特点。

（1）胃

胃为水谷之海，后天之本，是人体营卫气血之源，人之死生，决定于胃气的有无，所谓"有胃气则生，无胃气则死"。因此，"邪气来也紧而疾，谷气来也徐而和"，或中取以候胃气。总的说来，平人脉象不浮不沉，不快不慢，从容和缓，节律一致，是为有胃气。

（2）神

脉贵有神，心主血而藏神，脉为血之府，血气充盈，心神便健旺，脉象自然有神，脉神的形态是柔和有力，即使微弱的脉，微弱之中不至于完全无力的为有神；弦实的脉，弦实之中仍带有柔和之象的为有神。总之，脉之有胃、有神，提示具有冲和之象，有胃即有神，所以有胃有神的脉象形态是一致的。

（3）根

肾为先天之本，是人体脏腑组织功能活动的原动力。肾气足，反映于脉象必有根，沉以候肾，尺以候肾，尺脉沉取应指有力，就是有根的脉象形态。若病中肾气犹存，先天之本未绝，尺脉沉取尚可见，便还有生机，正如《脉诀》所言："寸口虽无，尺犹不绝，如此之流，何忧陨灭。"

2. 生理性变化

平脉随人体内外因素的影响而有相应的生理性变化。

（1）四季气候

由于受气候的影响，平脉有春弦、夏洪、秋浮、冬沉的变化，因为春季虽然阳气已升，但寒未尽除，气机有约束之象，故脉稍弦。夏天阳气隆盛，脉气来势盛而去势衰，故脉稍洪；秋天阳气欲敛，脉象来势洪盛已减，轻而如毛，故脉稍浮。冬天阳气潜藏，脉气来势沉而搏指。

（2）地理环境

地理环境也能影响脉象，南方地处低下，气候偏温，空气湿润，人体肌腠缓疏，故脉多细软或略数；北方地势高，空气干燥，气候偏寒，人体肌腠紧缩，故脉多表现沉实。

（3）性别

妇女脉象较男子濡弱而略快，妇女婚后妊娠，脉常见滑数而冲和。

（4）年龄

年龄越小，脉搏越快。婴儿每分钟脉搏 120～140 次，五六岁的幼儿每分钟脉搏 90～110 次。年龄渐长则脉象渐和缓。青年人体壮，脉搏有力；老年人气血虚弱，精力渐衰，脉搏较弱。

（5）体格

身材高大的人，脉的显现部位较长；身材矮小的人，脉的显现部位较短。瘦人肌肉薄，脉常浮；肥胖的人，皮下脂肪厚，脉常沉。凡常见六脉沉细等同而无病象的，叫作六阴脉；六脉常见洪大等同而无病象的，叫作六阳脉。

（6）情志

一时性的精神刺激，脉象也会发生变化，如喜则伤心而脉缓，怒则伤肝而脉急，惊则气乱而脉动等，当情志恢复平静之后，脉象也就恢复正常。

（7）劳逸

剧烈运动和远行之后，脉多急疾；人入睡之后，脉多迟缓。脑力劳动之人，脉多弱于体力劳动者。

（8）饮食

饭后、酒后，脉多数而有力；饥饿时，脉象稍缓而无力。

此外，有些人脉不见于寸口，而从尺部斜向手背，名叫斜飞脉；若脉出现在寸口的背侧，名叫反关脉。还有出现于腕部其他位置的，都是生理特异的脉位，即桡动脉解剖位置的变异，不属病脉，特别注意位置、速率、节律、强度、形态等。

（五）病脉

疾病反映于脉象的变化，就叫病脉。李士材的《诊家正眼》又增加疾脉，故近代多从28种脉象论述。脉象是通过位、数、形、势四个方面来体察。如浮沉是脉位的不同，迟数是至数的不同，虚实是力量强弱（气势）的不同。有些脉象又是几个方面相结合的，如洪、细则是形态和气势的不同。

1. 各种脉象与主病

（1）浮脉

脉象：轻取即得，重按稍减而不空，举之泛泛而有余。

主病：表证，亦主虚证。

说明：浮脉主表，反映病邪在经络肌表的部位。邪袭肌腠，卫阳抵抗外邪，则脉气鼓动于外，应指而浮。但久病体虚，也有见浮脉的，多浮大无力，不可误作外感论治。

（2）沉脉

脉象：轻取不应，重按始得。

主病：里证。有力为里实，无力为里虚。

说明：邪郁于里，气血内困，则脉沉而有力；若脏腑虚弱，正气不足举，脉气鼓动无力，故脉沉而无力。

（3）迟脉

脉象：脉来迟慢，一息不足四至（相当于每分钟脉搏60次以下）。

主病：寒证。有力为寒积，无力为虚寒。

说明：寒凝气滞，阳失健运，故脉象见迟，迟而有力为冷积实证；迟而无力，多属虚寒。但邪热结聚，阻滞血脉流行，也见迟脉，但迟而有力，按之必实，如伤寒阳明病脉迟可下之类，故脉迟不可概认为是寒证，当脉症合参。

注意：久经锻炼的运动员，脉迟而有力，则不属病脉。

（4）数脉

脉象：一息脉来五至以上（相当于每分钟脉搏在 90 次以上）。

主病：热证。有力为实热，无力为虚热。

说明：邪热亢盛，气血运行加速，故见数脉，必数而有力；久病阴虚，虚热内生，脉也见数，必数而无力；若阳虚外浮而见数脉，必数大而无力，按之豁然而空。上述三者的鉴别，还当脉症合参。

（5）洪脉（附：大脉）

脉象：洪脉极大，状若波涛汹涌，来盛去衰。

主病：气分热盛。

说明：内热充斥，脉道扩张，气盛血涌，故脉见洪象。若久病气虚、虚劳、失血、久泻等病症见洪脉，则多属邪盛正衰的危候。

附：大脉

大脉脉体阔大，但无汹涌之势，这是与洪脉区别的要点。邪正的盛衰，区别在于大脉是否有力。

（6）微脉

脉象：极细极软，按之欲绝，若有若无。

主病：阳衰少气，阴阳气血诸虚。

说明：阳衰气微，无力鼓动，故见微脉。轻取之似无是阳气衰；重按之似无是阴气竭。久病脉微，属正气将绝；新病脉微，主阳气暴脱。但邪不太深重者，或尚可救。

（7）细脉

脉象：脉细如线，但应指明显。

主病：气血两虚，诸虚劳损，又主湿病。

说明：细为气血两虚所致。营血亏虚则不能充盈脉道，气不足则无力鼓动血液运行，故脉体细小而软弱无力。湿邪阻压脉道，也见细脉。若温热病昏谵见细数脉，是热邪深入营血或邪陷心包的证候。细脉又称小脉，何梦瑶说："小与大相反，名细。"

（8）散脉

脉象：浮散无根，至数不齐。

主病：元气离散。

说明：散脉举之浮散而不聚，稍用重力按之则无，漫无根蒂，故有"散似杨花无定踪"说，表示正气耗散，脏腑之气将绝的危候。

（9）虚脉

脉象：三部脉举之无力，按之空虚。

主病：虚证。

说明：气不足以运其血，故脉来无力，血不足以充于脉，则按之空虚，故虚脉包括气血两虚及脏腑诸虚。

（10）实脉

脉象：三部脉举按均有力。

主病：实证。

说明：邪气亢盛而正气不虚，正邪相搏，气血壅盛，脉道坚满，故应指有力。

（11）滑脉

脉象：往来流利，如珠走盘，应指圆滑。

主病：痰饮，食滞，实热。

说明：实邪壅盛于内，气实血涌，故脉来往甚为流利，应指圆滑。平人脉滑而冲和，是营卫充实之象，故亦为平脉。妇女妊娠亦常见滑数，是气血充盛而调和的表现。

（12）涩脉

脉象：往来艰涩不畅，如轻刀刮竹，与滑脉相反。

主病：伤精，血少，气滞血瘀，夹痰，夹食。

说明：精亏血少，不能濡养经脉，血行不畅，脉气往来艰涩，故脉涩而无力；气滞血瘀或食痰胶固，气机不畅，血行受阻，则脉涩而有力。

（13）长脉

脉象：首尾端直，超过本位。

主病：肝阳有余、阳盛内热等有余之证。

说明：若脉长而和缓，属中气充足，升降流行畅通，气血无亏损，是健康人的脉象。长则气滞，若肝阳有余，阳盛内热，则脉象长而弦硬。凡长而有兼脉，多是病脉。

（14）短脉

脉象：首尾俱短，不能满部。

主病：有力为气郁，无力为气损。

说明：短脉是指脉来觉短常度。气虚不足，无力鼓励血行，故脉短而无力，所谓"短则气病"。

（15）弦脉

脉象：端直而长，如按琴弦。

主病：肝胆病，诸痛，痰饮，疟疾。

说明：弦是脉气紧张的表现。肝主疏泄，调畅气机，以柔和为贵。邪气滞肝，疏泄失常，气机不利，诸痛、痰饮阻滞气机，脉气因而紧张，则出现弦脉。张仲景云："疟脉自弦。"虚劳内伤，中气不足，肝病乘脾，亦常见弦脉。若弦而细劲，如循刀刃，便是胃气全无，病多难治。

注意：春季健康人常见脉弦而柔和者，不属病脉。

（16）芤脉

脉象：浮大中空，如按葱管。

主病：失血，伤阴。

说明：芤脉浮大无力，按之中空，即亡下两旁皆见脉形，而中间独空。因突然失血过多，血量骤然减少，营血不足，无以充脉，或津液大伤，血不得充，血失阴伤，则阳无所附而散于外，故见芤脉。

（17）紧脉

脉象：脉来绷急，状如牵绳转索。

主病：寒、痛、宿食。

说明：寒邪侵袭人体，阻碍阳气，寒邪与正气相搏，以致脉道紧张而拘急，故见紧脉。寒邪在表，脉见浮紧；寒邪在里，脉见沉紧。剧痛、宿食之紧脉，也是寒邪积滞与正气相搏的缘故。

（18）缓脉

脉象：一息四至，来去怠缓。

主病：湿病，脾胃虚弱。

说明：湿性黏滞，气机为湿所困，或脾胃虚弱，气血不足以充盈鼓动，故脉见怠缓。若脉转和缓，是正气恢复之征；若脉来从容不迫，均匀和缓，是正常人的脉象。

（19）革脉

脉象：浮而搏指，中空外坚，如按鼓皮。

主病：亡血，失精，半产，漏下。

说明：革脉的外强中空，恰似绷急的鼓皮，由于正气不固，精血不能藏，以致气无所恋而浮越于外，所以亡血、失精、半产、漏下多见革脉。

（20）牢脉

脉象：沉按实大弦长。

主病：阴寒内实，疝气癥瘕。

说明：牢脉实大弦长，轻取、中取均不应，唯沉取始得，坚牢不移。多属病气牢固，证属阴寒内积，阳气沉潜。牢脉主实，有气血之分。瘕积有形肿块，实在血分；无形痞结，实在气分。若牢脉见于失血、阴虚等证，便属危重征象。

（21）弱脉

脉象：极软而沉细。

主病：气血不足。

说明：弱脉沉取方得，细弱无力，不住重按。主气血不足诸证，血虚脉道不充，气虚则脉搏乏力。病后正虚，见脉弱为顺；新病邪实，见脉弱为逆。

（22）濡脉

脉象：浮而细软。

主病：诸虚，又主湿。

说明：濡脉脉位表浅，细软无力，轻取可以触知，重取反不明显。虚证与湿证均可出现，精血虚而不荣于脉，故主诸虚，但湿气阻压脉道，也见濡脉。

（23）伏脉

脉象：重手推筋按骨始得，甚则伏而不见。

主病：邪闭，厥证，也主痛极。

说明：伏脉较沉脉部位更深，着于筋骨。常见于邪闭、厥证、痛极，因邪气内伏，脉气不得宣通所致。若两手脉潜伏，同时太溪与趺阳脉均不见者，属危证。

（24）动脉

脉象：脉形如豆，厥厥动摇，滑数有力。

主病：痛、惊。

说明：阴阳相搏，升降失和，使其气血冲动，故脉道随气血冲动而呈滑数有力，但脉体较短。痛则阴阳不和，气为血所阻滞，惊则气血紊乱，脉行躁动不安，故痛与惊均可见动脉。

（25）促脉

脉象：脉来数而时一止，止无定数。

主病：阳盛实热，气血痰饮宿食停滞，亦主肿痈。

说明：阳盛实热，阴不和阳，故脉来急数而时见歇止，凡气血、痰食、肿痈等实热证，均可见脉促有力。若促而细小无力，多是虚脱之象。

（26）结脉

脉象：脉来缓而时一止，止无定数。

主病：阴盛气结，寒痰血瘀，癥瘕积聚。

说明：阴盛而阳不和，故脉缓慢而时一止。凡寒痰瘀血，气郁不疏，脉气阻滞者，可见结脉。

（27）代脉

脉象：脉来一止，止有定数，良久方来。

主病：脏气衰微，风证痛证，七情惊恐，跌打损伤。

说明：脏气衰微，气血亏损，元气不足，以致脉气不能衔接而止有定数。风证、痛证、七情惊恐、跌打损伤诸病而见代脉者，是因病而致脉气不能衔接，脉亦见歇止。

（28）疾脉

脉象：脉来急疾，一息七八至。

主病：阳极阴竭，元气将脱。

说明：疾脉是真阴竭于下，孤阳亢于上，气短已极之象。婴儿脉来一息七至是平脉，不作疾脉论。

2. 相似脉的鉴别

上述 28 种病脉中，有些很相似，容易混淆不清，必须加以鉴别。

（1）浮脉与虚、芤、散脉

四者相类似，其脉位均表浅。不同的是：浮脉举之泛泛有余，重按稍减而不空，脉形不大不小；虚脉形大无力，重按空虚；芤脉浮大力无，中间独空，如按葱管；散脉浮散无力，漫无根蒂，稍用力则按不着。

（2）沉脉与伏、牢脉

三者脉位均在深部，轻取均不应。不同的是：沉脉重取乃得；伏脉较沉脉部位更深，着于筋骨，故重按亦无，须推筋着骨始得，甚则渐时伏而不见；牢脉沉取实大弦长，坚牢不移。

（3）迟脉与缓脉

两者均以息计，迟脉一息不足四至；缓脉稍快于迟脉，一息四至，脉来有冲和徐缓之象。

（4）数脉与滑、疾脉

滑脉与数脉有相似之处，滑脉流利，圆滑似数。但滑指形与势，数指至数言，一息五至以上。《濒湖脉学》指出："莫将滑数为同类，数脉唯看至数间。"数、疾也以息计，疾脉更快于数脉，一息七八至，相当于每分钟脉搏在 140 次以上。

（5）实脉与洪脉

两者在脉势上都是充实有力，但洪脉状若波涛汹涌，盛大满指，来盛去衰，浮取明显；而实脉长大坚实，应指有力，举按皆然，来去俱盛，故有"浮沉皆得大而长，应指无虚愊愊强"之说。

（6）细脉与微、弱、濡脉

四者都是脉形细小且软弱无力。细脉形小而应指明显；微脉则极细极软，按之欲绝，有时至数不清，起落模糊；弱脉沉细而无力；濡脉浮细而无力，即脉位与弱脉相反，轻取可以触知，重按反不明显。

（7）芤脉与革脉

两者都有中空之象，但芤脉浮大无力中空，如按葱管，显示了脉管柔软；革脉浮大搏指，弦急中空，如按鼓皮，显示了脉管较硬。

（8）弦脉与长、紧脉

弦脉与长脉相似，但长脉超过本部，如循长竿，长而不急；弦脉虽长，但脉气紧张，指下如按琴弦。《医述》说："长类于弦而盛于弦，弦脉带急，长脉带缓。"弦脉有似紧脉，二者脉气均紧张，但弦脉如按在琴弦上，无绷急之势；紧脉如按在拉紧的绳索上，脉势绷急。在脉形上，紧脉比弦脉大。

（9）短脉与动脉

两者在脉形上均有短缩之象，但短脉是形状短缩且涩常兼迟，不满三部；动脉其形如豆，常兼滑数有力。《医术》说："短类于动而衰于动，动脉形滑而且数，短脉形涩而必迟。"

（10）结、代、促脉

三者都属于节律失常而有歇止的脉象。结、促脉都是不规则的间歇，歇止时间短；代脉是有规则的歇止，且歇止的时间较长。结脉与促脉虽都有不规则的间歇，但结脉是迟而歇止，促脉是数而歇止。

附：对举法

浮脉与沉脉：是脉位浅深相反的两种脉象。浮脉脉位表浅，轻取即得，主表属阳；沉脉脉位深在，轻取不应，重按始得，主里属阴。

迟脉与数脉：是脉搏慢快相反的两种脉象。迟脉搏动比正常脉慢，即一息不足四至；数脉搏动则比正常脉快，即一息五至以上。迟主寒而数主热，亦主虚。

虚脉与实脉：是脉的搏动力量强弱（气势）相反的两种脉象。虚脉三部举按均无力；实脉举按均有力，分主虚实。

滑脉与涩脉：是脉的通畅度相反的两种脉象。滑脉往来流利通畅，指下圆滑；涩脉往来艰难滞涩，极不流利，如轻刀刮竹。所谓轻刀刮竹，即脉过指下不平滑之意。

洪脉与细脉：是脉体大小和气势均相反的两种脉象。洪脉脉体阔大，充实有力，来势盛而去势衰；细脉脉体细小而线状，多软弱无力，但应指明显。

长脉与短脉：是脉气长短相反的两种脉象。长脉超过本部，指脉气搏动范围超过本部的状态，如循长竿；短脉则形状短缩，不及本部，指脉气搏动范围短小且不及本部的状态。

紧脉与缓脉：是脉的紧张力相反的两种脉象。紧脉紧张有力，如按转绳；缓脉势缓，一息四至。

（六）六大脉纲领

浮（阳）

［体状诗］浮脉唯从肉上行，如循榆荚似毛轻；三秋得令知无恙，久病逢之却可惊。

［相类诗］浮如木在水中浮，浮大中空乃是芤；拍拍而浮是洪脉，来时虽盛去悠悠。浮脉轻平似捻葱，虚来迟大豁然空；浮而柔细方为濡，散似杨花无定踪。

［主病诗］浮脉为阳表病居，迟风数热紧寒拘；浮而有力多风热，无力而浮是血虚。寸浮头痛眩生风，或有风痰聚在胸；关上土衰兼木旺，尺中溲便不流通。

沉（阴）

[体状诗] 水行润下脉来沉，筋骨之间软滑匀；女子寸兮男子尺，四时如此号为平。

[相类诗] 沉帮筋骨自调匀，伏则推筋着骨寻；沉细如绵真弱脉，弦长实大是牢形。

[主病诗] 沉潜水蓄阴经病，数热迟寒滑有痰；无力而沉虚与气，沉而有力积并寒。寸沉痰郁水停胸，关主中寒痛不通；尺部浊遗并泻痢，肾虚腰及下元恫。

迟（阴）

[体状诗] 迟来一息至唯三，阳不胜阴气血寒；但把浮沉分表里，消阴须益火之原。

[相类诗] 脉来三至号为迟，小驶于迟作缓持；迟细而难知是涩，浮而迟大以虚推。

[主病诗] 迟司脏病或多痰，沉痼癥瘕仔细看；有力而迟为冷痛，迟而无力定虚寒。寸迟必是上焦寒；关主中寒痛不堪；尺是肾虚腰脚重，溲便不禁疝牵丸。

数（阳）

[体状诗] 数脉息间常六至，阴微阳盛必狂烦；浮沉表里分虚实，唯有儿童作吉看。

[相类诗] 数比平人多一至，紧来如数似弹绳；数而时止名为促，数见关中动脉形。

[主病诗] 数脉为阳热可知，只将君相火来医；实宜凉泻虚温补，肺病秋深却畏之。寸数咽喉口舌疮，吐红咳嗽肺生疡；当关胃火并肝火，尺属滋阴降火汤。

虚（阴）

[体状诗] 举之迟大按之松，脉状无涯类谷空；莫把芤虚为一例，芤来浮大似慈葱。

[主病诗] 脉虚身热为伤暑，自汗怔忡惊悸多；发热阴虚须早治，

养营益气莫蹉跎。血不荣心寸口虚，关中腹胀食难舒；骨蒸痿痹伤精血，却在神门两部居。

实（阳）

［体状诗］浮沉皆得大而长，应指无虚幅幅强；热蕴三焦成壮火，通肠发汗始安康。

［相类诗］实脉浮沉有力强，紧如弹索转无常；须知牢脉帮筋骨，实大微弦更带长。

［主病诗］实脉为阳火郁成，发狂谵语吐频频；或为阳毒或伤食，大便不通或气疼。

二十八脉分类比较表

脉纲	脉名	脉象	主病
浮脉类	浮脉 洪脉 濡脉 散脉 芤脉 革脉	轻取即得，重取稍弱而不空 指下极大，如波涛汹涌，来盛气衰 浮而细软 浮散无根，至数不齐 浮大中空，如按葱管 弦急中空，如按鼓皮	表证，亦主虚证 热邪亢盛 主虚，又主湿 元气离散，脏腑之气将绝 失血伤阴 精血虚寒
沉脉类	沉脉 伏脉 牢脉 弱脉	轻取不应，重按始得 重按推筋，着骨始得 沉按实大弦长 柔细而沉	里证 邪闭，厥证，痛极 阴寒内实，疝气，癥瘕 气血不足
迟脉类	迟脉 缓脉 涩脉 结脉	脉来迟慢，一息不足四至 一息四至，脉来怠缓 往来艰涩，如轻刀刮竹 脉来缓慢，时见一歇，止无定数	寒证 湿证，脾虚 气滞血瘀，精伤血少 阴盛气结，寒痰血瘀
数脉类	数脉 促脉 疾脉 动脉	一息五至以上 脉来急数，时见一止，止无定数 一息七至以上，脉来急疾 脉短如豆，滑数有力	热证，亦主虚证 阳盛实热，气滞血瘀 阳极阴竭，元气将脱 痛，惊

脉纲	脉名	脉象	主病
虚脉类	虚脉 微脉 细脉 代脉 短脉	举之无力，按之空虚 极细极软，似有似无，至数不明 脉细如线，但应指明显 脉来一止，止有定数，良久方来 首尾俱短，不及本位	虚证，多为气血两虚 阴阳气血诸虚，阳虚危候 气血两虚，诸虚劳损，主湿 脏气衰微，跌仆损伤 有力为气郁，无力为气损
实脉类	实脉 滑脉 紧脉 长脉 弦脉	举按均有力 往来流利，应指圆滑，如盘走珠 紧张有力，如转绳索 首尾端直，超过本位 端直以长，如按琴弦	实证 痰饮，食滞，实热 寒，痛，宿食 阳气有余，热证 肝胆病，痛证，痰饮，疟疾

（七）诊妇人脉

妇人有经、孕、产等特有的生理变化和疾病，有关这方面的脉象分述如下：

1. 诊月经脉

妇人左关尺脉，忽洪大于右手，口不苦，身不热，腹不胀，是月经将至。寸关脉调和，而尺脉绝不至者，月经多不利。

闭经：妇人闭经有虚实之分。尺脉虚细涩，是血少的虚闭证；尺脉弦涩，是实闭证。

2. 诊妊娠脉

妇人婚后，月经停止，脉来滑数冲和，兼有饮食异于平常，嗜酸或呕吐等现象者，才是妊娠真候。若午睡初起，脉必滑疾有力，不可遽断为胎孕脉象。

但孕脉和病脉必须注意鉴别。闭经，脉多虚细涩或弦涩；积聚，脉多弦紧沉结或沉伏；孕脉必滑。胎孕有数脉，劳损亦有数脉，但劳损脉之数，多兼涩；胎孕脉之数，必兼滑。

3. 诊死胎、活胎脉

凡妊娠必阳气动于丹田，脉见沉洪，才能温养胎形。如果涩脉见于沉候，是精血不足，胎便受其影响。所以，沉按脉象仍洪强者，才是有阳气的活胎；如果沉候阳气衰绝，则胞中所有的已是死胎，或是痞块。

4. 诊临产脉

孕妇将产的脉象特点，历代医家已阐明。《诸病源候论》中说："孕妇诊其尺脉，急转如切绳转珠者，即产也。"又如，《医存》说："妇人两中指顶节之两旁，非正产时则无脉，不可临盆，若此处脉跳，腹连腰痛，一阵紧一阵，二目乱出金花，乃正产时也。"

以上所述，只是对妇人经孕胎产的脉诊作了一些举例说明，欲全面了解，必须脉症合参。

（八）诊小儿脉

诊小儿脉，与成人有所不同。小儿寸口部位狭小，难分寸关尺。另一方面，小儿临诊时容易惊哭，惊则气乱，气乱脉也乱，故难于掌握。因此，诊小儿脉还须注意辨形色，审苗窍。后世医家有一指总候三部法，使小儿脉诊技巧有所提高。

一指三部诊法：用左手握小儿手，对三岁以下的小儿，用右手大拇指按在高骨脉上，分三部以定息数；对四岁以上的小儿，则以高骨中线为关，以一指向两侧挼转寻三部；七八岁可以挪动拇指诊三部；九至十岁以上可以次第下指依寸、关、尺三部诊脉；十五岁可以按成人三部诊法进行诊脉。对三岁以下的小儿，除了脉诊之外，应注意诊形色、声音、小儿食指络脉及按胸腹头额等诊法。

小儿脉象主病：三岁以下者，一息七八至为平脉。五六岁的，六至为平脉，七至以上为数脉，四五至为迟脉。只诊浮沉、迟数、强弱、缓急，以辨别阴阳寒热表里和邪正盛衰，不详求二十八脉。

浮数为阳，沉迟为阴，强弱可测虚实，缓急可测邪正。

数为热，迟为寒。沉滑为痰食，浮滑为风痰。紧主寒，缓主湿，大小不齐为滞。

小儿肾气未充，脉气止于中候。不论脉体素浮素沉，重按多不见。如重按乃见，便与成人的牢实脉同论。

（九）相兼脉与主病

疾病是很复杂的，脉象往往不只一脉独见。二十八脉中，有些脉本身就由几种脉合成。如弱脉由虚、沉、小三脉合成，牢脉由沉、实、大、弦、长五脉合成。这些脉象均属于二十八脉之内，其主病已如上述。所谓相兼脉象，是指这些脉象以外的互相兼现来说，徐灵胎称之为合脉，有二合脉、三合脉、四合脉之分。如浮数与沉迟均为二合脉，浮数而虚为三合脉，浮数滑实为四合脉。这些相兼脉象的主病，往往等于各个脉所主病的总和。如浮为表，数为热，合之即为表热；浮为表，迟为寒，合之即为表寒。又如，浮数而无力为表虚热；沉迟而有力为里实寒。余可类推。

现将临床上常见的相兼脉象所主病证举例如下：

（1）浮紧脉，主外感寒邪之表寒证，或风痹疼痛。

（2）浮缓脉，主风邪伤卫，营卫不和，太阳中风的表虚证。

（3）浮数脉，主风热袭表的表热证。

（4）浮滑脉，表证夹痰或主风痰，常见于素体痰盛而又感受外邪者。

（5）沉迟脉，主里寒证，常见于脾胃阳虚，阴寒凝滞的病证。

（6）弦数脉，弦为肝脉，数脉主热，常见于肝郁化火或肝胆湿热等病证。

（7）滑数脉，主痰热、痰火，或内热食积。

（8）洪数脉，主气分热盛，多见于外感热病。

（9）沉弦脉，主肝郁气滞，或水饮内停。

（10）沉涩脉，主血瘀，常见于阳虚而寒凝血瘀者。

（11）弦细脉，主肝肾阴虚，或血虚肝郁，或肝郁脾虚。

（12）沉缓脉，主脾虚，水湿停留。

（13）沉细脉，主阴虚或血虚。

（14）弦滑数，见于肝火夹痰，或风阳上扰，痰火内蕴等证。

（十）脉症顺逆与从舍

1. 舍脉从症

在症真脉假的情况下，必须舍脉从症。例如：症见腹胀满，疼痛拒按，大便燥结，舌红，苔黄厚焦燥，而脉迟细者，则症所反映的是实热内结胃肠，是真；脉所反映的是因热结于里，阻滞血脉流行，故出现迟细脉，是假象，此时当舍脉从症。

2. 舍症从脉

在症假脉真的情况下，必须舍症从脉。例如：伤寒，热闭于里，症见四肢厥冷，而脉滑数，脉所反映的是真热；症所反映的是由于热邪内伏，格阴于外，出现四肢厥冷，是假寒，此时当舍症从脉。

脉有从舍，说明脉象只是疾病临床表现的一个方面，因而不能把它作为诊断疾病的唯一依据，只有全面运用四诊合参，才能从舍得宜，得出正确的诊断。

（十一）怪脉

凡脉无胃神根者，便是怪脉，又称真脏脉、败脉、死脉、绝脉。多见于疾病后期，脏腑之气衰竭，胃气败绝的病证。元代危亦林《世医得效方》列怪脉十种，称为"十怪脉"，后世医家在十怪脉中除去偃刀、转豆、麻促，称为"七绝脉"。这些脉象在临床上可以遇到，现将七绝脉的形态及临床意义叙述如下：

1. 釜沸脉

脉在皮肤，浮数之极，至数不清，如釜中沸水，浮泛无根。此为三阳热极，阴液枯竭之候，主脉绝，多是临死前的脉象。

2. 鱼翔脉

脉在皮肤，头定而尾摇，似有似无，如鱼在水中游动。此为三阴寒极，阳亡于外之候。

3. 虾游脉

脉在皮肤，如虾游水，时而跃然而去，须臾又来，其急促躁动之象仍如前。此为孤阳无依，躁动不安之候，主大肠气绝。

4. 屋漏脉

脉在筋肉之间，如屋漏残滴，良久一滴，即脉搏极迟慢，溅起无力。此为胃气营卫将绝之候。

5. 雀啄脉

脉在筋肉间，连连数急，三五不调，止而复作，如雀啄食之状。此为脾五谷气已绝于内。

6. 解索脉

脉在筋肉之间，乍疏乍密，如解乱绳状。这是一种时快时慢，散乱无序的脉象。此为肾与命门之气皆亡。

7. 弹石脉

脉在筋肉之下，如指弹石，辟辟凑指，毫无柔和软缓之象。此为肾气竭绝之象。

败脉歌诀

要知患者生与死，须详脉之有灵验。

弹石沉弦而又急，解索散散而无聚。

雀啄钝来而又往，屋漏将绝时落止。

虾游冉冉进退寻，鱼翔乘乘而复起。

釜中沸水泛无根，夕阳反照残烦殒。

败脉又称真脏脉，过去文献一向认为，凡见这些脉象，就无药可救，必死无疑。但随着医学技术的不断发展，通过不断的研究和临床实践，人们已有了新的认识：真脏脉绝大部分是心律失常的脉象，而其中绝大部分又是心脏器质性病变所造成的，也有少数是功能性的，除少数功能性者外，真脏脉的出现，预示疾病已发展到极严重的阶段，但并非必死无疑，仍应尽最大努力进行救治。

按　诊

（一）按诊的方法和意义

按诊运用于辨证，由来已久。早在《黄帝内经》《伤寒论》《金匮要略》等书中已有记载。所谓按诊，就是用手直接触摸或按压病人的某些部位，以了解局部的异常变化，从而推断疾病的部位、性质和病情的轻重等情况的一种诊病方法。

按诊的手法大致可分触、摸、按三类。触，是以手指或手掌轻轻接触患者局部，如额部及四肢皮肤等，以了解凉热、润燥等情况。摸，是以手抚摸局部，如肿胀部位等，以探明局部的感觉情况及肿物的形态、大小等。按，是以手按压局部，如胸腹和肿物部位，以了解深部有无压痛，肿块的形态、质地，肿胀的程度、性质等。在临床上，各种手法是综合运用的，常常是先触摸，后按压，由轻到重，由浅入深，以了解病变的情况。

按诊时，医生要体贴病人，手法要轻巧，要避免突然暴力，冷天要事先把手暖和后再行检查。同时要嘱咐病人主动配合，随时反映自己的感觉。还要边检查边观察病人的表情变化，了解其痛苦所在。

（二）按诊的内容

按诊的应用范围较广，临床上常用的方法主要有按肌肤、按手足、按胸腹、按俞穴四种。

1. 按肌肤

凡阳气盛的身多热，阳气衰的身多寒。

肌肤濡软而喜按者，为虚证；患处硬痛拒按者，为实证。轻按即痛者，病在表浅；重按方痛者，病在深部。

皮肤干燥者，尚未出汗；干瘪者，津液不足；湿润者，身已汗出；皮肤甲错者，伤阴或内有干血。

重手按压肿胀，可以辨别水肿和气肿。按之凹陷，不能即起的，为水肿；按之凹陷，举手即起的，为气肿。

2. 按手足

按手足主要为了探明寒热。

诊手足寒热，还可以辨别外感病或内伤病。手足的背部较热的，为外感发热；手足心较热的，为内伤发热。

此外，还有以手心热与额上热的互诊来分别表热或里热的方法。额上热甚于手心热的，为表热；手心热甚于额上热的，为里热。

在儿科方面，小儿指尖冷主惊厥。中指独热主外感风寒。中指指尖独冷，为麻痘将发之象。

诊手足的寒温可测知阳气的存亡，这对于决定某些阳衰病证的预后良恶来说，相当重要。阳虚之证，四肢犹温，属阳气尚存，尚可治疗；若四肢厥冷，其病多凶，预后不良。正如《伤寒论·少阴》所说："少阴病，下利，若利自止，恶寒而蜷卧，手足温者，可治。""少阴病，恶寒身卷而利，手足逆冷者，不治。"

3. 按胸腹

膈上为胸，膈下为腹。侧胸部腋下至十一、十二肋骨的区域为胁。腹部剑突下方位置称为心下。胃脘相当于上腹部。大腹为脐上部位，小腹在脐下，少腹即小腹之两侧。

按胸腹就是根据病情的需要，有目的地对胸前区、胁肋部和腹部进行触摸、按压，必要时进行叩击，以了解局部的病变情况。

胸腹按诊的内容，又可分为以下三部分：

（1）按虚里

虚里位于左乳下心尖搏动处，为诸脉所宗。按之可以了解宗气的强弱，病之虚实，预后之吉凶。古人对此至为重视。

正常情况下，虚里按之应手，动而不紧，缓而不急。

其动微而不显的，为不及，是宗气内虚；若动而应衣，为太过，是宗气外泄之象。

虚里其动欲绝而无死候的，多见于痰饮等证。

如能细诊虚里，察知宗气存亡，可免误诊。

（2）按胸胁

胸部为心、肺所居，右胁乃肝脏所在，两胁均有肝经分布，所以按胸胁主要候心、肺与肝的病变。

前胸高起，按之气喘者，为肺胀证。

胸胁按之胀痛者，可能是痰热气结或水饮内停。

肝脏位于右胁内，上界在锁骨中线处平第五肋，下界与右肋弓下缘一致，故在肋下一般不能扪及。若扪及肿大之肝脏，或软或硬，多属气滞血瘀，若表面凹凸不平，则要警惕肝癌。

右胁胀痛，摸之热感，手不可按者，为肝痈；疟疾日久，胁下出现肿块，称为疟母。

（3）按腹部

按腹部可以了解凉热、软硬度、胀满、肿块、压痛等情况，以协助疾病的辨证诊断。

辨凉热：通过探测腹部的凉热，可以辨别疾病的寒热虚实。腹壁冷，喜暖手按抚者，属虚寒证；腹壁灼热，喜冷物按放者，属实热证。

辨疼痛：凡腹痛，喜按者属虚，拒按者属实。按之局部灼热，痛不可忍者，为内痈。

辨腹胀：腹部胀满，按之有充实感觉，有压痛，叩之声音重浊的，为实满；腹部膨满，但按之不实，无压痛，叩之作空声的，为气胀，多属虚满。

腹部高度胀大，如鼓之状者，称为鼓胀。它是一种严重的病证，可分水鼓与气鼓。以手分置腹之两侧，一手轻拍，另一手可触到波动感，同时，按之如囊裹水，且腹壁有凹痕者，为水鼓；以手叩之如鼓，无波动感，按之亦无凹痕者，为气鼓。

辨痞满：痞满是自觉心下或胃脘部痞塞不适和胀满的一种症状。按之柔软，无压痛者，属虚证；按之较硬，有抵抗感和压痛者，为实证。脘部按之有形而胀痛，推之辘辘有声者为胃中有水饮。

辨结胸：胃脘胀闷，按之则痛者，属小结胸；胸脘腹硬满疼痛且拒按者，属大结胸。

辨肿块：肿块的按诊要注意其大小、形态、硬度、压痛等情况。

积聚是指腹内的结块，或肿或痛，见症不一。积与聚有别。痛有定处，按之有形而不移的为积，病属血分；痛无定处，按之无形，聚散不定的为聚，病属气分。

左少腹作痛，按之累累有硬块者，肠中有宿粪；右少腹作痛，按之疼痛，有包块应手者，为肠痈。

腹中虫块，按诊有三大特征：一是形如筋结，久按会转移；二是细心诊察，觉指下如蚯蚓蠢动；三是腹壁凹凸不平，按之起伏聚散，往来不定。

4. 按腧穴

按腧穴，是按压身体上某些特定穴位，以了解这些穴位的变化与反应，从而推断内脏的某些疾病。

腧穴的变化主要是出现结节或条索状物，其异常反应主要有压痛或敏感反应。如肺病可在肺俞摸到结节，或在中府有压痛；肝病在肝俞和期门有压痛；胃病在胃俞和足三里有压痛；肠痈在上巨虚（阑尾穴）有压痛。

《灵枢·背俞》指出："欲得而验之，按其处，应在中而痛解，乃其俞也。"这种按诊法简便易行，又有治疗作用，值得推广。

【切诊小结】

切诊包括脉诊与按诊两部分。脉诊是中医诊断学中的精华之一，运用于临床，确有重要的诊断意义；按诊内容不多，但临床很实用，所以亦不能忽视。

本节前半部分除介绍脉象形成的原理和脉诊的意义外，首述脉诊部位与配合脏腑，进一步说明诊脉的方法、脉的常变及脉象主病等，其后讨论相兼脉和脉症从舍问题。脉象与主病是脉诊的主要内容，学习时应抓住这一重点。后半部分叙述按诊的意义、方法及按诊的内容，包括按肌肤、按手足、按胸腹、按俞穴等，其中按胸腹尤为重要。

诊脉是中医诊断的宝贵经验，所以《黄帝内经》认为"微妙在脉，不可不察"，但又说"能合色脉，可以万全"。总之，四诊合参，无遗巨细，方法愈多，诊断愈确。

切诊是一门精巧的技术，必须钻研理论，并且不断在实践中体会，才能充分掌握与运用。

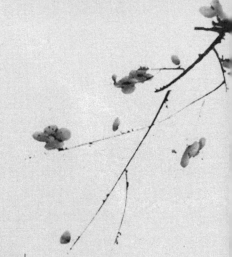

第五章

八纲与辨证

八　纲

八纲，即阴、阳、表、里、寒、热、虚、实，是辨证论治的理论基础之一。它是通过四诊掌握辨证资料之后，根据病位的深浅、病邪的性质及盛衰、人体正气的强弱等，加以综合分析，归纳为八类证候。

八纲，是辨证论治的纲领。对疾病全面了解，要四诊合参；分析疾病而掌握其纲领，必须运用八纲辨证。四诊与八纲是紧密相连的。

阴阳、表里、寒热、虚实八大纲领不出阴阳的范围，因此阴阳又可作为八纲的纲领。

阴阳有消长离合等关系，可以用于探究疾病的属性和变化等问题。阴证与阳证，是病证综合的概括。表里、寒热、虚实，每两纲有其单纯证候出现，也有错杂证候同时并见，更有真象与假象的分别，其中错杂真假，必须细心鉴别。表里、寒热、虚实也常同时并见，如表热里虚、表寒里实等。可见，八纲不能机械对待，必须灵活掌握。八纲辨证要有熟练的技巧，除了理论的钻研、医案的精读之外，更应在实践上多下功夫，才能达到更高的水平。

阴　阳

《素问·阴阳应象大论》中说："善诊者，察色按脉，先别阴阳。"张仲景把伤寒病分为阴证、阳证，以三阴、三阳为总纲。明代张景岳亦强调："凡诊脉施治，必先审阴阳，乃为医道之纲领。"阴阳又是八纲辨证的总纲，可以统括其余六个方面，故有人称八纲为"二纲六要"。由此可见，阴阳辨证在疾病辨证中的重要地位。

1. 阴证和阳证

证有阴阳，其成因及表现各有不同。《素问·阴阳应象大论》认为："阴胜则阳病，阳胜则阴病。"《调经论》谓："阳虚则外寒，阴虚则内热；阳盛则外热，阴盛则内寒。"《脉要精微论》谓："阳气有余，为身热无汗；阴气有余，为多汗身寒。"《伤寒论》说："发热恶寒者，发于阳也；无热恶寒者，发于阴也。"

（1）阴证

凡符合"阴"的一般属性的证候，称为阴证。如里证、寒证、虚证，概属于阴证的范围。

临床表现：不同的疾病，所表现的阴性证候不尽相同，各有侧重。一般常见为：面色暗淡，精神萎靡，身重蜷卧，形寒肢冷，倦怠无力，语声低怯，纳差，口淡不渴，大便腥臭，小便清长，舌淡胖嫩，脉沉迟或弱或细涩。

（2）阳证

凡符合"阳"的一般属性的证候，称为阳证。如表证、热证、实证，概属于阳证的范围。

临床表现：不同的疾病，所表现的阳性证候也不尽相同。一般常见的有：面色偏红，发热，肌肤灼热，神烦，躁动不安，语声粗浊或骂詈无常，呼吸气粗，喘促痰鸣，口干渴饮，大便秘结，或有奇臭，小便短赤，舌质红绛，苔黄黑、生芒刺，脉浮数或洪大或滑实。

2. 真阴不足与真阳不足

真阴不足与真阳不足，就是指肾阴不足与肾阳不足。肾是先天的根本，足与不足，关系到病人的体质问题。先天禀赋不足，则肾阴肾阳较弱，又由于发病条件不同，而有真阴不足或真阳不足的证候表现。

（1）真阴不足

虚火时炎，面白颧赤，唇若涂丹，口燥，舌干红无苔，咽干心烦，头晕眼花，耳鸣，腰腿酸软无力，骨蒸盗汗，噩梦遗精，二便秘结，手足心热，脉数无力等。

（2）真阳不足

面色㿠白，唇舌色淡，口中和，喘咳身肿，自汗，头眩，不欲食，腹大胫肿，肌冷便溏，或五更泄泻，阳痿精冷，两足痿弱，脉大无力等。

真阴不足与真阳不足两种脉症，已如上述。沈金鳌又强调了脉象，提出了治法。他说："阳虚阴虚皆属肾。阳虚者，肾中真阳虚也，真阳即真火也。审是火虚，右尺必弱，只宜大补真元，亦不可伤阴气。阴虚者，肾中真阴虚也，真阴即肾水也。审是水虚，脉必细微，只宜大补真阴，亦不可伐阳气。"沈氏所述治法，是在真水真火上着眼，实脱胎于王太仆。王氏曾说："寒之不寒，是无水也，壮水之主以制阳光；热之不热，是无火也，益火之源以消阴翳。"这一论断，实为后世治真阴不足与真阳不足指出了明确的方向。张景岳的左归、右归二方，亦由此而来。

3. 亡阴与亡阳

亡阴、亡阳是疾病的危险证候，辨证一差，或救治稍迟，死亡立见。一般在高热大汗、发汗太过、吐泻过度、失血过多的情况下出现，特别是大汗容易亡阴与亡阳。程钟龄《医学心悟·论汗法》中说："寸脉弱（阳虚）者，不可发汗，汗则亡阳；尺脉弱（阴虚）者，不可发汗，汗多亡阴。"汗是阴液，血亦是阴液，大汗大出血，则阴随血汗而消亡，这是常理。

徐氏说："经云，夺血者无汗，夺汗者无血。血属阴，是汗多乃亡阴也。故止汗之法，必用凉心敛肺之药，何也？心主血，汗为心之液，故当清心火；汗必从皮毛出，肺主皮毛，故又当敛肺气。此正治也。唯汗出太甚，则阳气上竭，而肾中龙雷之火，随水而上，若以寒凉折之，其火愈炽，唯用大剂参、附，佐以咸降之品，如童便、牡蛎之类，冷饮一碗，直达下焦，引其真阳下降，则龙雷之火反乎其位而汗随止。当阳气之未动也，以阴药止汗，及阳气既动也，以阳药止汗，而龙骨、牡蛎、黄芪、五味收涩之药，则两方皆可随宜用之。医者能于亡阴、亡阳之交，分其界限，则用药无误矣。"

"其亡阴、亡阳之辨证如何？亡阴之汗，身畏热，手足温，肌热，汗亦热而味咸，口渴喜凉饮，气粗，脉沉实，此其验也；亡阳之汗，身反恶寒，手足冷，肌冷，汗冷而味淡微黏，口不渴而喜热饮，气微，脉浮数而空，此其验也。"

表　里

表里，是辨别疾病病位内外和病势深浅的两个纲领。它是一个相对的概念，如躯壳和脏腑相对而言，躯壳为表，脏腑为里；脏与腑相对而言，腑属表，脏属里；经络与脏腑相对而言，经络属表，脏腑属里；经络中三阳经与三阴经相对而言，三阳经属表，三阴经属里等。从病势深浅论，外感病邪入里一层，病深一层；出表一层，病轻一层。这种相对概念的认识，对伤寒六经辨证和温病卫气营血辨证尤为重要。狭义的表里，是指身体的皮毛、肤腠、经络为外，脏腑骨髓为内。外有病属表，内有病属里。

表里辨证，适用于外感病，可察知病情的轻重深浅及病理变化的趋势。表证病浅。

寒　热

寒热，是辨别疾病性质的两个纲领。寒证与热证反映机体阴阳的偏盛与偏衰，阴盛或阳虚的表现为寒证，阳盛或阴虚的表现为热证。《素问·阴阳应象大论》说："阳胜则热，阴胜则寒。"《素问·调经论》说："阳虚则外寒，阴虚则内热。"张景岳认为："寒热乃阴阳之化也。"

寒热辨证，不能孤立地根据个别症状作判断，而是通过四诊对其相应的疾病本身所反映的各种症状、体征的概括。具体来说，热证是指一组有热象的症状和体征，寒证是指一组有寒象的症状和体征。例如：发热轻、恶寒重、口淡不渴、舌苔薄白润、脉浮紧等一组寒象与体征，应诊断为表寒证。须注意，恶寒、发热与寒证、热证不同。

寒热辨证，在治疗上有重要意义。《素问·至真要大论》说"寒者热之"，"热者寒之"，意思是说，寒证要用热剂，热证要用寒剂，两者的治法迥然不同。

虚 实

虚实，是辨别邪正盛衰的两个纲领。虚指正气不足，实指邪气盛实。《素问·通评虚实论》谓："邪气盛则实，精气夺则虚。"

病证有虚实之分，而虚实又与表里寒热相联系，故其证候的出现亦较复杂。在疾病发生的过程中，虚实既可互相转化，又可出现虚实错杂的证候。

通过虚实辨证，我们可以掌握病者邪正盛衰的情况，为治疗提供依据。实证宜攻，虚证宜补。只有辨证准确才能攻补适宜，避免犯实实虚虚之误。

辨　证

　　辨证，是在望、闻、问、切四诊所得的基础上进行诊断的辨证思维。这个思维的过程是在人体整体观念、人与天地相应观点、变动观点等理论指导下，把四诊所得的资料，在八纲初步分析的基础上，再作进一步的分析与综合，务期抓住疾病的本质，然后判决出证候名称及疾病名称，为论治提供可靠的依据。"证"与"症"，文字学上两者通用。现已严格区分，"症"是一个一个的症状，而"证"是证候，是辨证所得的结果，如《伤寒论》之"太阳证""少阳证"等是，可见其渊源亦甚古远。

　　"证"与"病"的概念是不同的，如清代医家徐灵胎说："病之总者为之病，而一病总有数证。"

　　辨证的方法有多种，都是长期临床实践中形成的，计有病因辨证、经络辨证、气血津液辨证、脏腑辨证、六经辨证、卫气营血辨证、三焦辨证等。其中，病因辨证着重从病因角度去辨别证候，可以看成是外感病辨证的基础。六经辨证是外感病中"伤寒"的辨证法，卫气营血辨证是外感病中"温病"的辨证法。经络辨证、气血津液辨证及脏腑辨证适应于杂病各科辨证，但脏腑辨证是杂病辨证的重点辨证法，经络辨证与气血津液辨证可以看作是脏腑辨证互为补充的辨证方法。

病因辨证

导致疾病发生的原因是多种多样的，概括起来可分为六淫、七情、饮食劳逸、外伤四个方面。临床上没有无原因的主证候，任何证候都是在致病因素的作用下，患者机体所产生的某种病态反应。病因辨证，就是通过分析患者的这些病态反应（症状、体征），根据各种病因的致病特点，推求患者之病因所在，从而为治疗提供依据。

（一）六淫、疫疠辨证

六淫、疫疠是外感病的病因。六淫包括风、寒、暑、湿、燥、火六者；疫疠则是传染性极强的致病因素。

1. 风淫证候

风为百病之长，其性轻扬，善行数变，具有发病迅速、消退快、游走不定的特点。

表现：外感发热恶风，头痛，汗出，咳嗽，鼻塞流涕，苔薄白，脉浮缓。或肢体麻木，强直，痉挛，四肢抽搐，角弓反张，或皮肤瘙痒。

2. 寒淫证候

寒为阴邪，其性清冷，凝滞，收引，伤人阳气，阻碍气血运行。

表现：恶寒发热，无汗，头痛，身痛，喘咳，苔白薄，脉浮紧。或手足拘急，四肢厥冷，脉微欲绝，或腹痛肠鸣，泄泻，呕吐等。

3. 暑淫证候

暑性炎热升散，为病必见热象，最易耗气伤津，且暑夹湿，常与湿邪相混成病。

表现：伤暑，汗出，口渴，疲乏，尿黄，舌红，苔白或黄，脉象虚数。或中暑，发热，猝然昏倒，汗出不止，口渴，气急，甚或昏迷惊厥，舌绛干燥，脉濡数。

4. 湿淫证候

湿性重着黏滞，其病变常缠绵留着，不易速去。

表现：伤湿，则头胀而痛，胸前作闷，口不作渴，身重而痛，发热体倦，小便清长，舌苔白滑，脉濡或缓。冒湿，则首如裹，遍体不舒，四肢懈怠，脉来濡弱。湿伤关节，则关节肿痛重着，屈伸不利。

5. 燥淫证候

燥性干燥，易伤津液，临床有凉燥与温燥之分。

表现：凉燥，则头微痛，恶寒，无汗，咳嗽，喉痒，鼻塞，舌白而干，脉浮；温燥，则身热有汗，口渴，咽干，咳逆胸痛，甚者痰中带血，上气鼻干，舌干苔黄，脉浮细数。

6. 火淫证候

火与热同类，都为阳盛之象，故火热常混称。但是严格来说，火与热是有区别的，热轻而火重，温邪与火热同性，火是热之极，温为热之渐。由于温邪也是外感热病的病因，所以温热也常相提并论。总之，火、热、温邪，其性燔灼迫急，耗津伤液，常可导致筋脉失润而动风，迫血妄行而动血。

表现：壮热，口渴，面红目赤，烦躁，谵妄，衄血，吐血，斑疹，或狂越，痛脓，舌质红绛，脉洪数或细数。

7. 疫疠证候

疫疠又名瘟病，是由感染瘟疫病毒而引起的传染性疾病。《医学正传·瘟疫》云："疫气之发，大则流行天下，次则一方，次则一乡，次则偏著一家……"指出了疫疠对人群危害的严重程度。

（1）温疫证候

因感疫疠之毒而引起的病候。其特点是发病急剧，证情险恶，并具有传染性。

表现：初起憎寒而后发热，日后但热而不憎寒。初得之二三日，其脉不浮不沉而数，头痛身疼，昼夜发热，日晡益甚，苔白如积粉。

（2）疫疹病候

因感染燥热疫毒而引起的发疹性病候。

表现：初起发热遍体炎炎，头痛如劈，斑疹透露，或红或赤，或紫或黑，脉数。如初起六脉细数沉伏，面色青，昏愦如迷，四肢逆冷，头汗如雨，其痛如劈，腹内搅肠，欲吐不吐，欲泻不泻，摇头鼓颔，则为闷疫。

（3）瘟黄病候

因感受温毒夹有湿热而引起猝然发黄的病候。

表现：初起可见发热恶寒，随即猝然发黄，全身、齿龈、白睛发黄色深，名急黄。严重者变证蜂起，或四肢逆冷，或神昏谵语，或直视，或遗尿旁流，甚至舌卷囊缩，循衣摸床。

总的说来，瘟疫病毒的发展趋势有二，一是从外解，二是从内陷。从外解者，表现为发烦、战汗、自汗；从内陷者，则为胸膈痞满，腹满胀痛，燥结便秘，热结旁流，协热下利，或呕吐恶心，谵语神昏，舌黄，苔黑芒刺等。

（二）七情证候

七情，即喜、怒、忧、思、悲、恐、惊。七情证候均见于内伤杂病。其发病多由于外界的刺激，使精神发生变化，造成情志的过度兴奋或抑制，从而损伤内脏，出现各种疾患。七情致病，主要表现在阴阳气血的变化，如暴喜伤阳，暴怒伤阴，气郁化火，气逆血乱，并能直接伤及五脏，表现出五脏的证候。

表现：喜伤，则心神不安，或语无伦次，举止失常。怒伤，则肝气逆，甚者血苑于上，可致神昏暴厥。忧伤，则情志抑郁，闷闷不乐，神疲乏力，食欲不佳。思伤，则健忘，怔忡，睡眠不佳，形体消瘦。悲伤，则面色惨淡，神气不足。恐伤，则怵惕不安，常欲闭户独处，如恐人将捕之。惊伤，则情绪不宁，甚则神志错乱，语言举止失常。

（三）饮食劳伤

指饮食、劳倦和房事所伤。询问发病等情况，除可以获知其病情外，还可据其特定的临床症状进行辨证。

1. 饮食所伤

表现：饮食伤在胃，则胃痛，恶闻食臭，饮食不佳，胸膈痞满，吞酸嗳腐，舌苔厚腻，脉滑有力。饮食伤在肠，则腹痛，泄泻。一般饮食伤，舌苔厚腻或黄，脉见滑疾或沉实。若不慎误食有毒之物，则呕吐恶心，或吐泻交作，腹痛如绞。

2. 劳逸所伤

表现：过劳，则倦怠无力，嗜卧，懒言，饮食减退，脉缓大或浮或细。过逸，则体胖，行动不便，动则喘喝，心悸短气，肢软无力。

3. 房事所伤

表现：阴虚，咳嗽咯血，骨蒸潮热，心悸盗汗；阳虚，阳痿早泄，手足清冷，腰酸腿软，梦遗滑精。

（四）外伤

外伤，指外受创伤，如金刃、跌打、兽类咬伤及毒虫蜇伤所引起的局部症状及整体所反映的证候。与此同时，还应查明发病的原因，注意其气血、脏腑、经络所在的病变及其证候发展。

1. 金刃所伤

金刃伤，指由金属器刃损伤肢体所致的创伤。伤后夹感毒邪溃烂成疮者，称为金疮。

表现：局部破损出血，疼痛红肿。若伤筋折骨，流血不止，疼痛尤为剧烈。常因出血过多，引起面色苍白、头晕、眼黑等虚脱证候。伤处为风邪毒气侵入，则出现寒热，筋惕，牙关紧闭不开，面如苦笑，阵发筋肉抽搐，角弓反张，痰涎壅盛等，则为破伤风。

2. 虫兽所伤

虫兽伤，即虫兽等各类动物伤人所致，如蛇伤、犬咬伤，以及蜂、蚕、蝎、毛虫等昆虫蜇刺伤等。

表现：轻则局部红肿、疼痛、麻木，或发疹；重则牵引四肢发麻或痛甚，头晕，胸闷。亦有出现瘀斑及出血者。若为狂犬咬伤，病发作时，则有恐水、畏光、畏声、畏风等症。

3. 跌仆所伤

跌仆伤，即人因跌仆、殴打、闪压、运动损伤及从高坠下而致的创伤。

表现：伤处多有疼痛、肿胀、伤筋、破损、出血、骨折、脱血等。若因挤压，或从高处坠下，皆可引起吐血、下血。若陷骨伤脑，则头晕不举，戴眼直视，口不能语，乃至昏厥等。

气血津液辨证

气血津液辨证，就是运用脏腑学说中有关气血津液的理论，分析气、血、津液的病变，辨认其所反映的不同证候。

由于气血津液都是脏腑功能活动的物质基础，而它们的生成及运行又有赖于脏腑的功能活动。因此，在病理上，脏腑发生病变，可以影响到气血津液的变化；而气血津液的病变，也必然要影响到脏腑的功能。所以，气血津液的病变，是与脏腑密切相关的。气血津液辨证应与脏腑辨证互相参照。

（一）气病辨证

气的病证很多，《素问·举痛论》说："百病生于气也。"指出了气病的广泛性。气病的临床常见证候，可概括为气虚、气陷、气滞、气逆四种，故曰"气为百病之始"。

（二）血病辨证

血行脉中，内流脏腑，外至肌肤，无处不到。若外邪干扰，脏腑失调，使血的生理功能失常，就可出现寒热虚实的病候。根据临床血病的常见证候，概括为血虚、血瘀、血热、血寒四种。

（三）气血同病辨证

气和血具有相互依存、相互资生、相互为用的密切关系，因而在发生病变时，气血常可相互影响，既见气病，又见血病，称气血同病。气血病常见的证候，有气滞血瘀、气虚血虚、气不摄血、气随血脱等。

（四）津液病辨证

津液是人体正常水液的总称，有滋养脏腑、润滑关节、濡养肌肤等作用，其生成与输布，主要与脾的运化、肺的通调、肾的气化功能有密切的关系。津液病变，一般可概括为津液不足和水液停聚两个方面。

1. 津液不足

津液不足，又称津亏、津伤。

2. 水液停聚

凡外感六淫，内伤七情，影响肺、脾、肾的输布及排泄水液者，皆能成为水液停聚的病证。此处着重论述水肿与痰饮。

（1）水肿

体内水液停聚，泛滥肌肤，引起面目、四肢、胸腹甚至全身浮肿，称为水肿。临床辨证，首先区分阳水与阴水，以明虚实。

①阳水：水肿性质属实者，称为阳水。多由外感风邪或水湿浸淫等因素引起。

②阴水：水肿性质属虚者，称为阴水。多由病久正虚、劳倦内伤、房事不节等因素引起。

（2）痰饮

痰和饮，多由脏腑功能失调，水液代谢障碍而表现的病证。

①痰证：指水液凝结，质地稠厚，停聚于脏腑、经络、组织之间而引起的病证。常由外感六淫，内伤七情，导致脏腑功能失调而产生。

临床表现：咳喘咯痰胸闷；脘痞不舒，纳呆恶心，呕吐痰涎，头晕目眩；神昏癫狂，喉中痰鸣；肢体麻木，半身不遂，瘰疬气瘿，痰核乳癖，喉中异物感。舌苔白腻或黄腻，脉滑等。

②饮证：指水饮质地清稀，停滞于脏腑、组织之间所表现的病证。多由脏腑机能衰退或障碍等原因引起。

临床表现：咳嗽气喘，胸闷，痰液清稀，色白量多，喉中痰鸣，倚息不得平卧，甚则心悸，下肢浮肿；或脘痞腹胀，水声辘辘，泛吐清水，食欲减退；或胸胁胀闷作痛，咳喘引痛。舌苔白滑，脉弦等。

脏腑辨证

脏腑辨证，是根据脏腑的生理功能、病理表现，对疾病证候进行分析和归纳，借以推究病机，判断病变的部位、性质、正邪盛衰情况的一种辨证方法，是临床各科的诊断基础，是辨证体系中的重要组成部分。

脏府辨证，包括脏病辨证、腑病辨证、脏腑兼病辨证三个部分。其中，脏病辨证是脏腑辨证的主要内容。由于脏腑之间具有表里关系，在病理上容易相互影响，故历来将腑的部分病变归纳在脏病中，这是较少单独论述腑病的原因。

1. 心与小肠病辨证

心居胸中，其经脉下络小肠，两者互为表里。心主血脉，又主神明，开窍于舌。小肠分清泌浊，具有化物的功能。

心的病证有虚有实。虚证多由久病伤正、禀赋不足、思虑伤心等因素，导致心气心阳受损，心阴心血亏耗；实证多由痰阻、火扰、寒凝、瘀滞、气郁等引起。

心病的常见症状：心悸怔忡、心烦、心痛、失眠多梦、健忘、谵语等。

（1）心气虚、心阳虚与心阳暴脱

此为论述心脏阳气虚衰、功能减退以及阳气暴脱所表现的证候，多由久病体虚、暴病伤正、禀赋不足或年高脏气亏虚等因素引起。

心气虚、心阳虚、心阳暴脱三证鉴别表

证候	相同点	不同点
心气虚	心悸怔忡，胸闷气短，活动后加重，自汗	面色淡白或㿠白，舌淡苔白，脉虚
心阳虚		畏寒肢冷，心痛，面色㿠白或晦暗，舌淡胖，苔白滑，脉微细
心阳暴脱		突然冷汗淋漓，四肢厥冷，呼吸微弱，面色苍白，口唇青紫，神志模糊或昏迷，舌质淡紫青滑，脉微细欲绝

（2）心血虚与心阴虚

心血虚与心阴虚，是指心血不足与心阴亏虚，不能濡养心脏而表现的证候。常由久病耗损阴血，或失血过多，或阴血生成不足，或情志不遂，气火内郁，暗耗阴血等因素引起。

临床表现：心悸怔忡，失眠多梦，为心血虚与心阴虚的共有症状。若兼见眩晕、健忘、面色淡白无华或萎黄、口唇色淡、舌色淡白、脉细弱等症，为心血虚。若见五心烦热、潮热、盗汗、两颧发红、舌红少津、脉细数，为心阴虚。

（3）心火亢盛

此为心火内炽所表现的证候。常因七情郁结，气郁化火，或火热之邪内侵，或嗜肥腻厚味及烟酒等物，久而化热生火所致。

临床表现：心胸烦热，夜不成眠，面赤口渴，溲黄便干，舌尖红绛，或生舌疮，腐烂疼痛，脉数有力。或见狂躁谵语，或见吐血、衄血，或见肌肤疮疡，红肿热痛。

（4）心脉痹阻

此为心脏脉络在各种致病因素作用下导致痹阻不通所反映的证候。常由年高体弱或病久正虚以致瘀阻、痰凝、寒滞、气郁而发作。

临床表现：心悸怔忡，心胸憋闷疼痛，痛引肩背内臂，时发时止。若痛如针刺，舌见紫暗、紫斑、紫点，脉细涩或结代，为瘀阻心脉；若体胖痰多，身重困倦，闷痛特甚，舌苔白腻，脉沉滑，为痰阻心脉；若剧痛暴作，得温痛缓，畏寒肢冷，舌淡苔白，脉沉迟或沉紧，为寒凝之象；若疼痛而胀，其发作往往与情志因素有关，舌淡红或暗红，苔薄白，脉弦，为心脉气滞之证。

心脉痹阻证之瘀、痰、寒、气比较表

证候	常见症状	病因	症状特点
心脉痹阻	心悸怔忡，心胸憋闷疼痛，痛引肩背内臂，时发时止	瘀血内阻	痛如针刺，舌紫暗，见紫斑、紫点，脉细涩
		痰浊停聚	闷痛特甚，体胖痰多，身重困倦，舌苔白腻，脉沉滑
		阴寒凝滞	突发剧痛，得温痛减，畏寒肢冷，舌苔白腻，脉沉迟或沉紧
		气机郁滞	胀痛，发作常与精神因素有关，舌淡红，苔薄白，脉弦

（5）痰迷心窍

此为痰浊蒙闭心窍表现的证候。多因湿浊酿痰，或情志不遂，气郁生痰而引起。

临床表现：面色晦滞，脘闷作恶，意识模糊，语言不清，喉有痰声，甚则昏不知人，舌苔白腻，脉滑。或精神抑郁，表情淡漠，神志痴呆，喃喃自语，举止失常。或突然仆地，不省人事，口吐痰涎，喉中痰鸣，两目上视，手足抽搐，口中如作猪羊叫声。

（6）痰火扰心

此为痰火扰乱心神所出现的证候。多因精神刺激，思虑郁怒，气郁化火，炼液为痰，痰火内盛；或外感热邪，热灼津液，煎熬为痰，热痰内扰所引起。

临床表现：发热气粗，面红目赤，痰黄稠，喉间痰鸣，躁狂谵语，舌红，苔黄腻，脉滑数；或见失眠心烦，痰多胸闷，头晕目眩；或见语言错乱，哭笑无常，不避亲疏，狂躁妄动，打人毁物，力逾常人。

（7）小肠实热

此为小肠里热炽盛所表现的证候。多由心热下移小肠所致。

临床表现：心烦口渴，口舌生疮，小便赤涩，尿道灼痛，尿血，舌红苔黄，脉数。

2. 肺与大肠病辨证

肺居胸中，经脉下络大肠，与大肠互为表里。肺主气，司呼吸，主宣发肃降，通调水道，外合皮毛，开窍于鼻。大肠主传导，排泄糟粕。

肺的病证有虚实之分，虚证多见气虚和阴虚，实证多见风寒燥热等邪气侵袭或痰湿阻肺所致。大肠病证有湿热内侵、津液不足、阳气亏虚等。

肺病的常见症状：咳嗽、气喘、胸痛、咯血等。大肠传导功能失常，主要表现为便秘或泄泻。

（1）肺气虚

此为肺功能活动减弱所表现的证候。多由久病咳喘，或气的生化不足所致。

临床表现：咳喘无力，气少不足以息，动则益甚，痰液清稀，声音低怯，面色淡白或㿠白，神疲体倦。或自汗，畏风，易于感冒。舌淡苔白，脉虚。

（2）肺阴虚

此为肺阴不足、虚热内生所反映的证候。多由久咳伤阴，痨虫袭肺，或热病后期阴津损伤所致。

临床表现：咳嗽无痰，或痰少而黏，口咽干燥，形体消瘦，午后潮热，五心烦热，盗汗，颧红，甚则痰中带血，声音嘶哑，舌红少津，脉细数。

（3）风寒束肺

此为感受风寒、肺气被束所表现的证候。

（4）寒邪客肺与饮停于肺

前者为寒邪内客于肺所反映的证候。后者为痰饮停于肺所反映的证候。两者的区别体现在以下几点：

①两证痰液皆稀薄色白，但在痰量的比较上，寒邪客肺证一般痰量较少；饮停于肺证一般痰量多，且痰液稀薄如水，呈泡沫状。

②在病史上，寒邪客肺证，突然发作呈急性过程，一般无既往发作史；而饮停于肺证，有反复发作史，且每在秋冬发作，春夏缓解，呈慢性过程。

③病变性质，寒邪客肺证属实；饮停于肺证为本虚标实。

（5）痰湿阻肺

此为痰湿阻滞肺系所表现的证候。常由脾气亏虚，或久咳伤肺，或感受寒湿等病邪引起。

风寒束肺、寒邪客肺、饮停于肺、痰湿阻肺四证比较表

证候	性质	主症	兼症	舌苔	脉象
风寒束肺	实证	咳嗽，痰液稀白	鼻塞，流清涕，恶寒发热，无汗	白苔	浮紧
寒邪客肺	实证	咳嗽气喘，痰液稀白	形寒肢凉，不发热	舌淡苔白	迟缓
饮停于肺	本虚标实	咳嗽气喘，痰液清稀，色白量多，呈泡沫状，喉中痰鸣，倚息不能平卧	胸闷，甚则心悸，下肢浮肿	舌淡苔白滑	弦
痰湿阻肺	外感急性发作属实，慢性发作为本虚标实	咳嗽，痰液稀白	胸闷，甚则气喘痰鸣	舌淡苔白腻	滑

（6）风热犯肺

此为风热侵犯肺系，卫气受病所表现的证候。

（7）热邪壅肺

此为热邪内壅肺金所表现的证候。多因温热之邪从口鼻而入，或风寒、风热入里从阳化热，内壅于肺所致。

（8）燥邪犯肺

此为秋令感受燥邪，侵犯肺卫所表现的证候。

风热犯肺、热邪壅肺、燥邪犯肺三证鉴别表

证候	发病季节	主症	兼症	舌苔	脉象
风热犯肺	冬春多见	咳嗽，痰稠色黄	鼻塞，流黄浊涕，身热恶风，口干咽痛	舌尖红，苔薄黄	浮数
热邪壅肺	冬春多见	咳嗽气喘，痰黄，高热	口渴，烦躁不安，甚则鼻翼扇动，衄血，咯血，胸痛，咳吐脓血腥臭痰	舌红苔黄	滑数
燥邪犯肺	秋季多见	干咳，痰少质黏，唇、舌、咽、鼻干燥欠润	恶寒发热	舌红，苔白或薄黄	数

（9）大肠湿热

此为湿热侵袭大肠所表现的证候。多因感受湿热外邪，或饮食不节等因素所致。

（10）大肠液亏

此为津液不足，不能濡润大肠所表现的证候。多由素体阴亏，或久病伤阴，或热病后津伤未复，或妇女产后出血过多等因素所致。

（11）肠虚滑泻

此为大肠阳气虚衰而不能固摄所表现的证候。多由泻痢久延不愈所致。

大肠病三证鉴别表

证候	主症	兼症	舌苔	脉象
大肠湿热	下利黏冻或黄稀水	腹痛，里急后重，肛门灼热，口渴，小便短赤，或有寒热	舌红，苔黄腻	濡数或滑数
大肠液亏	大便干结难解，数日一行	口干咽燥，口臭，头晕	舌红少津	细涩
肠虚滑泻	便泻无度或失禁脱肛	腹痛隐隐，喜热喜按	舌淡，苔白滑	沉弱

3. 脾与胃病辨证

脾、胃共处中焦，经脉互为络属，具有表里关系。脾主运化水谷，胃主受纳腐熟，脾升胃降，共同完成饮食物的消化吸收与输布，为气血生化之源，后天之本。脾又具有统血、主四肢肌肉的功能。

脾胃病证，皆有寒热虚实之不同。

脾病的常见症状，如腹胀腹痛、泄泻便溏、浮肿、出血等。胃病多见脘痛、呕吐、嗳气、呃逆等症。

（1）脾气虚

此为脾气不足、运化失健所表现的证候。多因饮食失调、劳累过度及其他急慢性疾患耗伤脾气所致。

（2）脾阳虚

此为脾阳虚衰、阴寒内盛所表现的证候。多由脾气虚发展而来，或过食生冷，或肾阳虚，火不生土所致。

（3）中气下陷

此为脾气亏虚、升举无力而反下陷所表现的证候。多由脾气虚进一步发展，或久泻久痢，或劳累过度所致。

（4）脾不统血

此为脾气亏虚，不能统摄血液所表现的证候。多由久病脾虚或劳倦伤脾等引起。

脾病虚证鉴别表

证候	相同症状	不同症状	舌苔	脉象
脾气虚	腹胀纳少，食后尤甚，便溏肢倦，食少懒言，面色萎黄	或浮肿，或消瘦	舌淡苔白	缓弱
脾阳虚		腹痛，喜暖喜按，肢冷尿少，或肢体困重，或浮肿，或带下清稀	舌淡胖，苔白滑	沉迟无力
脾气下陷		脘腹坠，或便意频数，肛门坠重，或久痢脱肛，或子宫下垂，或小便混浊如米泔	舌淡苔白	弱
脾不统血		便血，尿血，肌衄，齿衄，或妇女月经过多，崩漏等	舌淡苔白	细弱

（5）寒湿困脾

此为寒湿内盛、中阳受困而表现的证候。多由饮食不节，过食生冷，淋雨涉水，居处潮湿，以及内湿素盛等因素引起。

临床表现：脘腹痞闷胀痛，食少便溏，泛恶欲吐，口淡不渴，头身困重，面色晦黄，或肌肤面目发黄，黄色晦暗如烟熏，或肢体浮肿，小便短少。舌淡胖，苔白腻，脉濡缓。

（6）温热蕴脾

此为湿热内蕴中焦所表现的证候。常因感受湿热外邪，或过食肥甘酒酪，酿湿生热所致。

临床表现：腹部痞闷，纳呆呕恶，便溏尿黄，肢体困重，或面目肌肤发黄，色泽鲜明如橘子，皮肤发痒，或身热起伏，汗出热不解。舌红，苔黄腻，脉濡数。

（7）胃阴虚

此为胃阴亏虚所表现的证候。多由胃病久延不愈，或热病后期阴液未复，或平素嗜食辛辣，或情志不遂，气郁化火而致胃阴耗伤。

（8）食滞胃脘

此为饮食物停滞，胃脘不能腐熟所表现的证候。多由饮食不节，暴饮暴食，或脾胃素弱，运化失健等因素引起。

（9）胃寒

此为阴寒凝滞胃腑所表现的证候。多由腹部受凉，过食生冷，或劳倦伤中，复感寒邪所致。

（10）胃热

此为胃中火热炽盛所表现的证候。多因平素嗜食辛辣肥腻，化热生火，或情志不遂，气郁化火，或热邪内犯等所致。

胃病寒热虚实鉴别表

证候	疼痛性质	呕吐	口味与口渴	大便	舌象	脉象
胃寒	冷痛	清水	口淡不渴	便溏	舌淡苔白滑	沉迟
胃热	灼痛	吞酸	渴喜冷饮	秘结	舌红苔黄	滑数
胃阴虚	隐痛	干呕	口咽干燥	干结	舌红少苔	细数
食滞胃脘	胀痛	酸腐食物	口中腐臭	酸臭	苔厚腻	滑

4. 肝与胆病辨证

肝位于右胁，胆附于肝，肝、胆经脉相互络属，故有表里之称。肝主疏泄，又主藏血，在体为筋，开窍于目，其华在爪。胆贮藏并排泄胆汁，以助消化，并与情志活动有关。

肝的病证，有虚实之别。虚证多见血亏及阴伤，实证多见气郁火盛以及寒邪、湿热等侵犯。

肝病的常见症状：胸胁少腹胀痛窜痛，烦躁易怒，头晕胀痛，肢体震颤，手足抽搐，目疾，月经不调，睾丸胀痛等。胆病常见口苦发黄、惊悸失眠等症。

（1）肝气郁结

此为肝失疏泄、气机郁滞所表现的证候。多因情志抑郁，或突然的精神刺激，以及其他病邪侵扰而发病。

（2）肝火上炎

此为肝经气火上逆所表现的证候。多因情志不遂，肝郁化火，或热邪内犯等引起。

（3）肝阴不足

此为肝脏阴液亏虚所表现的证候。多由情志不遂，气郁化火，或肝病、温热病后期耗伤肝阴引起。

（4）肝阳上亢

此为水不涵木、肝阳偏亢所表现的证候。多因肝肾阴虚，肝阳失潜，或恼怒焦虑，气火内郁，暗耗阴津，阴不制阳所致。

肝气郁结、肝火上炎、肝阴不足、肝阳上亢四证鉴别表

证候	性质	症状	舌象	脉象
肝气郁结	实证	胸胁或少腹胀闷窜痛，胸闷喜太息，易怒，妇女月经不调等	薄白	弦
肝火上炎	热证	头晕胀痛，耳鸣如潮，面红目赤，口苦口干，急躁易怒，不眠多梦，胁肋灼痛，便秘尿黄，或耳内肿痛流脓，或吐血衄血	舌红苔黄	弦数
肝阴不足	虚证	眩晕耳鸣，胁痛目涩，面部烘热，五心烦热，潮热盗汗，口咽干燥，或手足蠕动	舌红少津	弦细数
肝阳上亢	本虚标实	眩晕耳鸣，头目胀痛，面红目赤，急躁易怒，心悸健忘，失眠多梦，腰膝酸软，头重足轻	舌红	弦而有力，或弦细数

（5）肝血虚

此为肝脏血液亏虚所表现的证候。多因脾肾亏虚，生化之源不足，或慢性病耗伤肝血，或失血过多所致。

（6）肝风内动

患者出现眩晕欲仆、抽搐、震颤等具有"动摇"特点的症状，称肝风内动。临床常见的有肝阳化风、热极生风、阴虚动风和血虚生风四种。

①肝阳化风：此为肝阳亢逆无制而表现动风的证候。多因肝肾之阴久亏，肝阳失潜而暴发。

②热极生风：此为热邪亢盛引动肝风所表现的证候。多由邪热鸱张，燔灼肝经而发病。

③阴虚动风：此为阴液亏虚引动肝风所表现的证候。多因外感热病后期阴液耗损，或内伤久病，阴液亏虚而发病。

④血虚生风：此为血虚筋脉失养所表现的动风证候。多由急慢性出血过多或久病血虚所引起。

肝风四证鉴别表

证候	性质	主症	兼症	舌苔	脉象
肝阳化风	上实下虚证	眩晕欲仆，头摇肢颤，语言謇涩，或舌强不语，或猝然倒地，不省人事，偏瘫	头痛项强，手足麻木，步履不正	舌红，苔白腻	弦而有力
热极生风	热证	手足抽搐，颈项强直，角弓反张，两目上视，牙关紧闭	高热神昏，燥热如狂	舌红绛	弦数有力
阴虚动风	虚证	手足蠕动	午后潮热，五心烦热，口咽干燥，形体消瘦	舌红少津	弦细数
血虚生风	虚证	手足震颤，肌肉䐃动，关节拘急不利，肢体麻木	眩晕耳鸣，面白无华，爪甲不荣	舌淡苔白	细

（7）寒滞肝脉

此为寒邪凝滞肝脉所表现的证候。多因感受寒邪而发病。

临床表现：少腹牵引睾丸坠胀冷痛，或阴囊收缩引痛，受寒则甚，得热则缓，舌苔白滑，脉沉弦或迟。

（8）肝胆湿热

此为湿热蕴结肝胆所表现的证候。多由感受湿热之邪，或偏嗜肥甘厚腻，酿湿生热，或脾胃失健，湿邪内生，郁而化热所致。

临床表现：胁肋部胀痛灼热，或有痞块，厌食，腹胀，口苦泛恶，大便不调，小便短赤，舌红，苔黄腻，脉弦数。或寒热往来，或身目发黄，或阴囊湿疹，瘙痒难忍，或睾丸肿胀热痛，或带下黄臭，外阴瘙痒等。

（9）胆郁痰扰

此为胆失疏泄、痰热内扰所表现的证候。多由情志不遂，疏泄失职，生痰化火而引起。

临床表现：惊悸不寐，烦躁不宁，口苦呕恶，胸闷胁胀，头晕目眩，耳鸣，舌苔黄腻，脉弦滑。

5. 肾与膀胱病辨证

肾左右各一，位于腰部，其经脉与膀胱相互络属，故两者相为表里。肾藏精，主生殖，为先天之本，主骨生髓充脑，在体为骨，开窍于耳，其华在发。又主水，并有纳气功能。膀胱具有贮尿排尿的作用。

肾的病证，肾藏元阴元阳，为人体生长发育之根，脏腑机能活动之本，一有耗伤，则诸脏皆病，故肾多虚证。肾病常见肾阳虚、肾阴虚、肾精不足、肾气不固、肾不纳气等证。膀胱多见湿热证。

肾病的常见症状：腰膝酸软而痛，耳鸣耳聋，发白早脱，齿牙动摇，阳痿遗精，精少不育，女子经少经闭，水肿，二便异常等。膀胱病常见尿频、尿急、尿痛、尿闭、遗尿、小便失禁等症。

（1）肾阳虚

此为肾脏阳气虚衰表现的证候。多由素体阳虚，或年高肾亏，或久病伤肾，以及房劳过度等因素引起。

（2）肾阴虚

此为肾脏阴液不足表现的证候。多由久病伤肾，或禀赋不足，房事过度，或过服温燥劫阴之品所致。

（3）肾精不足

此为肾精亏损表现的证候。多因禀赋不足，先天发育不良，或后天调养失宜，或房事过度，或久病伤肾所致。

（4）肾气不固

此为肾气亏虚，固摄无权所表现的证候。多因年高肾气亏虚，或年幼肾气未充，或房事过度，或久病伤肾所致。

（5）肾不纳气

此为肾气虚衰，气不归元所表现的证候。多由久病咳喘，肺虚及肾，或劳伤肾气所致。

肾病五证比较表

证候	性质	症状	舌苔	脉象
肾阳虚	虚证	腰膝酸痛，畏寒肢冷，阳痿，妇女宫寒不孕，或五更泄泻，或浮肿	舌淡胖苔白	沉弱
肾阴虚	虚证	腰膝酸痛，失眠多梦，阳强易举，遗精早泄，潮热盗汗，咽干颧红，尿黄便干	舌红少津	细数
肾精不足	虚证	痿软，男子精少，女子经闭，发脱齿摇，健忘耳聋，动作迟缓，足痿无力，精神呆钝	舌淡红苔白	沉细
肾气不固	虚证	腰膝酸软，听力减退，小便频数而清，余沥不尽，遗尿失禁，滑精早泄，胎动易滑	舌淡苔白	沉弱
肾不纳气	虚证	咳喘呼多吸少，气不得续，动则喘息益甚，自汗神疲，声音低怯，腰膝酸软	舌淡苔白	沉弱

（6）膀胱湿热

此为湿热蕴结膀胱所表现的证候。多由感受湿热，或饮食不节，湿热内生，下注膀胱所致。

6. 脏腑兼证

人体各脏腑之间，在生理上具有相互资生、相互制约的关系。当某一脏或某一腑发生病变时，不仅表现本脏腑的证候，而且在一定条件下，可影响其他脏器发生病变而出现证候。凡同时见到两个以上脏器的病证，即为脏腑兼证。

脏腑病证的相互传变，一般来说，只要具有表里、生克、乘侮关系的脏器，兼证容易发生，反之，则较为少见。所以，掌握脏腑病证的一般传变规律，对于临床分析和判断病情的发展变化，具有重要意义。

脏腑兼证，具有表里关系的病变，已在五脏辨证中论述。现将其他脏与脏、脏与腑的常见兼证分述如下：

（1）心肾不交

此为心肾水火既济失调所表现的证候。多由久病伤阴，或房事不节，或思虑太过，郁而化火，或外感热病，心火独亢等因素所致。

临床表现：心烦不寐，心悸不安，头晕耳鸣，健忘，腰酸遗精，五心烦热，咽干口燥，舌红，脉细数，或伴见腰部下肢酸困发冷。

（2）心脾两虚

此为心血不足、脾气虚弱所表现的证候。多由病久失调，或劳倦思虑，或慢性出血，导致心脾两虚。

临床表现：心悸怔忡，失眠多梦，眩晕健忘，面色萎黄，食欲不振，腹胀便溏，神倦乏力，或皮下出血，妇女月经量少色淡，淋漓不尽，舌质淡嫩，脉细弱。

（3）心肝血虚

此为心肝两脏血液亏虚所表现的证候。多由久病体虚，或思虑过度，暗耗阴血所致。

临床表现：心悸健忘，失眠多梦，眩晕耳鸣，面白无华，两目干涩，视物模糊，爪甲不荣，肢体麻木、震颤、拘挛，妇女月经量少色淡，甚则经闭，舌淡苔白，脉细弱。

（4）心肾阳虚

此为心肾两脏阳气虚衰，阴寒内盛所表现的证候。多由久病不愈，或劳倦内伤所致。

临床表现：心悸怔忡，畏寒肢厥，或朦胧欲睡，或小便不利，肢面浮肿，下肢为甚，或唇甲淡暗青紫，舌淡暗或青紫，苔白滑，脉沉微细。

（5）心肺气虚

此为心肺两脏气虚所表现的证候。多由久病咳喘，耗伤心肺之气，或禀赋不足，年高体弱等因素引起。

临床表现：心悸咳喘，气短乏力，动则尤甚，胸闷，痰液清稀，面色㿠白，头晕神疲，自汗声怯，舌淡苔白，脉沉弱或结代。

（6）脾肺气虚

此为脾肺两脏气虚所表现的证候。多由久病咳喘，肺虚及脾，或饮食不节，劳倦伤脾，不能输精于肺所致。

临床表现：久咳不止，气短而喘，痰多稀白，食欲不振，腹胀便溏，声低懒言，疲倦乏力，面色㿠白，甚则面浮足肿，舌淡苔白，脉细弱。

（7）脾肾阳虚

此为脾肾两脏阳气亏虚所表现的证候。多由脾肾久病，耗气伤阳，或久泻久痢，或水邪久踞，以致肾阳虚衰，不能温养脾阳，或脾阳久虚，不能充养肾阳，终则脾肾阳气俱伤而成。

临床表现：面色㿠白，畏寒肢冷，腰膝或下腹冷痛，久泻久痢，或五更泄泻，或下利清谷，或小便不利，面浮肢肿，甚则腹胀如鼓，舌淡胖，苔白滑，脉沉细。

（8）肺肾阴虚

此为肺肾两脏阴液不足所表现的证候。多因久咳肺阴受损，肺虚及肾，或肾阴亏虚，或房事过度，肾虚及肺所致。

临床表现：咳嗽痰少，或痰中带血，口燥咽干，或声音嘶哑，形体消瘦，腰膝酸软，骨蒸潮热，颧红盗汗，男子遗精，女子月经不调，舌红少苔，脉细数。

（9）肝肾阴虚

此为肝肾两脏阴液亏虚所表现的证候。多由久病失调，房事不节，情志内伤等引起。

临床表现：头晕目眩，耳鸣健忘，失眠多梦，咽干口燥，腰膝酸软，胁痛，五心烦热，颧红盗汗，男子遗精，女子经少，舌红少苔，脉细数。

（10）肝脾不调

此为肝失疏泄、脾失健运所表现的证候。多由情志不遂，郁怒伤肝，或饮食不节，劳倦伤脾而引起。

临床表现：胸胁胀满窜痛，喜太息，情志抑郁或急躁易怒，纳呆腹胀，便溏不爽，肠鸣矢气，或腹痛欲泻，泻后痛减，舌苔白或腻，脉弦。

（11）肝胃不和

此为肝失疏泄、胃失和降所表现的证候。多由情志不遂，气郁化火，或寒邪内犯肝胃而发病。

临床表现：脘胁胀闷疼痛，嗳气呃逆，嘈杂吞酸，烦躁易怒，舌红，苔薄黄，脉弦或数。或巅顶疼痛，遇寒则甚，得温痛减，呕吐涎沫，形寒肢冷，舌淡，苔白滑，脉沉弦紧。

（12）肝火犯肺

此为肝经气火上逆犯肺所表现的证候。多由郁怒伤肝，或肝经热邪上逆犯肺所致。

临床表现：胸胁灼痛，急躁易怒，头晕目赤，烦热口苦，咳嗽阵作，痰黏量少色黄，甚则咳血，舌红，苔薄黄，脉弦数。

经络辨证

当外邪侵入人体，经气失常，不能发挥卫外作用，病邪会通过经络逐渐传入脏腑；反之，如果内脏发生病变，同样也循着经络反映于体表。例如，《素问·脏气法时论》曰："肝病者，两胁下痛，引少腹……肺病者，喘咳逆气，肩背痛。"正由于经络系统能够有规律地反映出若干证候，因此，临床根据这些证候，有助于推断疾病发生于何经、何脏、何腑，从而进一步确定病变性质及其发展趋势。

由于经络病证常可错杂于脏腑、气血病证之中，可相互参照。

1. 十二经脉病证

人体十二经脉，内连脏腑，外络肢体，故掌握十二经脉病证的特征，能辨明病之所生和病机虚实之所在。例如，咳喘可见于手太阴肺经，也可见于足少阴肾经。一般肺经咳喘，则兼肺胀、胸闷、缺盆中痛等；而肾经咳喘，往往心悬若饥、善恐等症相伴出现。正如《灵枢·卫气》中说："能别阴阳十二经者，知病之所生。"

（1）手太阴肺经病证

临床表现：肺胀，咳喘，胸部满闷，缺盆中痛，肩背痛，或肩背寒，少气，洒淅寒热，自汗出，臂前侧廉痛。

（2）手阳明大肠经病证

临床表现：齿痛，颈肿，喉痹，目黄，口干，鼽衄，肩前酸痛，大指、次指疼痛不用。

（3）足阳明胃经病证

临床表现：发热以身前较甚，鼻痛，鼽衄，齿痛，口臭，咽痹，颈肿，膝膑肿痛，循乳部、气街、股部、伏兔、胫外廉、足面皆痛，足中趾不用。

（4）足太阴脾经病证

临床表现：舌本强，食则呕，胃脘痛，腹胀善噫，身体皆重，食不下，烦心，心下急痛，便溏泄泻，癥瘕，水闭，黄疸，不能卧，股膝内肿厥，足大趾不用等。

（5）手少阴心经病证

临床表现：嗌干，心痛，渴而欲饮，目黄，胁痛，臂内后廉痛厥，掌中热痛。

（6）手太阳小肠经病证

临床表现：嗌痛颔肿，不可以顾，肩似拔，臑似折，耳聋，目黄，颊肿，颈、颔、肩、臑、肘、臂外后廉痛。

（7）足太阳膀胱经病证

临床表现：寒热，鼻塞，头痛，目似脱，项如拔，脊痛，腰似折，髀不可以屈，足小趾不用。

（8）足少阴肾经病证

临床表现：饥不欲食，面如漆柴，咳唾有血，心如悬若饥状，善恐，心惕惕如人将捕之，口热，舌干咽肿，上气，嗌干及痛，烦心，心痛，脊、股内后廉痛，痿厥，嗜卧，足下热而痛。

（9）手厥阴心包经病证

临床表现：手心热，臂肘挛急，腋肿，甚则胸胁支满，心中憺憺大动，面赤目黄，喜笑不休，烦心，心痛等。

（10）手少阳三焦经病证

临床表现：耳聋，心胁痛，嗌肿喉痹，汗出，目锐眦痛，颊痛，耳后、肩、臑、肘、臂外皆痛，小指、次指不用。

（11）足少阳胆经病证

临床表现：口苦，善太息，心胁痛不能转侧，甚则面微有尘，体无膏泽，足外反热，头痛颔痛，缺盆中肿痛，腋下肿，马刀侠瘿，汗出振寒为疟，胸、胁、肋、髀、膝外至胫、绝骨外踝前及诸节皆痛，足小趾、次趾不用。

（12）足厥阴肝经病证

临床表现：腰痛不可以俯仰，甚则嗌干，胸满，呕逆，飧泄，狐疝，遗尿，癃闭，妇人少腹肿。

经络辨证，一方面需与经络循行部位及其所属脏腑综合理解，另一方面，在学习针灸学时，还要结合腧穴等理论进行深入探讨，才能全面掌握。

2. 奇经八脉病证

奇经八脉，除其本经循行与体内外器官相连属外，并通过十二经脉与五脏六腑发生间接联系，尤其是冲、任、督、带四脉与人体的生理、病理都存在着密切的关系。

（1）督脉病证

临床表现：实则脊强反折，虚则头重。大人癫疾，小儿风痫。

（2）任脉病证

临床表现：男子疝气，女子带下瘕聚。

（3）冲脉病证

临床表现：气从少腹上冲胸、咽而致咳唾，气逆而里急。

（4）带脉病证

临床表现：腹部胀满，绕脐腰脊痛，冲心痛，腰溶溶如坐水中，女子则赤白带下。

（5）阳维、阴维病证

临床表现：阳维为病苦寒热，阴维为病苦心痛。阴阳不能自相维，则怅然失志，溶溶不能自收持。

（6）阳跷、阴跷病证

临床表现：阳跷为病，阴缓而阳急；阴跷为病，阳缓而阴急。阳急则狂走，目不昧；阴急则阴厥。

上述奇经八脉病证，与十二经脉也有密切的关系，尤其是冲、任、督、带所见病证，与肝、脾、肾诸经尤为密切。其中"冲为血海，任主胞胎"，说明冲任为病，与月经、胎妊相关。由于冲、任、督同起胞中，"一源而三歧"，它们均与生殖有关。因此，临床常用"调理冲任"以治月经病，用"温养任督"以治生殖机能衰退等。

六经辨证

六经辨证，将外感病演变过程中所表现的各种证候，以阴阳为纲，分成三阳和三阴两大类，作为论治的基础。按疾病的不同性质，分三阳为太阳病证、阳明病证和少阳病证；分三阴为太阴病证、少阴病证和厥阴病证。抗病能力强、病势亢盛者，属三阳病证；抗病能力衰减、病势虚弱者，属三阴病证。

运用六经辨证，使我们能正确掌握外感变化发展的规律，从而在治疗上起到指导作用。

1. 六经辨证的概念

六经病证是经络脏腑病理变化的反映，而经络脏腑是人体不可分割的整体，故某一经的病变，很可能影响另一经，所以，六经病有相互传变的证候。一般说来，六经传变，阳证大多从太阳开始，然后传入阳明、少阳，如正气不足，亦可传及三阴；阴证大多从太阴开始，然后传入少阴、厥阴，但亦有邪气直中三阴的。总之，病邪传变，大多自表而里，由实而虚。然而，在正复邪衰的情况下，亦可由里达表，由虚转实。

（1）太阳病证

太阳为人身的藩篱，主肌表，外邪侵袭，大多从太阳而入，正气奋起抗邪，于是首先表现出来的就是太阳病。

太阳病的主脉及主症：脉浮，头项强痛而恶寒。

由于病人感受病邪的不同和体质的差异，同是太阳病证，却有中风与伤寒的区别。

①太阳中风证

太阳中风为外伤风邪之意，并不是指猝然昏倒的中风。主要是由于营卫失调所致。

临床表现：发热，恶风，头痛，脉浮缓，自汗出，有时可见鼻鸣干呕。

证候分析：太阳主表，统摄营卫。卫为阳，功主卫外；营为阴，有营养的作用。阳在外为阴之使，阴在内为阳之守。今风邪外袭，卫受病则卫阳浮盛于外而发热，所谓"阳浮者热自发"。

②太阳伤寒证

此为寒邪袭表，卫阳被束，营阴郁滞所致的证候。

临床表现：发热，恶寒，头项强痛，体痛，无汗而喘，脉浮紧。

（2）阳明病证

阳明病是因太阳病未愈，病邪逐渐亢盛入里所致。见于外感病过程中，阳气亢旺，邪从热化最盛的极期阶段。按其性质来说，属于里实热证。

①阳明病经证

指阳明病邪热弥漫全身，充斥阳明之经，而肠道尚无燥屎内结的证候。

临床表现：身大热，大汗出，大渴引饮，面赤心烦，舌苔黄燥，脉洪大。

②阳明病腑证

指邪热传里，与肠中糟粕相搏而成燥屎内结的证候。

临床表现：日晡潮热，手足释然汗出，脐腹部胀满疼痛，大便秘结，或腹中转矢气，甚者谵语狂乱，不得眠，舌苔厚黄干燥，舌边尖起芒刺，甚至焦黑燥裂，脉沉迟而实或滑数。

（3）少阳病证

少阳病从其病位上来看，是已离太阳之表，而未入阳明之里，正是在表里之间，因而在其病变的机转上，既不属于表证，也不属于里证，而是属于半表半里的热证。

临床表现：口苦，咽干，目眩，往来寒热，胸胁苦满，嘿嘿不欲饮食，心烦喜呕，苔白或薄黄，脉弦。

（4）太阴病证

太阴病的性质属于里虚寒湿。临床所见，凡三阳病而中气虚者，每易转为脾胃虚寒的证候，称为"传经"；如里阳素虚而始病即见虚寒证候者，称为"直中"；无论传经或直中，凡见下述证候者可断为太阴病证。

临床表现：腹满而吐，食不下，自利，口不渴，时腹自痛，舌苔白腻，脉沉缓而弱。

（5）少阴病证

少阴病属于全身性虚寒证。少阴经属于心、肾，为水火之脏，是人身的根本，心、肾机能衰减，抗病力量薄弱，则为少阴病变。少阴病既可从阴化寒，又可从阳化热，因而在临床上有寒化、热化两种不同的证候。

①少阴寒化证

此为少阴病过程中比较多见的一种证候。

临床表现：无热恶寒，脉微细，但欲寐，或脉微欲绝，反不恶寒，甚至面赤。若阴寒极盛于下，将残阳格拒于上，则表现为阳浮于上的面赤"戴阳"假象。

②少阴病热化证

此为少阴阴虚阳亢，从阳化热的证候。

临床表现：心烦不得卧，口燥咽干，舌尖红赤，脉细数。

（6）厥阴病证

厥阴病在病程中为病变的较后阶段，足厥阴经属肝络胆而挟胃，故其病变极复杂。

临床表现：消渴，气上冲心，心中疼热，饥而不欲食，食则吐蛔。

2. 六经病的合病、并病、传经与直中

（1）合病

两经病或三经病同时发生者为合病。例如，太阳病伤寒证或中风证与阳明病同时出现，为"太阳阳明合病"；三阳经同病者为"三阳合病"等。

（2）并病

凡一经之病，治不彻底，或一经之证未罢，又见他经证候者，称为并病，这与两经同时发病不同。例如太阳病，发汗不彻，因而转属阳明，为太阳阳明并病；少阳病进一步发展而又涉及阳明，或少阳证未罢而已见阳明证，为少阳阳明并病；症见头项强痛，眩冒，时如结胸，心下痞硬等，为太阳少阳并病。其实，这是疾病传变中的一种形式。

（3）传经

病邪从外侵入，逐渐向里传播，由这一经的证候转变为另一经的证候，称为"传经"。传经与否，主要决定于受邪轻重、病体强弱和治疗当否三个方面。如邪气盛，正气衰，则发生传变；正气盛，邪气退，则病转愈。身体较强者，病的传变多在三阳经；身体弱者，容易传入三阴经。此外，误汗、误下，也能传入阳明，更可以不经少阳、阳明而径传三阴。但三阴病也不一定从阳经传来，有时外邪可以直中三阴。传经的一般规律有：

①循经传：即按六经次序相传。如太阳病不愈，传入阳明；阳明不愈，传入少阳；三阳不愈，传入三阴，首传太阴，次传少阴，终传厥阴。一说有按太阳—少阳—阳明—太阴—厥阴—少阴相传者。

②越经传：即不按上述循经次序，隔一经或隔两经相传。如太阳病不愈，不传少阳而传阳明，或不传少阳、阳明而直传太阴。越经传的原因，多由病邪旺盛、正气不足所致。

③表里传：即互为表里的经相传。例如，太阳传入少阴，阳明传入太阴，少阳传入厥阴。表里相传，是邪盛正虚，由实转虚，病情加剧的证候，与越经传同义。

（4）直中

凡病邪初起不从阳经传入，而径中阴经，表现出三阴经证候者为直中。

以上所述，都属由外传内，由阳转阴。此外，还有一种情况，即里邪出表，由阴转阳，称阴病转阳，指本为三阴病而转变为三阳证，为正气渐复，病有向愈的征象。

卫气营血辨证

卫气营血辨证，是清代叶天士运用于外感温热病的一种辨证方法。它是在伤寒六经辨证的基础上发展起来的，弥补了六经辨证的不足，从而丰富了外感病辨证学的内容。卫、气、营、血，即卫分证、气分证、营分证、血分证四类不同的证候。由于卫气敷布于人体的肌表，有卫外的作用，当温热病邪侵入人体，必先犯及卫分。邪在卫分郁而不解，势必向里传变而入气分。气分病邪不解，若其人正气虚弱，津液亏乏，病邪乘虚内陷，则入营分。营分有热，势必累及血分。

1. 卫气营血辨证的概念

卫气营血辨证，表示着温热病病变发展过程中浅深轻重各异的四个阶段。《叶香岩外感温热篇》说："温邪上受，首先犯肺，逆传心包，肺主气属卫，心主血属营。"又说："大凡看法，卫之后方言气，营之后方言血。"所以，温热病邪由卫入气，由气入营，由营入血，病邪步步深入，病情逐渐加重。就其病变部位来说，卫分证主表，病在肺与皮毛；气分证主里，病在胸膈、肺、胃、肠、胆等脏腑；营分证是邪热入于心营，病在心与包络；血分证则热已深入肝肾，重在动血、耗血。

（1）卫分证候

卫分证候，是温热病邪侵犯肌表，卫气功能失常所表现的证候，常见于外感温热病的初期。因肺合皮毛，主人身之表，且"肺位最高，邪必先伤"，故卫分证候常伴有肺经病变的见症。

临床表现：发热，微恶风寒，舌边尖红，脉浮数。常伴有头痛、口干微渴、咳嗽、咽喉肿痛等症。

（2）气分证候

气分证候，是温热病邪内入脏腑，正盛邪实，正邪剧争，阳热亢盛的里热证。由于邪入气分犯及的脏腑、部位不同，反映的证候有多种类型，常见的有热壅于肺、热扰胸膈、热在肺胃、热迫大肠等。

临床表现：发热不恶寒反恶热，舌红苔黄，脉数。常伴有心烦、口渴、尿赤等症。若兼咳喘、胸痛、咯吐黄稠痰者，为热壅于肺；若兼心烦懊侬、坐卧不安者，为热扰胸膈；若兼自汗、喘急、烦闷、渴甚、脉数而苔黄燥者，为热在肺胃；若兼胸痞、烦渴、下利、谵语者，为热迫大肠。

（3）营分证候

营分证候，指温热病邪内陷的深重阶段所表现的证候。营行脉中，内通于心，故营分证以营阴受损、心神被扰为其病变特点。营分介于气分和血分之间，若病邪由营转气，表示病情好转；而由营入血，则表示病情加重。

临床表现：身热夜甚，口渴不甚，心烦不寐，甚或神昏谵语，斑疹隐现，舌质红绛，脉象细数。

（4）血分证候

血分证候，是卫气营血病变的最后阶段，也是温热病发展过程中最为深重的阶段。心主血而肝藏血，故邪热入于血分，势必影响心、肝二脏；而邪热久羁，以致耗伤真阴，病又多及于肾，所以血分证以心、肝、肾病变为主，临床表现除具有营分证候且较为重笃外，还有耗血、动血、阴伤、动风等特征。

①血分实热证

多由营分证病邪不解而传入血分所致，亦有由气分邪热直入血分而成者。其病变多偏重于心、肝两经。

临床表现：在营分证的基础上，更见烦热躁扰，昏狂谵妄，斑疹透露，色紫或黑，吐衄，便血，尿血，舌质深绛或紫，脉细数。或兼抽搐，颈项强直，角弓反张，瞤视，牙关紧闭，脉弦数。

②血分虚热证

多由血分实热证演变而来，然亦有从营分证候转变、迁延而成者。其病变多偏重于肾、肝两经。当与三焦辨证中的下焦病证相互参证。

临床表现：持续低热，暮热朝凉，五心烦热，热退无汗，口干咽燥，神倦，耳聋，肢体干瘦，或见手足蠕动，瘛疭，舌上少津，脉象虚细。

2. 卫气营血的传变规律

湿热病卫气营血传变的一般规律及其发展过程，是由卫分开始，渐次内传入气，然后入营、入血。由于温热病邪和机体反映的特殊性，在一些病例中可出现特殊的传变规律。在发病初期不一定出现卫分证候，而出现气分、营分或血分的证候；或虽出现卫分证候但为时短暂，病变立即转入气分、营分或血分；有时病变从卫分进入气分、血分的过程中，可能卫分的证候未完全消除，而气分的证候即已出现，或气分的证候仍然存在，而营分、血分的证候同时出现。例如，邪已入营，而气分之热尚炽，虽已见神昏谵语，舌绛而口渴，但舌苔仍见黄白色。这是气分之邪未全入营分的表现。尤其是热邪进入血分后，仍然多数兼有营分症状。更有热势弥漫，不但气分、营分有热，且血分亦受燔灼，出现痉挛、抽搐等症者。如果是温病内热，自里达表，那就不由卫分开始，起病即见气分证候，也有起病即见营血证候者。若外感引动内热，二者齐作，便有里热兼见无汗、恶寒等卫分证候。

三焦辨证

自清代吴鞠通《温病条辨》以上、中、下三焦论述温病证治以来，三焦辨证就成为温病辨证的方法之一，着重阐述了三焦所属脏腑在温病过程中的病理变化、证候特点及其传变的规律。

1. 三焦辨证的概念

三焦辨证，在阐述上、中、下三焦所属脏腑病理变化及其证候的基础上，同时说明了温病初、中、末三个不同阶段的情况。就其证候来看，上焦包括手太阴肺经和手厥阴心包经的证候；中焦包括足阳明胃经和足太阴脾经的证候；下焦包括足少阴肾经和足厥阴肝经的证候。

（1）上焦病证

温病由口鼻而入，自上而下。温邪犯肺以后，其传变有两种趋向：一为顺传，指病邪由上焦传入中焦，出现足阳明胃经的证候；另一种为逆传，即从肺卫而传入手厥阴心包经，出现邪陷心包的证候。

临床表现：微恶风寒，身热自汗，口渴，或不渴而咳，午后热甚，邪入心包，则舌謇肢厥，神昏谵语，脉浮数或两寸独大。

（2）中焦病证

温病自上焦开始，顺传至中焦，则现脾胃之证。

临床表现：阳明燥热，则面目俱赤，呼吸俱粗，便秘，腹满，口干咽燥，唇裂舌焦，苔黄或焦黑，脉象沉涩。太阴湿热，则面色淡黄，头胀身重，胸闷不饥，身热不扬，小便不利，大便不爽或溏泻，舌苔黄腻，脉细而濡数。

（3）下焦病证

温病之邪，久羁中焦，阳明燥热，劫灼下焦，阴液耗损，津亦被劫，乙癸同源，肝肾受灼，故多为肝肾阴伤之证。但亦有"湿久脾阳消乏，肾阳亦惫者"。

临床表现：身热面赤，手足心热甚于手背，口干舌燥，神倦，耳聋，脉象虚大。或手足蠕动，或心中憺憺大动，神倦脉虚，舌绛苔少，甚或时时欲脱。

2. 三焦病的传变规律

三焦病的各种证候，标志着温病病变发展过程中的三个不同阶段。

三焦病的传变，取决于病邪的性质和受病机体抵抗力的强弱等因素。

三焦病的传变过程，虽然自上而下，但这仅指一般而言，并不是固定不变的。有的病犯上焦，经治而愈，并无传变；有的又可自上焦径传下焦，或由中焦再传肝肾，这又与六经病证的循经传、越经传相似；也有初起即见中焦太阴病症状的，也有发病即见厥阴症状的，这又与六经病证中的直中相类似；还有两焦症状互见和病邪弥漫三焦的，这又与六经的合病、并病相似。

【辨证小结】

综上所述，各种辨证都是在四诊、八纲等基础上，通过进一步分析、综合，以识别疾病，探求病因，审察病机，确定病位和疾病发展趋势的一种诊断方法。病因辨证是根据一系列的具体症状，以求其致病的原因。气血津液、脏腑、经络辨证是根据一系列的症状、体征，以明确病机及病证出现所隶属之部位。而六经、卫气营血和三焦辨证则是根据一系列的证候，以掌握伤寒与温病病机的发展趋势及其关键所在。临床运用，各有所主，但要互为参照，全面掌握。

必须指出，辨证与八纲是相辅相成的。八纲，是辨证的大纲，概括性强；其他各种辨证，在八纲辨证的基础上，进一步根据病因、病位、病程加以分析，使辨证更为精细，诊断益臻完备。

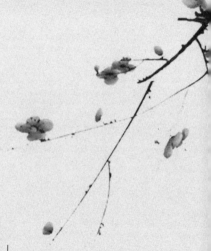

第六章

辨证诊病要明确真伪

　　本章主要是补充前文四诊八纲辨证的内容。临床实践中发现，很多病证出现伪象，有一部分病人发病后，身体上下内外全是病，寒热错综复杂，很难立法用药，病人痛苦万分，久治不愈。若医生能明确病人发病的原因，认清病机的转化，辨清真伪，针对主症解决问题，即可得心应手。

辨常色、主色、客色

《素问·脉要精微论》曰："夫精明五色者，气之华也。"《素问·邪气脏腑病形》："十二经脉，三百六十五络，其血气皆上于面而走空（孔）窍。"这说明面色与内脏具有内在联系，故望面部色泽可以了解脏腑气血之盛衰及邪气之所在。

1. 常色

由于精气内含，容光外发，所以正常人的面色应是光明润泽的。正如《望诊遵经》所说："光明者，神气之著；润泽者，精气之充。"

我国正常人的面色应是红黄隐隐，明润含蓄。由于生理活动的变化，有时可能偏青、偏白、偏红等。这些都是正常现象，所以不论何色，只要有神气、有胃气，便是常色。所谓有神气，即光明润泽；所谓有胃气，即隐约微黄，含蓄不露。

2. 主色

人群中，每个人的面色是不一致的，属于个体特征，其面色、肤色一生不变者，即为主色。如由于遗传、地域等造成某些人面色或白或黑或红或黄或青等，只要终生不变，都成为主色。按五行理论，木形之人色青，土形之人色黄，火形之人色赤，金形之人色白，水形之人色黑，这是禀赋独胜的缘故。

3. 客色

人与自然是相应的，由于生活条件的变动，人的面色、肤色也相应发生变化，叫作客色。按《黄帝内经》的理论，春气在经脉，夏气在孙络，长夏气在肌肉，秋气在皮肤，冬气在骨髓。随气的内外变化，色也有浮沉的变化。而按五行理论，春应稍青，夏应稍红，长夏应稍黄，秋应稍白，冬应稍黑，四季皆黄。

五脏应五色：青对应肝；赤对应心；黄对应脾；白对应肺；黑对应肾。

"光明润泽者，气也；青赤黄白黑者，色也。"气属阳，色属阴，故气色不可离，但气尤为重要。"气至色不至者生，色至气不至者死。"总之，失去生气，不论何色，都属病重。

就神与色的关系而论，《医门法律·望色论》中说："色者，神之旗也。神旺则色旺，神衰则色衰，神藏则色藏，神露则色露。"可见，望色也可以察神。

总之，色与气、神的关系，体现了藏象学说中精、气、神三者之间的关系。若能正确审察常色，则可知病色。

得神、失神与假神要明确

神的表现虽然是多方面的，但望神的重点在于目光、神志、面色和形态等方面。

1. 得神

得神即有神，是精充气足神旺的表现。若在病中，正气未伤，属于轻病。

得神的表现：神志清楚，语言清晰，目光明亮，精采内含；面色荣润含蓄，表情丰富自然，反应灵敏，动作灵活，体态自如；呼吸平稳，肌肉不削。

神志清楚，语言清晰，面色荣润，表情自然，是心的精气充足的表现；目光明亮，精采内含，反应灵敏，动作灵活，体态自如，是肝肾精气充足的表现；呼吸平稳，肌肉不削，是脾肺精气充足的表现。总之，这是正常人的神气，即使有病，也是脏腑功能不衰，预后良好。

2. 失神

失神即无神，是精损气亏神衰的表现。病到如此程度，已属病情严重阶段。

失神的表现：神志昏迷，或言语失伦，或循衣摸床，撮空理线；目暗睛迷，瞳神呆滞；面色晦暗，表情淡漠呆板；反应迟钝，动作失灵，强迫体位；呼吸异常，大肉已脱。

神昏谵语或言语失伦，面色晦暗，表情淡漠或呆板，是心的精气衰败；目暗睛迷，反应迟钝，动作失灵，强迫体位，是肝肾精气俱衰；呼吸异常，大肉已脱，是肺脾精气衰竭。若见循衣摸床，撮空理线，神昏谵语，是邪陷心包、阴阳离决的危候。总之，失神是脏腑功能衰败的表现，预后不良。

3. 假神

假神是垂危病人出现精神暂时好转的假象，是临终的预兆，并非佳兆。

假神的表现：久病重病之人，本已失神，但突然精神转佳，目光转亮，言语不休，想见亲人；或病至语声低微断续，忽而清亮起来；或原来面色晦暗，突然颧赤如妆；或原来毫无食欲，忽然食欲增强。这是由于精气衰竭已极，阴不敛阳，以致虚阳外越，暴露出一时"好转"的假象。古人比喻为"残灯复明""回光返照"，这是阴阳即将离决的危候。

总之，这里指出了据病人面目表情、言语气息、形态动静等方面来望神的法则，可以举一反三。

阴阳斑与三疹的鉴别诊断

斑和疹都是皮肤上的病变，是疾病过程中的一个症状。斑色红，点大成片，平摊于皮肤下，摸不应手。由于病机不同，而有阴斑与阳斑之名。疹形如粟粒，色红而高起，摸之碍手。由于病因不同，故有麻疹、风疹、瘾疹之别。

1. 斑

（1）阳斑

阳斑，通称发斑，是温病邪入营分、血分所呈现的一种症状。在这个过程中也可以发疹。多由于热郁肺胃，充斥内外，营血热炽，透于肌表，从肌肉而出则为斑，从血络而出则为疹。

（2）阴斑

阴斑，多由内伤气血亏虚所致。其斑点大小不一，大者如钱如环，小者如点，隐隐稀少，色多淡红或暗紫，发无定处，出没无常，但头面背上则不见，神志多清醒，同时兼见脉细弱、肢凉等诸虚症状。

2. 疹

（1）麻疹

麻疹是儿童常见的传染病。发作之前，咳嗽喷嚏，鼻流清涕，眼泪汪汪，耳冷，耳后有红丝出现。发热三四日，疹点出现于皮肤，从头面到胸腹四肢，色似桃红，形如麻粒，尖而稀疏，抚之触手，逐渐稠密。

顺证：发热，身有微汗，疹出透彻，色泽红润，依出现的先后逐渐回隐，身热渐退。

逆证：壮热无汗，疹点不能透发，色淡红而暗（风寒外闭），或赤紫暗滞（热毒内盛），或白而不红（正气虚陷）。若疹点突然隐没，神昏喘息，属疹毒内陷。

（2）风疹

本病是临床上常见的一种皮肤疾患，由于风热时邪所致。疹形细小稀疏，稍稍隆起，其色淡红，瘙痒不已，时发时止，身有微热或无热，一般不妨碍饮食和工作。

（3）瘾疹

由于营血虚而风邪中于经络，血为风动，而发于皮肤，其疹时现时隐，故名瘾疹。其症肤痒，搔之则起连片大丘疹，或如云片，高起于皮肤，色淡红带白，不时举发。

明辨呻吟

1. 病理性呻吟

《通俗伤寒论》曰："声虽发于肺，实发自丹田。其轻清重浊，虽由基始，要以不异平时为吉。而声音清朗如常者，形病气不病也。始病即气壅声浊者，邪干清道也。病未久而语声不续者，其人中气本虚也。脉之呻吟者，痛也。言迟者，风也。多言者，火之用事也。声如从室中言者，中气之湿也。言而微，终日乃复言者，正气夺也；衣被不敛，言语善恶，不避亲疏者，神明之乱也。出言懒怯，先重后轻者，内伤元气也。出言壮厉，先劲后重者，外感客邪也。攒眉呻吟者，头痛也。噫气以手抚心者，中脘痛也。呻吟不能转身，坐而下一脚者，腰痛也。摇头以手扪腮者，齿颊痛也。呻吟不能行步者，腰脚痛也。诊时吁气者，郁结也。摇头而言者，里痛也。形羸声哑者，劳瘵，咽中有肺花疮也。暴哑者，风痰伏火，或怒喊哀号所致也。语言謇涩者，风痰也。诊时独言独语，不知首尾者，思虑伤神也。伤寒坏病，声哑，唇口有疮者，狐惑也。平人无寒热，短气不足以息者，痰火也。此皆闻证之大要也。"

明确病理性呻吟，一是要听呻吟音量的高低与长短，可知病人是久病还是新病，也可测知病人发病的轻重缓急；二是细看病人的体位与动作，可知病情的病位、病性与病因病机。所以，通过四诊与辨证则不易失误。

中医学有五声候五脏之病。张景岳《类经》："怒则呼叫，肝之声也。喜则发笑，心之声也。得意则歌，脾之声也。悲哀则哭，肺之声也。气郁则呻吟，肾之声也。"唐容川《中西汇通医经精义》："肝在声为呼，叫呼也。肝气太胜，和长之音变为叫呼，狂谵之类是也。心在声为笑，心志喜，故发声为笑。脾在声为歌，脾主思，思而得之，则发为歌。癫狂自歌，脾绝亦歌。肺在声为哭，商声也，主秋令，发哀伤之声，故哭。肾在声为呻。呻，伸也。肾气在下，故声欲太息而伸出之。"所以，中医师在诊断疾病时，一定要辨真伪心声。

2. 生理性呻吟

在现实生活中，人们对呻吟声也许并不陌生，但是，并不是所有的呻吟声都是因为痛苦而发出的。因病痛引起的呻吟，与男女交合时发出的呻吟声，两者有着本质的不同。

病理性呻吟，是由于患多种因素导致的急慢性疾病而引发的临床疼痛表现之一，这是痛苦的反映。而生理性呻吟，并非全是痛苦的表现，特别是在男女交合之时，往往是愉悦感受的表现。

明确真笑、苦笑、伪笑

自古迄今，人们对于笑的形容林林总总，随手拈来即有微笑、含笑、欢笑、嬉笑、狂笑、嘲笑、谄笑、讥笑、耻笑、冷笑、谈笑、买笑、掩口笑、妃子笑、莞尔而笑、捧腹大笑、哄堂大笑、开怀大笑。《易经》的"旅人先笑"，《诗经》的"顾我则笑"，《孟子》的"以五十步笑百步"，《红楼梦》的"撕扇子作千金一笑"等。

只要提及笑，人们很自然地会把它与快乐、喜悦、幸福联系在一起。在人们的生活中，微笑是最便宜的灵丹妙药，是无坚不摧的武器，是健康而神奇的活化剂。

苦笑之人，主要是心身痛苦，表面微笑。医生在诊病时，要仔细观察病人的表情，了解病人内在的心情，才能测知病痛之苦，发现苦笑之人。此类疾病的病因属于内因，即"七情所伤"之病，心理上受到了创伤，一时不能修复，没有养护心灵的方法，更不能点亮自己的心灯。另外，还有一部分病人属"隐私"的病种，所以，在诊断时发现苦笑之人时，要单独交谈，引导他说出内心的痛苦之事，开导他放下心中的负荷，让他有展望未来的精神，激发他潜在的能量，发挥他的专长，让他能回到从前，有真正的笑容。

我在临床治疗时常对学生们讲："你们若能把病人说到真正笑了，即发自内心地去笑，那么，这种七情内伤的病就达到根本治愈了。"我总结两句话："说说笑笑，病气跑掉；谈笑风生，病气无影无踪。"

伪笑，又称假笑，也称皮笑肉不笑。伪笑也有好多方面，一是本质问题，有一种人心毒心狠，他笑起来是伪笑的；二是无能无知无智的人，为了去求人办事，心里不想笑，却只能伪笑；三是病人的伪笑，特别是知道自己得了绝症，痛苦万分，不想麻烦家人与朋友，只能伪笑。

总之，要想成为一名明医，一定要在诊病时仔细观察病人的表情，才能得到正确的治疗方法。

哭泣流泪辨真伪

前文有述，五声五音反映五脏的感受，那么，辨证诊病勿忘五液。五液，指津与液，是构成人体和维持人体生命活动的基本物质。津和液是有区别的，性质较清稀，流动性大，称为津；性质较稠厚，流动性较小，称为液。

《灵枢·决气》说："腠理发泄，汗出溱溱，是谓津；谷入气满，淖泽注于骨，骨属屈伸，泄泽，补益脑髓，皮肤润泽，是谓液。"

1. 津液的生成、输布和排泄

津液的生成、输布和排泄，是一个复杂的生理过程，涉及多个脏腑的一系列生理功能。《素问·经脉别论》说："饮入于胃，游溢精气，上输于脾，脾气散精，上归于肺，通调水道，下输膀胱，水精四布，五经并行。"这是对津液的生成和输布、排泄过程的简明概括。

津液的输布和排泄，主要是通过脾的转输、肺的宣降和肾的蒸腾气化，以三焦为通道而输布于全身。

2. 五脏应五液的辨证

（1）汗为心之液

心在液为汗。汗液，是津液通过阳气的蒸腾气化后，从玄府（汗孔）排出之液体。《素问·阴阳别论》说："阳加于阴谓之汗。"由于汗为津液所化生，血与津液又同出一源，因此有"汗血同源"之说。而血又为心所主，故有"汗为心之液"之称。

（2）涕为肺之液

肺在液为涕。涕是由鼻黏膜分泌的黏液，有润泽鼻窍的功能。鼻为肺窍，《素问·宣明五气》说："五脏化液，肺为涕。"在正常情况下，鼻涕润泽鼻窍而不外流。若肺寒，则鼻流清涕；肺热，则涕黄浊；肺燥，则鼻干。

（3）涎为脾之液

脾在液为涎。涎为口津，唾液中较清稀的称作涎。它具有保护口腔黏膜、润泽口腔的作用，在进食时分泌较多，有助于食品的吞咽和消化。若脾胃不和，则往往导致涎液分泌急剧增加，而发生口涎自出等现象。

（4）泪为肝之液

脾在液为泪。肝开窍于目，泪从目出，故《素问·宣明五气》说："肝为泪。"泪有濡润眼睛、保护眼睛的功能。在正常情况下，泪液的分泌，需润而不外溢，但在异物侵入目中时，泪液即可大量分泌，起到清洁眼目和排除异物的作用。在病理情况下，则可见泪液的分泌异常。如肝的阴血不足时，两目干涩，实质上即是泪液的分泌不足。如在风火赤眼、肝经湿热等情况下，可见目眵增多、迎风流泪等症。此外，在极度悲哀的情况下，泪液的分泌也可大量增多。如《灵枢·口问》说："悲哀忧愁则心动，心动则五脏六腑皆摇，摇则宗脉感，宗脉感则泪道开，泪道开故泣涕出。"

（5）唾为肾之液

肾在液为唾。《难经·三十四难》说："肾液为唾。"唾为口津，唾液中较稠厚的称唾。唾为肾精所化，咽而不吐，有滋养肾精的作用。若多唾或久唾，则易耗损肾中精气。所以，古代导引家以舌抵上腭，待津唾满口后，咽之以养肾精。但唾亦与脾胃有关，所以《杂病源流犀烛·诸汗源流》说："唾为肾液，而肾为胃关，故肾家之唾为病，必见于胃也。"

3. 辨真伪哭泣流泪

辨真伪哭泣与流泪，首先要明白哭与笑是相对的名词。辨哭泣，要听病人的声音是高是低，频率与韵律，眼泪与鼻涕的量是多少。如果声音高，韵律长，涕泪多，说明刚刚发生悲伤事，就让他多哭一会儿，因为哭泣流泪有利于健康，一是可解除悲伤恼怒，也可解毒，同时眼泪可清洗眼睛毒素与细菌；二是让他哭出来，可减轻心理压力，同时也能调整内环境的紊乱。

如果声音嘶哑，音低干哭无泪，说明内脏津液气血消耗太多，患者不能控制内心的悲伤情绪。这样的真哭泣之人，医生一定要想办法阻止，不然大伤元气，会出问题。

另外一类病人是服用毒药想自杀的，刚刚抢救过来，还没有脱离危险期，如果大哭一场，预后则不良。因为毒药杀伤了体内大量的免疫细胞、红细胞与白细胞，各组织受到严重的破坏，大哭流泪又会损失更多的津液，"泪为肝之液"，肝是一个解毒的化工厂，流泪过多可损伤肝脏功能；其次，大哭又会伤到心脏的津液（汗），血汗同源，心脏的气血津液受损，心无所主，引起五脏六腑功能紊乱，最后导致肝肾功能衰竭而死亡。

还有一类病人不能大哭与常哭，那就是久病不愈的病人，长期哭泣流泪，则预后不良。

这几类真哭的病人，属于真正的久病、大病，如果解决不了哭的问题，治疗是无效的。所以在辨证时，一定要明确真哭与假哭，真哭实伤脏腑之精气。眼泪也可分好多种类，如伤心的泪、悲惨的泪、急救的泪、怕死的泪、激动的泪、热情的泪、欺骗的泪、狡诈的泪等。

真寒假热与真热假寒辨证

当疾病发展到寒极或热极的时候，有时会出现与疾病本质相反的一些假象，如"寒极似热""热极似寒"，即所谓真寒假热、真热假寒，这些假象常见于病人生死存亡的严重关头，如不细察，往往容易误诊。

1. 真寒假热

此为内有真寒而外见假热的证候。其产生的机理，是由于阴寒内盛，格阳于外，阴阳寒热格拒而成，又称"阴盛格阳"。其临床表现是：身热，面红，口渴，脉大，似属热证；但身热反欲盖衣被，口渴喜热饮，饮亦不多，脉大而无力，并且还可见到四肢厥冷，下利清谷，小便清长，舌淡苔白等一派寒象。

2. 真热假寒

此为内有真热而外见假寒的证候。其产生的机理，是由于阳热内盛，格阴于外，又称"阳盛格阴"，其内热愈盛则肢冷愈严重，即所谓"热深厥亦深"。其临床表现是：手足逆冷，脉沉，似属寒证；但肢冷而身热不恶寒，反恶热，脉沉数而有力，更见烦渴喜冷饮，咽干，口臭，谵语，小便短赤，大便燥结或热痢下重，舌质红，苔黄而干等症。这种情况的手足厥冷、脉沉就是假寒的现象，而内热才是疾病的本质。

辨别寒热之真假，除了必须了解疾病的全过程外，还应从以下两方面注意体察：①假象的出现，多在四肢、皮肤和面色方面，而脏腑、气血、津液等方面的内在表现如实反映了疾病的本质，故辨证时应以里证、舌象、脉象等作为诊断的依据。②假象毕竟和真象不同，如假热之面赤，实为面色㿠白，仅在颧颊上出现浅红色，时隐时现，而真热的面红却是满面通红。假寒常表现为四肢厥冷，而胸腹部却是大热，按之灼手，或周身寒冷而反不欲近衣被；真寒是身卷卧，欲得衣被。

关于寒热真假，古人有丰富的辨别经验，如《景岳全书·传忠录》提出的试寒热法："假寒误服热药，假热误服寒药等证，但以冷水少试之。假热者必不喜水，即有喜者，或服后见呕，便当以温热药解之；假寒者必多喜水，或服后反快而无所逆者，便当以寒凉药解之。"运用此法，有助于诊断。

明确虚证与实证

疾病的过程往往是邪正斗争的过程。邪正斗争在证候上的反映，主要表现为虚实的变化。辨别虚实之真假与虚实错杂证绝不相同，应注意审察鉴别。

1. 假实

《景岳全书·卷一·虚实》："病起七情，或饥饱劳倦，或酒色所伤，或先天不足，及其既病，则每多身热、便秘、戴阳、胀满、虚狂、假斑等证，似为有余之病，而其因实由不足。"《顾氏医镜》："心下痞痛，按之则止，色悴声短，脉来无力，虚也。甚则胀极而不得食，气不舒，便不利，是至虚有盛候。"

大抵虽腹满而不似实证之不减；腹虽胀急，但时胀时不胀，不似实胀之常急；腹满按之不痛，或按之痛减；脉弦硬多与沉迟并见等，都是假实。

2. 假虚

《景岳全书·卷一·虚实》："外感之邪未除，而留伏于经络；食饮之滞不消，而积聚于脏腑；或郁结逆气，有所未散；或顽痰瘀血，有所留藏。病久致羸，似乎不足；不知病本未除，还当治本。"《顾氏医镜》："聚积在中，按之则痛，色红气粗，脉来有力，实也；甚则默默不欲语，肢体不欲动，或眩晕昏花，或泄泻不实，是大实有羸状。"

杨乘六提出注意舌诊以分虚实之真假。他说："证有真假凭诸脉，脉有真假凭诸舌。果系实证，则脉必洪大躁疾而重按有力；果系实火，则舌必干燥焦黄而敛束且坚牢也。岂有重按全无脉者，而尚得谓之实证；满舌俱胖嫩者，而尚得谓之实哉?"（《古今医案按》）

　　总的来说，辨别虚实真假，应注意下述几点：①脉象的有力无力，有神无神；浮候如何，沉候如何。②舌质的嫩胖与苍老。③言语发声的高亮与低怯。④病人体质的强弱，发病的原因，新病还是久病，治疗经过如何。上述四点，是辨别真假虚实的要点。此外，还要注意在症候群中的可疑症状与"独处藏奸"的症状，则虚实真假更无遁形了。

明确脉症顺逆与脉症从舍

1. 脉症顺逆

《景岳全书·脉神章》说："凡内出不足之证，忌见阳脉，如浮、洪、紧、数之类是也；外入有余之病，忌见阴脉，如沉、细、微、弱之类是也。如此之脉，最不易治。""凡暴病脉来浮洪数实者为顺，久病脉来微缓软弱者为顺。若新病而沉微细弱，久病而浮洪数实者，皆为逆也。凡脉证贵乎相合，设若证有余而脉不足，脉有余而证不足，轻者亦必延绵，重者即危亡之兆。"

2. 舍脉从症或舍症从脉

何梦瑶在《医碥》中说："凡脉证不相合，必有一真一假，须细辨之。如外虽烦热，而脉见微弱者，必虚火也；腹虽胀满，而脉见微弱者，必胃虚也。虚火、虚胀，其堪攻乎？此宜从脉之真虚，不从证之假据也。其有本无烦热，而脉见洪数者，非火邪也；本无胀滞，而脉见弦强者，非内实也。无热无胀，其堪泻乎？此宜从证之真虚，不从脉之假实也。如寒邪内伤，或食停气滞，而心腹急痛，以致脉道沉伏，或促或结，此以邪闭经络而然。既有痛胀等实证可据，则脉之虚乃假虚，当从证不从脉。又若伤寒四肢厥逆、寒战，而脉见数滑，此由内热格阴。何以知之？以病由传经渐致，并非直中阴经，从无热证转寒之理。既有数滑之脉可据，则外证之虚为假虚，亦从脉不从证也。"

总之，对久治不愈的病人，要运用四诊合参，明确病因，紧抓病机，整体观念，标本同治，以"治虚勿忘实，治实勿忘虚"为原则。

【小结】

综上所述，诊断辨真伪，明确真假寒热与虚实错杂证后，是可以治愈或调理的；假哭与伪声不作治疗；苦笑与冷笑难调理；假神的"除中"症，难治；关于脉症不合的现象，一定要参考临床各科的鉴别诊断。故曰："善诊者，察色按脉，先别阴阳；审清浊而知部分；视喘息，听声音而知所苦；观权衡规矩而知病所主；按尺寸观浮沉滑涩而知病所生。以治无过，以诊则不失矣。"

诊断之前，首先要明确患者的身体是否处于亚健康状态，心理是否亚健康，经济是否亚健康，婚姻是否亚健康，爱情是否亚健康等，明确这些亚健康实际就是辨真伪，因为伪健康、伪经济、伪爱情、伪婚姻，往往是导致疾病发生的原因。很多疾病多由内因（七情）所致。七情内伤导致内脏功能（内环境）紊乱，生理功能（正气）下降，不能防御外邪（病气）六淫的入侵而发病。所以，辨认这类真伪（亚健康），对临床辨证是有一定意义的。

总之，首先明确真伪病因，谨守病机，各司其属。有者求之，无者求之。盛者责之，虚者责之。必先五胜，疏其气血，令其调达，而致其和平，此之谓也。

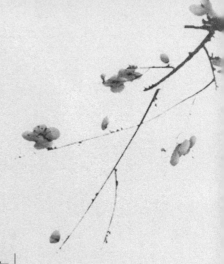

第七章

疾病先兆与「治未病」

早在几千年之前，中医学就有"治未病"的防治原则。"上工治未病，中工治已病。""上工"指高明的医生，是治未病的；中工是普通医生，以治疗临床症状、治标为主，头痛治头，脚病治脚。

疾病的先兆与天气预报相似，自然界是大宇宙，人体是小宇宙。

疾病的先兆，内容丰富，可归纳为疾病早期先兆、疾病转变预兆及不良的征兆。

无论是时隐时现的报警信号，还是隐匿的潜证，不管以什么形式出现，都是人体内的"报警器"对外发出的先兆信息。如老百姓看到刮风、下雨了、下雪了、地震了，才知道天气变了，病人发病后才知道病痛，是一个道理。

关于疾病先兆的研究，一是明白潜病是先兆证产生的土壤，先兆证是潜病的报警信号。人体内隐潜着的病胚，在气候和土壤适宜时便开始显露。二是无论是隐兆还是变兆，都各有其特点，并且背后皆隐匿着新的病症危险，并非都能引起人们的警觉。尤其不幸的是，不少病人对一些隐匿的病兆已经适应了，根本不知道有险情存在。三是先兆证的规律并非不可认识，从先兆到疾病的出现，必然要经过一个由量变到质变的过程，所谓"山雨欲来风满楼"。先兆证的频率和强度总是逐渐增加的。但是，有时却是在经过一段波动时再平静，然后突然发生，所谓"在沉默中暴发"。先兆的这种不稳定规律，与个体差异、时间节律及奇异多变规律有关。要想提前发现隐匿潜病，首先要知道大自然界规律条件与人体解剖知识，再以中医诊断学基础理论与应用哲学原理为指导，熟练应用微诊和全息诊断方法，以诱探法、负荷法、阻截法激发潜证显露，辨明真假症状，揭示疑难怪病真象。

明确人体解剖知识的同源器官

"同源器官"，指在生物进化史上及人体胚胎发育过程中的同胞器官。由于它们在生理上有着特殊的血缘关系（生理同功同源），因此在病理上也必然"同病相怜"，这就为疾病预兆学开辟了新的领域与进展。

上文已述脏腑气血津液与经络等辨证，中医学的诊断特点是"整体观念，辨证论治"。人体是一个有机的整体，在生理功能上脏腑各组织细胞都是互相支持的，发生病变时它们之间是互相影响的。所以，古代医学家将人体的生成演变期称为"生物发生律"，又叫"重演律"。

杨力所著《中医疾病预测学》中称，人体生成从胚胎时期的重演律，提供了"同源器官"的理论依据，同源器官指内部结构相同，且来源于共同祖先的器官。胚胎时期的演化过程即是生物进化过程的"活化石"，也就是种族进化的再现，从人类胚胎时期的演化，可以掌握"同源器官"的规律，对充实和发展中医藏象理论具有重要意义。如人的个体发生，从受精卵开始，历经囊胚、原肠胚、三胚层胚，反映了整个动物的进化过程。

人体胚胎的发生过程主要为三胚层，三胚层包括外胚层、内胚层和中胚层，由此而衍生人体的全部组织器官。其中，外胚层分为脑、脊髓及皮肤系列、汗腺、乳腺等；中胚层分化为心、血管、淋巴、肾、卵巢、睾丸及骨骼、肌肉组织；内胚层分化为胃肠、呼吸道上皮、扁桃腺、膀胱、尿道上皮、肝、耳、甲状腺等。

同源脏器与潜病预测

"同源"，除解剖同源的含义之外，还包括生理同源，生理亲缘又意味着病理亲缘的潜在，因此，"同源"理论在潜病及疾病预测方面具有重要意义。

1. 肾上腺与性腺同源

肾、肾上腺皮质和性腺皆为胚胎同源，即都发生于中胚层，并且性腺衍生于肾的中肾阶段，因此二者关系亲缘，在生理功能上有共同之处。如性腺和肾上腺皮质二者皆分泌性激素，共同担负着调节性激素的作用。说明在生理上，肾上腺皮质和性腺在调节性激素方面可以互补，因此在病理上也就隐伏着病理因果关系，如肾上腺皮质功能减退（艾迪生病）则性激素分泌减少，而肾上腺皮质功能亢进（库欣综合征）则性激素分泌亢进，最终皆可导致性腺代偿失调而发生肾源性内分泌紊乱，因此临床上肾上腺与性腺之间常存在着潜病的隐患。

2. 肺与皮毛同源

根据生物演化的规律，肺与表皮在最原始的无脊椎动物的始祖——单细胞动物中，就是同源器官。如水生无脊椎动物、原生动物即通过体表进行呼吸，水母通过细胞膜直接进行呼吸，环节动物从皮肤吸收氧，再通过血液运送到体内，说明肺与皮毛的关系在无脊椎动物时就是同功的。当进化到两栖动物时，肺与皮毛共同担任呼吸功能。自爬行类动物以后，就渐渐以肺呼吸为主了。即使到了哺乳类乃至人类，皮肤仍然起辅助肺呼吸的作用，"皮肤呼吸"是人类不可缺少的呼吸功能。可见，肺与皮毛从原始的无脊椎动物到人类，都是同功同源的。因此，二者在病理方面也是彼此牵连，互为隐患的。故中医藏象理论强调"皮毛受邪，必内应于肺"，"肺合皮毛"，"肺应皮"（《黄帝内经》）。中医还称皮毛为玄府、腠理，并认为与元真之气的通畅密切相关，如《金匮要略》曰："腠者，是三焦通会元真之处。"上述皆可视为肺与皮毛同功同源关系的标志。临床上皮毛受邪应注意肺的潜在易罹性，如皮肤出现瘙痒、黑棘皮病、皮肌炎，应警惕肺恶性肿瘤的潜在危险性。又寒邪束表，肺必受遏，肺虚卫弱，表必失固等，皆可说明肺与皮毛二者的病理生理亲缘关系。

3. 膀胱、肺、皮毛同源

膀胱、肺、皮毛也是同功同源器官。膀胱与肺皆起源于中胚层，从动物系统进化史看，尿囊在爬行类、鸟类及某些哺乳类动物中即有呼吸功能。排泄系统最早在原生动物是伸缩胞。如变形虫的伸缩胞既有呼吸作用，又有排泄功能，是呼吸与排泄的同功器官，为"肺肾同源"提供了进化论的理论依据。《黄帝内经》中说："三焦膀胱者，腠理毫毛其应。"说明泌尿系统与呼吸系统始终有着亲缘的互补关系。这与中医理论强调肺肾在水津气化方面的密切相关性，认为肺为水之上源，肾为水之下源，高源化竭则肾失布津等理论是一致的。临床上，汗尿之间的病理关系和治则中的"提壶揭盖"法等，都可以肺肾同源为理论基础。

人类的泌尿系统虽然已没有呼吸的功能，但在津液气化方面和肺、皮毛依然存在着调节和互补作用。如人类的皮毛仍有呼吸和排泄作用，与膀胱泌尿系统配合默契，皮肤的呼吸与排泄是肺、肾重要的辅助器官。因此，皮肤与肺肾在病理上也互为影响，在潜病方面皆有一定意义。

4. 生殖与泌尿系统同源

生殖与泌尿二者胚胎同源，皆发生于中胚层。除生殖腺与肾上腺皆同为产生甾类激素的组织之外，前庭大腺与尿道球腺也是同源物，加之解剖位置比邻，因此生殖与泌尿二者更有着千丝万缕的联系，在病理方面有着因果关系。如前列腺炎患者常出现阳痿、不育等症，而泌尿系感染常导致前列腺炎。

5. 内分泌与神经系统同源

内分泌与神经系统，从生物系统演化史来看是同源的。成体海鞘的神经腺，可视为垂体原始结构（美国罗默的《脊椎动物身体》），说明内分泌与神经系统从进化史上即有亲缘关系。内分泌与神经系统的亲缘关系，要追溯到无脊椎动物。内分泌与神经系统最原始的合作——神经内分泌作用，即由神经内分泌系统产生神经分泌物来完成。至关重要的内分泌腺——垂体，也受丘脑下部的支配。

下丘脑神经内分泌细胞具有神经和内分泌两种特性，能释放神经内分泌激素，作用于垂体，从而起到调节内分泌的作用。而内分泌的协调与否又影响着神经系统，二者在生理上的亲缘关系，必然也存在着病理上的互为隐患。神经系统失调引起内分泌紊乱，内分泌紊乱又是导致神经精神疾患的因素。如青春期、更年期内分泌变化最易诱发精神病，故内分泌与神经精神系统在系统进化史上的亲缘，形成了二者在生理方面的特殊关系，从而也导致了病理上的因果转化链。因此，二者客观上存在着互为潜病的条件，在疾病预测方面具有重要意义。

6. 经络与神经系统同源

经络是中医独特的组成部分，在生物系统进化史中虽然没有涉及经络，但根据中国 2000 多年来的实践，证实经络是一种传导系统。按照中医理论，经络"内联脏腑，外络肢节"，是沟通人体脏腑组织的桥梁，是运送经气的通道。

神经系统是管理、支配和调整人体各系统的机构，具有信息的接受、传导、处理和贮存的决定性作用。神经系统来源于外胚层神经节，目前虽然还没有证实经络系统在系统发生学上的起源问题，但根据经络系统的结构、功能等与神经系统有类似之处，并密切相关，则可推测经络系统和神经系统在发生学上有同源的可能。从结构学看经络系统与神经节段有关，可能为胚胎同源，但有不同的分化而已。从功能上看经络系统亦为传导系统，与神经系统有互补作用，可以互相增强功能，在病理方面互为影响。如神经系统障碍的患者，经络系统刺激的反应性可表现为滞缓，反之，从经络的反应性也可以预测神经系统的正常与否。可见，经络系统与神经系统有一定的亲缘关系，在疾病预测方面有一定的临床意义。

7. 血液与淋巴同源

血液的系统演化也是从简单到复杂的，最早的单细胞动物的循环是通过原生质的流动来实现的。动物血液循环是从开管循环进化为闭管循环的，最早的开管系统，其血液、淋巴和组织液不分，因此血液与体液最早就是同功同源的，说明津液和气血从最原始就有特殊的亲缘关系，为中医"津血同源"的又一理论依据。

血管及淋巴管又为胚胎同源，皆起于中胚层。血管系统是胚胎最早的器官系统，淋巴管的发生比血管约晚 2 周，所有的淋巴细胞皆起源于卵黄囊壁的造血干细胞。目前另一种观点认为，最早的淋巴管来自静脉内皮发出的毛细管分支（《人体发生学》，人民卫生出版社，1982 年）。可见，血液系统与淋巴系统有着特殊的亲缘关系。在生理方面，淋巴来自组织液，而组织液又来自血浆。由毛细血管滤出的组织液进入毛细淋巴管后，经淋巴管再回流入静脉，淋巴循环是体循环的一个支流，因此可以说淋巴系统是血液循环系统的延伸和补充。淋巴系统除起到卫御作用外，还能起到调节和平衡血液和组织间液的作用。

血液和淋巴系统关系密切，因此在病理上也互为因果关系。如淋巴回流障碍可以导致血液、体液循环障碍而发生水肿。同样，血液循环不良也可引起淋巴、体液循行失常，而发生体液的动态平衡失调，从而产生诸种疾患。这些病理因果关系皆由于血液和淋巴"同源"之故。

8. 乳腺和汗腺同源

乳腺是特殊的汗腺，也由汗腺演化而来，二者皆发生于胚胎时期的外胚层，因此乳腺和汗腺有着特殊的亲缘关系。临床上皮肤对乳腺癌有一定的预报意义。如皮肤瘙痒、皮疹、带状疱疹、黑棘皮病、皮肌炎、周围神经炎等，皆可为乳腺癌的早期先兆。此外，根据乳腺和汗腺的同源关系，乳痈初期可用麻黄汤发汗开表收功，而乳漏虚汗者则予桂枝汤，汗止乳漏自愈。这些均表明了"同源"的临床实践价值。

9. 骨与肾、胃肠与肝胰同源

骨与肾在发生学上是同源器官，皆发生于胚胎外胚层，故二者在生理及病理上极为相关。中医藏象学说称"肾主骨"，"肾主骨髓"，极为强调肾与骨的关系。临床上，骨病常从肾治，骨之坚脆亦为肾盛衰的征兆。如《素问·上古天真论》说："女子……四七，筋骨坚，发长极，身体盛壮。""男子……八八……筋骨解堕，天癸尽矣。故发鬓白，身体重，行步不正，而无子耳。"卵巢畸胎瘤中的骨、发、齿，是骨、发、齿、肾同源的最好证据，临床上齿肾同治也可说明这一关系。

脊椎动物的肝是消化管腹面生出的一个大突起，具有贮存及转化作用。胃肠与肝、胰在胚胎发生学上也为同源器官，皆发生于胚胎内胚层。中医学认为，肝脾有互相制约、互相资生的作用，在病理方面，肝脾也互为病理因果关系。如肝病首先有传脾的可能，故《金匮要略》说："见肝之病，知肝传脾，当先实脾。"上述根据同源理论更证实了肝脾之间的密切关系。

10. 咽与心肾、肺与肾上腺皮质同源

心肾对咽喉部感染（包括咽峡炎、喉炎、扁桃腺炎）有着特殊的易感性。如咽峡炎、扁桃腺炎、白喉皆易引起心内膜炎、心肌炎、肾炎等。此外，肺部结核极易导致肾上腺皮质结核，如从咽与心肾、肺与肾上腺皮质在潜病方面的特殊联系，可以推测它们必然存在着某种亲缘关系。

临床上，往往在咽部感染的同时，心肾已经有着潜在的病变，只不过症状表现稍晚而已。故实践提示，咽部感染较重的病人要同时预防心肾感染，而不是心肾症状出现了才采取治疗措施。

综上所述，从生物系统进化论的学说分析，可以得出这样的结论：人体脏器之间存在着胚胎同源或进化史上的同功同源，因此具有一定的

亲缘关系，从而在生理上密切相关，在病理方面也互为因果关系，故在潜病及疾病预测方面有着特殊的意义。此外，探索"同源"理论，对打破藏象学说的局限性，对藏象理论的补充和深入研究颇有价值，无论是在预防医学还是在治疗医学上都具有深远的意义。

综上可知中医学藏象知识与人体解剖学十大系统的关系，在临床实践中还要知道"遗传与潜病"，体质兆与全息先兆，方可弥补中医诊断及西医诊断的不足之处。

疾病先兆信号要综合整体与局部，联想体质与遗传等潜病。

（1）遗传病属于先天性潜病，越来越多的疾病被证实与遗传有关。遗传病是生前即埋伏于人体内的定时炸弹，虽然十分隐匿，但也难免不露痕迹。有遗传病的人，往往从某些特定的外形和神态上刻下了抹不掉的痕印。

（2）体质预报属超早期先兆，不同类型的体质对疾病有不同的易罹性，即不同的体质和疾病有着特殊的亲和性。因此，从体质潜证可以打开一个发现早期先兆的突破口。

（3）全息先兆，指人体每一个局部皆为全身的约定缩影，因此每一个局部都是一个小小的荧光屏，从中可以窥视五脏信息。人体既存在着生理全息，也存在着病理全息，即某一局部有病，在整体可以有信息存在；同样，整体有病，其信息也可反映于每一局部，这就为全息先兆提供了疾病预报的条件。

七情先兆

随着心理病因地位的提高，心理预报的重要性也日显重要。心理因素不仅是疾病的病因病机，也是疾病预兆的重要内容，形形色色的七情因素对疾病的预兆，常常有着意想不到的作用……

（一）七情先兆的理论基础

中医的病机理论是形神统一的理论，形病神必病，心神为形体的主导，中医强调精神活动的重要性。如《灵枢·本脏》中说："志意者，所以御精神，收魂魄，适寒温，和喜怒者也。"

中医对心理病机的论述是以情志学说来概括的。中医情志学说的核心是"五神藏"理论。所谓"五神藏"，指五神分主五脏，七情分属五脏。如《素问·宣明五气论》说："心藏神，肺藏魄，肝藏魂，脾藏意，肾藏志。"《素问·阴阳应象大论》说：肝"在志为怒"，心"在志为喜"，脾"在志为思"，肺"在志为忧"，肾"在志为恐"。但五神又统主宰于心，如《灵枢·邪客》中说："心者，五脏六腑之大主也，精神之所舍也。"《素问·灵兰秘典论》中说："主（心）明，则下安，主不明则十二官危。"五神还对心神有着重要的反应，"故忧动于心则肺应，思动于心则脾应，怒动于心则肝应，恐动于心则肾应，此所以五志惟心所使也"。

中医极为强调七情心理因素对疾病的影响，并认为七情过激或失疏，皆可导致生理功能的紊乱而发病。除社会-心理因素导致七情改变外，脏腑虚实同样也可导致七情的异常，如"心气虚则悲，实则笑不休"。

七情与脏腑病理密切相关，因此在疾病的表现方面，七情先兆也往往最先出现，尤其和心神有关的疾患，七情先兆更是首当其冲。如《素问·刺热病论》中说："心热病者，先不乐。"故研究七情先兆在疾病预测方面有着不可忽视的意义。

（二）七情先兆的预报意义

1. 七情先兆预报病性

七情先兆对疾病的阴阳属性有一定的预报意义，既能反映伤阴，也能预报损阳。如《灵枢·百病始生》曰："喜怒不节则伤脏，脏伤则病起于阴也。"《素问·阴阳应象大论》说："暴怒伤阴，暴喜伤阳。"再如，喜怒异常多预兆实证潜在，而悲忧则常象征虚证的隐伏。如《难经·五十九难》说："狂疾之始发……妄笑好歌乐……癫疾始发，意不乐。"《素问·举痛论》也说："怒则气上，喜则气缓，悲则气消，恐则气下。"皆说明七情不节能影响脏腑的阴阳虚实。因此，七情的异常能预报疾病的阴阳虚实属性。

2. 七情先兆预报病位

七情（喜、怒、忧、思、悲、惊、恐），可归纳为喜、怒、忧、思、恐五志。七情的预报定位应以"五志—五神—五脏"并结合五声进行。

（1）心病七情预兆

"心藏神"，"心在志为喜"，"心在声为笑"，故七情先兆对心的预报是"神—喜—笑"异常综合征。故神志的变化，喜笑的失常，往往是心病的征兆或先兆。如《素问·调经论》曰："神有余则笑不休，神不足则悲。"《灵枢·本神》说："心气虚则悲，实则笑不休。"

（2）肝病七情预兆

"肝藏魂"，"肝在志为怒"，"肝在声为呼"，故肝的七情先兆为

"魂—怒—呼"异常综合征。临床上神魂的变化，如神魂不定或性情变得急躁易怒和言语善呼，多提示肝病的开始。《难经·十六难》中说："假令得肝脉，其外证……善怒……有是者肝也。"

（3）脾病七情先兆

"脾藏意"，"脾在志为思"，"脾在声为歌"，故脾的七情先兆为"意—思—歌"异常综合征。临床上思维紊乱，记忆障碍，言语重复或无故而歌，应注意脾病的潜在。如《灵枢·本神》曰："脾，愁忧不解则伤意，意伤则悗乱，四肢不举。"

（4）肺病七情先兆

"肺藏魄"，"肺在志为忧"，"肺在声为哭"，故"魄—忧—哭"异常综合征为肺病的七情征兆。临床上失魂落魄，无故悲忧善哭，应警惕肺病的隐伏。如《难经·十六难》曰："假令得肺脉，其外证……悲愁不乐，欲哭……有是者肺也。"

（5）肾病七情先兆

"肾藏志"，"肾在志为恐"，"肾在声为呻"，故肾病的七情先兆为"志—恐—呻"异常综合征。临床上脑力减退，意志削弱，无故恐惧善呻，则为肾病的征兆。如《灵枢·本神》曰："肾……志伤则喜忘其前言。"《灵枢·经脉》曰："肾，足少阴之脉……气不足则善恐，心惕惕如人将捕之。"

以上说明七情先兆在心理先兆中占有一定的地位，对疾病的预报有重要价值。

梦 先 兆

（一）梦先兆的理论基础

梦，这个既美好又缥缈的生理现象，古往今来，曾经给予人们多少欢乐和希望，但又带给人们多少迷惘和惆怅。它像天边那片缓缓飘动着的白云，给人们的生活抹上了瑰丽的色彩，然而一瞬间，白云就变成了一片阴影，给人们蒙上不安和忧愁。它扑朔迷离，神奇莫测，令人难以捉摸。究竟什么是梦，从有关资料来看，人们的意见还是众说纷纭，莫衷一是，有人认为：梦是睡眠中的一种感觉；梦是人类日常生活的继续；梦是睡眠时局部大脑物质还没有完全停止活动而引起的脑中的表象活动；梦是睡眠过程中出现的一种生理现象；梦是现实的反映，预见的来源，祛病的灵性感受；梦是受躯体内外刺激引起的发生在睡眠中而又不易自我控制的一种心神活动。

多数人认为，梦是人在睡眠时，由于局部大脑组织（大脑皮层）尚未完全停止兴奋活动，从而引起的一种脑中的表象活动。一个人梦境中的内容，与他在清醒时候的意识中留存的生活印象有关。但是到了梦中，生活印象常常变得错乱不清，所以，梦的内容一般总是呈现着混乱和虚幻的状态，以想象或虚幻的形式表现出来。

现代医学认为，梦是在大脑普遍抑制的背景上所出现的兴奋活动。

梦是生理与心理的综合反映，是大脑部分高级神经活动在睡眠状态下的持续，梦的产生显示大脑的某些细胞还在工作。

中医对梦机制的认识是比较深刻的，认为梦境的形成与脏腑的阴阳偏胜及脏气的盛衰有关。如《素问·方盛衰论》指出产生梦的机理皆因于"五脏气虚，阳气有余，阴气不足"。《灵枢·淫邪发梦》曰："阴气盛则梦涉大水而恐惧，阳气盛则梦大火而燔焫，阴阳俱盛则梦相杀，上盛则梦飞，下盛则梦堕。"并认为梦与魂魄的安舍有一定关系。正常情况下，魂是依附于神的，如《灵枢·本神》说："两精相搏谓之神，随神往来谓之魂，并精而出入者谓之魄。"论述了魂魄与神的关系，如神不守舍，则魂魄飞扬。心藏神、肝藏魂、肺藏魄，因此，梦与心、肝、肺三脏的关系最为密切。此外，梦与胆也有关联，因胆主决断，胆虚不能决断，致魂魄不定而成梦。

梦与喜、怒、悲、思、恐五志亦有一定关系。因心志喜、肺志悲、肝志怒、肾志恐、脾志思，《灵枢·淫邪发梦》中说："肝气盛，则梦怒；肺气盛，则梦恐惧，哭泣，飞扬；心气盛，则梦笑，恐畏；脾气盛，则梦歌乐，身体重不举；肾气盛，则梦腰脊两解不属。"表明了梦与五脏的关系。总之，梦与"五神藏"，尤其与心、肝、胆的关系比较密切，这是因为梦的主要原因是神不守舍，魂魄离位。此外，梦与心肾不交密切相关，梦为心肾不交的四大症状之一。正常情况下，心肾水火既济，坎离交泰。若心肾阴阳失调，可导致心肾失交，水火不济，则易出现多梦。另外，脾主思，日有所思，夜有所梦，梦与脾也有关联。

对异常梦的产生机制，《黄帝内经》除强调脏腑的虚实盛衰等内源性因素外，还重视外邪所导致的因素。如《灵枢·淫邪发梦》曰："正邪从外袭内，而未有定舍，反淫于藏，不得定处，与营卫俱行，而与魂魄飞扬，使人卧不得安而喜梦。""厥气客于心，则梦见丘山烟火。客于肺，则梦飞扬，见金铁之奇物。客于肝则梦山林树木。客于脾，则梦见丘陵大泽，坏屋风雨。客于肾，则梦临渊，没居水中。客于膀胱，则梦游行。客于胃，则梦饮食。客于大肠，则梦田野。客于小肠，则梦聚邑冲衢。客于胆，则梦斗讼自刳。客于阴器，则梦接内。客于项则梦斩首。客于胫，则梦行走而不能前，及居深地窌苑中。客于股肱，则梦礼节拜起。客于膀胱，则梦溲便。"提出了梦的发生不仅与内脏的虚实密切相关，而且与外邪的客入也有关系。这是因为人体脏气内虚，则外邪易入，使魂魄不舍而发梦。中医最早的病机专论《诸病源候论》也指出病理性梦的产生是在脏腑气血内虚的基础上，外邪客入所致。如卷三"虚劳病诸候上"曰："夫虚劳之人，血气虚损，脏腑虚弱，易伤于邪，邪从外集内，未有定舍，反淫于脏不得定处，与荣卫俱行，而与魂魄飞扬，使人卧不得安，喜梦。"

对梦的产生机制，现代医学认为，睡眠是中枢神经系统所产生的一种主动过程。睡眠究竟是皮质抑制过程的扩散？还是特定的神经结构引起？巴甫洛夫氏提出睡眠是内抑制在全大脑皮质的扩散，并波及皮质下中枢的结果。现在有人认为，内抑制是通过皮质-网状结构系统抑制了网状结构的功能。近年来的实验证明，异相睡眠是由于蓝斑核的活动而出现的，说明异相睡眠与脑桥背部特别是蓝斑部分的神经化学因素有关，异相睡眠的缺乏可导致某些化学因素的堆积。目前认为中枢内存在着产生睡眠的中枢，在脑干尾端存在能引起睡眠和脑电波同步化的中枢。

正常人的睡眠分为正相睡眠和异相睡眠两期，正相睡眠时期 80~120 分钟，异相睡眠时期 20~30 分钟，每晚交替 4~5 次，梦产生于催眠相时期，与异相睡眠有关。睡眠的时相分为慢波睡眠和异相睡眠，慢波睡眠对促进生长和体力恢复是有利的；异相睡眠期间，脑内蛋白质合成加快，对促进精力的恢复有利。

（二）预兆梦的临床意义

梦是大脑部分高级神经活动在睡眠状态下的持续，分为生理性和病理性两大类。生理性梦包括幻想梦、再现梦及灵感梦，为昼日在大脑皮层上留下的痕迹重现，也包括心理的感传或受了外界的刺激所致，一般为良性梦，可起到心理平衡、心理疏泄及心理预测等作用。病理性梦的产生则多为内源性，往往来源于体内潜伏性病灶产生的信息，多为噩梦。因此，梦具有反映疾病的物质基础。

现代医学认为，异常梦的发生机制是机体潜隐性病灶的病理信息在睡眠状态下对大脑反应的持续。睡眠状态下病灶发出的病理信息，比在觉醒状态下容易引起大脑的敏觉。为什么梦能对疾病进行预报？有人认为因为入眠以后，机体基本上处于休息状态，传到大脑的兴奋信息大大减少，大脑的兴奋波也基本平息。因此，对疾病早期的微弱刺激始能得到敏感，大脑皮层处理完白昼的繁多信息后，方能对这静中的细小反应产生应激，这就是梦能预报潜病的道理。20世纪邓恩所著的《时间试验》一书中提出了一种理论，认为时间有相互垂直的多维分支，任何人的知觉不仅可以接触到现在，也可以同样方便地接触过去和未来，因此产生预言性的梦是可以信赖的。可见，异常梦境是有预兆疾病的可能性的。

如《素问·方盛衰论》中说："肾气虚则使人梦见舟船溺人……肝气虚则梦见菌香生草，得其时则梦伏树下不敢起，心气虚则梦救火阳物……"

根据七情与五脏的关系，梦怒可预兆肝气盛，梦恐惧则预测肾气虚，梦哭为肺气虚，梦笑为心气盛，梦歌为脾气盛。

临床上，内源性梦逐渐增多，尤其噩梦频作，往往预示人体某部可能有潜在性病灶活跃，因为噩梦增多是机体潜在性疾病向大脑发出的信号。据报道，心绞痛发作前，噩梦不断，伴呼吸加快，心率增速，血压升高及情绪激动。又如，心血管性潜在性疾病，诸如冠心病、心肌梗死等则多梦见惊恐噩梦；消化系统疾病常梦饱食；精神疾患则以梦哭、梦游为先兆；呼吸系统疾病易梦受压现象等。至于某些预感梦多为心理感应，对预测疾病仅供参考。

（三）生理性做梦的先兆

梦在人们的睡眠中占据了大约 1/5 的时间，假若享年为 70 岁的话，做梦的时间至少要有五六年之久。这么长的做梦时间，看似是一个时间上的浪费，事实上，做梦是健康人体的生理需要，能起到不少的积极作用。其作用可分为以下几类：

1. 有助于脑功能的恢复和加强

几乎所有的人在熟睡时都会有梦境出现。做梦能使脑的内部产生极为活跃的化学反应，使脑细胞的蛋白质合成和更新达到高峰，而迅速流过的血液则带来氧气和养料，并把废物运走，为来日投入新的活动打下基础。可见，梦有助于脑功能的恢复和加强。

2. 能给人带来愉快的回忆

脑中的一部分细胞在醒时不起作用，但当入睡时，这些细胞反而活跃，于是形成了梦。梦能给人带来愉快的回忆，锻炼脑的功能。适当做梦还可延年益寿；做甜蜜的美梦，常给人带来愉快、舒适、轻松等美好的感受，使人头脑清醒、思维活动增强，这有助于消化和身心健康，对稳定人们情绪，促进和提高人的智慧活动能力，萌发灵感和创造性思维都有所裨益。

3. 能给人传递疾病的早期信号

有些疾病在没有发生之前，常常预先以做梦的形式表现出来。尤其是做噩梦，噩梦虽然使人不愉快，还会干扰睡眠，影响大脑的功能活动，但这往往是癌症和其他一些疾病的早期信号，尤其是经常反复地做一些内容大致相同的噩梦，则可能是明显的疾病迹象。

4. 有梦睡眠可延长人们的寿命

近代研究表明，婴幼儿在每天长时间的睡眠中，有 50% 左右的时间是在做梦。老年人的有梦睡眠却大大减少，每晚不过 1 小时左右。若能设法增加有梦睡眠时间，便可延长寿命。

5. 有助于人们的创造性思维

弗洛伊德说："梦境不仅具有复制的功能，而且具有创新的功能。"著名化学家门捷列夫在睡梦中清楚地看到了元素周期表，使各种元素得以按最佳方式排列。德国化学家凯库勒长期冥思苦想苯的结构，有一天在梦中想到了，从而为芳香族化学研究奠定了基础。科学研究表明，有梦的快动眼睡眠有益于记忆，能阻止大脑对新知识的遗忘，有助于人们的创造性思维。

6. 有助于稳定人们的精神状态

有人做过剥夺有梦睡眠的试验，在有梦睡眠时把受试者唤醒，然后再让他睡。于是，他又经过无梦睡眠阶段，进而转入有梦睡眠阶段，此时再将他唤醒，这样就又剥夺了他的有梦睡眠。如此长久下去，他就会出现精神失常，甚至神经错乱。由此可见，有梦睡眠有助于稳定人们的精神状态。

梦是在睡觉时发生的，但是，人们往往把没有梦的睡眠当成是好的睡眠，认为做梦是搅乱睡眠的。恰恰相反，做梦有时候是可以起到"保护"睡眠作用的。

自我先兆疾病需要留神

（一）人体会说话，告诉你缺啥

1. 咬指甲

咬指甲，是因为人体内缺少钙或其他微量元素。人的头发和指甲里含有钠、钾、钙等各种矿物质，有了这些矿物质，就有助于消除体内焦虑时产生的一些多余的酸性物质，因此有很多人精神紧张时，不自然地咬起自己的手指甲来。补充矿物质，就可以改掉这一小毛病。

2. 偷吃生盐、砂石子

有的人偷吃生盐、砂石子，出现这一毛病，主要是因为体内缺钙、钾、铁或其他微量元素。这一病态症状有多种类型。属于缺铁性贫血的，症状表现为面色苍白，唇舌淡，体黄胖，肚子青筋，多因体内有寄生虫所致，大多属于肺吸虫病或肠道钩虫病。此外，蛔虫病与蛲虫病也较为多见。此类病症，一般情况下是小孩多发。因此，家长应多加留意，观察晚上孩子睡觉后，是否出现咬牙或磨牙齿的现象，出现这一病症，可能是因为孩子的肚子里有寄生虫。此外，也有可能是因为孩子脾胃内有湿热所致。若发现此类病症，最好的治疗方法，是先给孩子吃驱虫药，最好是在春季与秋季各进行一次。平时应让孩子多吃含铁、钙等微量元素较丰富的食物与蔬菜，如菠菜、黑木耳、铁苋菜等。如果贫血严重，还需口服多种维生素，或者服用含铁的补血物品。

3. 皮肤发黄

人的皮肤发黄有各种缘由。其中，有一种皮肤发黄的现象，是因为人体内缺乏甲状腺素，因此引起甲状腺功能减退。当甲状腺素缺乏时，人体内的胡萝卜素就堆积过多，此时人的皮肤就会发黄。反之，甲亢症状就与此不同了。

此外，还有一种病理性的皮肤发黄，应加以鉴别。病理性皮肤发黄的病因及症状较多，如见于黄疸性肝炎患者、溶血性黄疸病患者、各类血液病的贫血症患者等，或阳黄、阴黄、急黄、湿黄、姜黄及黄胖等范畴的皮肤发黄症。此类病症始发时多是因为人体内缺乏微量元素与营养，之后导致并发症产生，形成了严重性病变。在治疗过程中，一定要注意查清病因、病机及其病证发生、发展的过程，合理地进行药疗和食疗。

4. 上臂出现鸡皮疙瘩

有的人在上臂出现鸡皮疙瘩，多因体内缺乏必需脂肪酸。皮肤上的细小硬性凸起纹点，称毛发角化症，尤其在患者的上臂、大腿或臀部，这些部位本来就是皮脂偏少的地方，更容易出现角蛋白过剩的现象。此类病证治疗的最佳途径是：患者要摄入鱼油、鸡蛋、亚麻籽油等。

此外，有的人上臂出现一种鸡皮疙瘩，是突发性的，短时的，出现得快，消失得也快。患者出现这种病证时，是其正在小便之时，或是在小便以后，出现了冷战的现象。还有一部分人，是在其精神紧张时突发这种病证，多因肾阳虚弱，临时不能上蒸所致。对此，要使用食疗之法，多吃些补肾纳气助阳的食物，多吃含锌、钙和钾的食物，如核桃仁、补骨脂、杜仲、山药等。治疗方法是：用白茅根 30 克，牡蛎 50 克，牛膝 20 克，煎汤服 10 天，此为 1 个疗程。

5. 跷二郎腿或盘腿而坐

有些人喜爱跷二郎腿或盘腿而坐，这是一种病态习惯，有这种病态习惯的人，大部分是因为其血压偏低或过低，下意识地盘腿，这是一种保证血液供应的选择。同样，盘腿而坐过久，常跷二郎腿，也会减少腿部的血流量，以防止血压降低。这里特别指出，病态的习惯盘腿而坐，与习练气功者所特意做的盘腿而坐，不能相提并论，两者不是一回事。

在此，介绍几个防治血压过低的方法。一是经常服食坚果类或贝类食物，如核桃仁、开心果、桂花肉、红枣等；二是经常进行体育锻炼。

6. 鼻子与牙龈出血

有的人经常出现鼻子出血（鼻衄）或牙龈出血这一病症，多因体内维生素 K 或维生素 C 缺乏而致。这种情况若时常出现，说明凝血机制出现了问题，多缘于吃饭偏食或挑剔，一般情况下，在营养不良的人群中多见。治疗的方法很简单，平时多吃蔬菜瓜果，如菠菜、花菜、西红柿、苹果和大葱之类，特别是要多食用含有维生素 K 或维生素 C 的食物，饮食多样化，达到饮食均衡。此外，还要多进行有氧运动，以提高细胞灌氧量，使气血畅和运行，体内气充血足。之所以这样做，是因为气能固摄血海，有提高凝血机制的功能，还有延长血小板寿命和发挥血细胞功能的作用。

7. 手抖

在年龄已过 40 岁以上的人群中，约有 5% 的人会有莫名的非神经性手抖症，据多年来的临床观察，产生这一现象，可能是因为这些人体内缺镁和维生素 B_1 造成的。镁和维生素 B_1 易溶于水，极易被排出体外，因此，人体需长期补充和摄入含镁与维生素 B_1 的食物。另外，体内缺乏镁的人，还易发生晕车、晕船、晕机等现象，甚至会出现没有原因的眩晕症。对手抖这一症状，中医学认为，因"肝肾阴虚，肝血不足"而致。"血虚生风，阴虚动风"，可致手抖。肝的生理功能是主藏血，主疏泄，调和血量，主筋，其华在爪。肝阴、肝血虚，则"生风"，风性主动，风善行而数变，风为阳邪，其性开泄，风为百病之长。总之，手抖一症与肌肉瞤动的症状，多属肝血不足，血气紊乱，缺乏微量元素等情况，平时多吃含镁、维生素等补血益气的食物，多吃水果和蔬菜，多进行有氧运动，以培补元气，扶助正气，使人体"正气存内，邪不可干"，达到以正御邪，以静制动，使之阴阳平复之目的。

8. 妊娠纹

人体出现妊娠纹，多因体内缺锌或维生素 E。妊娠纹常见于怀孕的妇女，不过还有另一种情况，青春期时期女孩突然变胖，长大后也会长妊娠纹。这里应该注意一种情况，缺锌的人应多吃贝类、坚果和奶酪等富含锌元素的食物，然而，食物中的锌很难被人体吸收利用。多数食物里的锌，会随水分流失，因此，食用时最好连汤一起渴掉。人体缺锌，其临床症状很多，如复感性的口腔溃疡、顽固性的皮肤斑癣和性功能过早衰退等。

9. 耳屎过多

中医学认为，"肾开窍于耳"，人的听力强弱，与肾功能密切相关。正常情况下，耳内分泌物均匀，颜色正常，这种分泌物可保护耳膜，并且还有防御功能。如果耳朵内耳屎过多，且还呈过硬的块状，就会影响听力，造成瘙痒，多因缺乏必需脂肪酸所致。此时有些人误以为是耳朵内有细菌，出现了感染，并试图清除感染源。使用此法，十分不当，其结果，不仅没有消除耳屎，反而会生成更多的耳屎。其实，耳屎过多，从其颜色与质量上就可加以辨证，并依此物可测试到人体的差异、变异与特异。

10. 多汗

人体正常出汗，是一种生理现象，人的体汗可以滋润皮肤，还有排毒作用。如果一个人不出汗或出汗较多，则属不正常的现象。有一部分人体汗较多，多因体内缺乏铬或钾，内分泌系统紊乱而形成的病态状况，会导致血糖升高。数项研究表明，铬元素能稳定血糖，并使人体内的胰岛素达到平衡水平。然而，铬在食物的烹饪过程中流失太大，因此，这部分人平时必须注意饮食，在做饭时注意做法与吃法。

出汗若属于病理性的特征，称为"病汗"。症状不一，种类很多，如自汗、盗汗、黄汗、红汗、战汗、偏汗和阴尸汗等。汗状不同，其病症也不同，病因也比较复杂。

（1）自汗

这种汗均在白天出，不管天气是热是凉还是温，人皆出汗，并且是大汗如流，多属阳气虚。或因体内缺钾、铬等微量元素所致。

（2）盗汗

盗汗是人在夜晚睡沉后出的汗，醒后汗即止。"盗"是"偷盗"之义，即在人不知不觉时偷偷地出汗，中医称"阴虚盗汗"，属于阴虚证。

（3）黄汗

汗出肌肤，色黄染衣，称"黄汗"，系由人体内色素过盛，肝胆循环受阻，引起胆红素与尿胆原升高，体内代谢功能降低所致。严重者，可并发甲型肝炎与溶血性黄疸肝炎等病症，临床表现为黄汗、皮肤黄、尿黄、目黄。

（4）红汗

人体出的汗，色如鲜血一样的红色，因此称其为"红汗"。中医学认为，肝肾阴虚，内热炽盛，干扰相火，肝胆湿温，蕴热化火化风，风与火相扇相助，使得血热沸蒸，故出红汗。

（5）战汗

"战"指战斗，意即身体经历了大病后出的汗。战汗出现在人生了某种大病，久病不愈的晚期，即我们常说的危险期。正气与病气决一死战，突然大汗淋漓，先是大汗如流，后是大汗如油，汗尽突止，此为"战汗"。如果汗止，身上发热烦躁，此病将绝，必亡。如果汗出后身凉心静，此病转轻，此时抓紧抢救，保津液，留得一份汗，就可保护一份生机。原因为何？"血汗同源"也。

（6）偏汗

有的人头上出汗而身上无汗，有的人半身出汗，此为偏汗，是因人体内气血不和、阴阳偏盛或偏衰所致。

综上所述，人体出的汗有生理与病理之分，病汗虽多，病因却不一，轻重也有别，在调理与治疗时，应让病人明白出汗的种类与调理知识，积极配合。调理方法多样，如食疗、运动疗法等，多进行有氧运动。若出现红汗、黄汗、战汗、偏汗、盗汗等病证，一定要抓紧治疗。

（二）留心清晨疾病的报警信号

1. 清晨头晕

患有颈椎骨质增生，可能压迫动脉，影响大脑的血液供应。而血黏度增高时，血流减慢，血氧含量下降，大脑供血供氧也受到不良影响，加之血黏度的高峰值一般在早晨出现，所以早晨头晕者多有颈椎病或有高黏血症。

2. 晨僵

晨僵，指清晨醒后，感觉全身关节、肌肉僵硬，活动受限。在慢慢活动中，关节和肌肉才逐渐伸展开来。如果清醒后有明显的晨僵感觉，且全身关节活动不灵活，说明患者有类风湿、风湿、骨质增生等疾病。一些过敏性疾病的患者，如多形红斑、皮肌炎和硬皮病等患者，也会出现明显的晨僵现象。

3. 清晨心慌饥饿感

有些人在凌晨4~5点从睡梦中醒来，感到饥饿难忍，心慌不适，还伴有疲乏无力。食后症状可稍微缓解，但仍口干舌燥、想喝水，这些症状在吃早饭后逐渐消失。这便提示有可能患了糖尿病。

4. 早醒失眠

有些老年人在早晨4~5点即从睡梦中醒来。睡醒后疲乏无力，但却再难入睡，而且醒后心情一点也不轻松，常常感到郁闷不快。据临床观察，早醒失眠主要见于各类抑郁症和精神心理障碍的病人，尤以抑郁症患者多见。

5. 清晨浮肿

如果在清晨醒后，头面部有明显水肿的迹象，特别是眼睑水肿，或伴有全身水肿，提示很有可能患上肾病或心脏病。一般来说，肾病引起的水肿以头面部为主，清晨起床活动后，水肿可以逐渐减轻。而心脏病引起的水肿，则以全身水肿和下肢水肿为主。

（三）多种先兆症状需留神

在日常生活中，自我防病与治病的意识必须增强，前文已经介绍了清晨疾病的报警信号，下面再介绍一些并无确定时间的病症先兆，以便为人们及早防治疾病提供较多的科学依据。

1. 单侧腿痛

单侧腿痛常被误认为是肌肉疼痛性痉挛，国内外有关心血管病专家认为，长期懒散生活会引起血流缓慢，尤其是有吸烟史或常服避孕药者，其血细胞更易形成血栓，引起腿肿痛、行走困难。

2. 腿和脚踝肿胀

腿和脚踝肿胀，并且体重有所增长，这很有可能是甲状腺功能衰退。

3. 持续性咳嗽

持续性咳嗽，并伴有发热、盗汗、乏力、体重减轻的患者，特别是5岁以下的儿童和育龄妇女，或常与肺结核患者接触的人，提示可能出现肺结核、支气管炎、过敏症、哮喘和肺癌等疾患。

4. 夜尿频繁

夜尿多、乏力而又明显消瘦者，可能是糖尿病早期症状，应尽早测试血糖含量。此外，尿频也可能是尿道感染所致，是前列腺疾病的报警信号。

5. 指甲断裂、褪色或出现沟槽

指甲断裂，提示甲状腺遭到破坏或身体缺乏矿物质。指甲逐渐发黄增厚，可能是出现牛皮癣的前兆。指甲上出现纵向沟槽，提示可能患胰腺炎、关节炎或小肠炎。指甲出现横向沟槽，提示可能有心脏疾患或肠道感染。

6. 吞咽困难

肥胖、吞咽困难、剑突下有烧灼感者，多是出现反流性食管炎的前兆，这是食管下端括约肌功能失调所致。此外，还应考虑食道癌的可能性。

7. 舌头发烫

舌头发烫，多是患了传染病后伴随而来的症状。若抓紧治疗，病情有所缓和，舌头也就不发烫了。如果不是这种情况，那么有可能是缺乏维生素和贫血，或者是造血机能遭到了破坏。

8. 头痛

国外风湿病学专家向高龄妇女提示，午夜至凌晨有时出现剧烈、持续、跳动性头痛者，可有颈动脉炎存在。如不及时治疗，会并发单眼或双眼失明。

9. 剧烈腹痛

剧烈腹痛，始于中上腹，渐次再局限于右上腹胆囊。这些病区的疼痛常被当作胃痛。经服药，疼痛尚不能缓解者，有出现胆囊炎或胆石症的可能，应做 B 超检查。

10. 腓部痉挛

腓部痉挛，多发生在夜间。可能因为肌肉过度紧张，也可能是因为缺镁。严重时，可能会得静脉疾病。如果这种疾病得不到及时治疗，那么就有患血管栓塞的可能。

11. 单眼短暂性失明

单眼视力模糊或突然失明，几分钟后又恢复正常。这是中风的前奏。青光眼患者也常伴有此症状。

12. 脱发

如果您的头发大把大把脱落，很有可能是荷尔蒙分泌发生了严重障碍的缘故。此外，贫血和缺铁，以及长时间紧张劳累和情绪不佳，都有可能造成突然脱发。

13. 口腔溃疡

舌尖、嘴唇有白色点状或块状溃疡，如发展到出血、颈部淋巴结肿大、发音不清晰时，有可能转化为口腔癌。

14. 耳鸣

耳朵里有嗡嗡声或叮叮咚咚之声，这可能是患中耳炎的最初迹象。如耳内有叩击声，这预示着患有高血压病。另外，糖尿病、食物过敏反应、循环障碍等病症，也能引起耳鸣。

15. 口臭

如呼吸时闻到丙酮的气味，则可能患有糖尿病。如口内有"黏土味"，有可能患有肝炎或肝硬化。如口臭，又能嗅到尿味，可能是肾病的征兆。如呼吸时呼出腐烂气味，多是牙齿或牙龈发炎。

16. 眩晕

如耳朵突然失聪，或四肢常有蚁行感，多是中风病的先兆。如突然出现严重头晕，并伴有头痛、恶心、呕吐，或发生意识障碍，这可能是发生脑溢血的迹象。另外，眼睛不适或有病，也常常会引起头晕。

17. 自感视物昏花，有远视、近视或斜视

自感视物昏花，有远视、近视或斜视，主要是脑细胞缺氧与视神经细胞缺氧或视神经感染病毒所致。

18. 糖尿病先兆

每当夏季来临，天气炎热，有一小部分人的脖子总是发黑，当然跟太阳光照有关。但是，有一种情况是糖尿病早期，内分泌系统紊乱，颈项部（脖子）越来越黑，洗不干净，皮肤皱褶处出汗后不易干，时常处于湿润状态，因皮肤皱褶反复摩擦，导致皮肤增厚、色黑、角质化，慢慢地形成一层黑绒绒的皮肤损害，医学上称"天鹅绒样改变"。继续发展下去，黑皮上又长出一些皮赘，不仅仅发生在脖子，也可以发生在腋窝、大腿内侧及阴部，这类假性黑棘皮病的发生和身体内分泌系统的异常有很大的关系。在糖尿病的早期和前期，有一部分肥胖病人体内的胰岛素会导致机体进一步体重增加，心、脑、肾的功能负荷增加，血压升高，并且会极大地加重胰岛腺分泌胰岛素的负担。长此以往，胰岛的功

能就会受到严重的损害，终有一天，当胰岛腺分泌的胰岛素量不足以代偿胰岛抵抗的时候，血糖必然升高。所以说，"天鹅绒样改变"的黑色皮肤，多是糖尿病的先兆。发现黑脖子要定期去医院体检。

19. 癌症先兆

早上起床后，咽喉发干、发黏，第一口咯痰带血等，警惕鼻咽癌；原有乳腺瘤，突然皮肤改变，像橘子皮样，警惕乳腺癌；妇女白带异常，性交时有痛感，性交后阴道有血丝，警惕子宫颈癌；突然大便形体变化，大便色成酱色，警惕直肠癌；有时呛咳、低热，胸背有时隐痛，警惕肺癌；厌油、厌食、乏力、腹胀、右胁肋常闷，警惕肝癌；食欲减退，上腹时常隐痛，不明原因的腰背痛，警惕胰腺癌；咽干燥，胸前后时隐痛，后发吞咽滞留感，警惕食道癌；面色萎黄，时有皮肤瘀血点，半年后鼻出血，夜晚低热，下肢肌肉疼痛，注意血癌等。

20. 大病与疑难病的先兆

一般可在病前1~3年出现不完全的信号。另外，同源器官、一源二歧或多歧的器官，疾病先兆症状（信号）基本相似，注意分别辨别诊断。如肠癌发生前两年左右，出现易感冒，时常打喷嚏，皮肤易过敏，一年后大便出现异常等。因为肺与大肠是阴阳表里关系，临床治疗肺病时，侧重清大肠，效果显著。

有关各系统病症的先兆很多，还有全息先兆、梦先兆、气象先兆等，以后再详谈。总之，我们的宗旨是：盛世良方，预防为主。

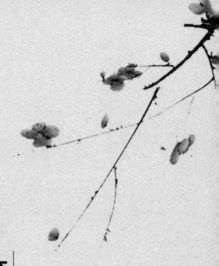

第八章
官窍先兆的临床意义

　　人体的五官九窍、四肢百骸与内脏器官相通相连，中医学认为，"清阳出上窍，浊阴出下窍"，清升、浊降才是人体正常的生理功能。反之，"清气在下则生飧泄，浊气在上则发䐜胀"，中医学把消化系统分为"七冲门"。唇为扉门齿，咽喉为护门与吸门，实际上它们是进口，下为魄门，功能是出口，所以人体的进口与出口平衡，主要是靠气的升降出入来完成的，能明确人体的解剖知识，知通人体内外的生理功能，才能知道异常的变化。所以，五官九窍是反映内脏盛衰先兆的报警器，特别是排毒器官一旦出现问题，从毒素开始发展到毒垢，再致毒瘤，发生肿瘤与癌毒，甚至死亡。所以中医的问诊，问二便与月经为问诊的重点。

口唇的先兆意义

　　中医学认为，脾开窍于口，唇为脾之外廓，"七冲门"之一（扉门），口为胃之门户，齿为护门，咽（厌会）为吸门，故唇口主候脾胃，脾主肌肉，脾又是人体肌肉之外相，所以上唇分布属肾，下唇属脾，内含齿舌，内外相应，同候脏器精气。现代医学也认为，口唇分布着丰富的毛细血管与神经，它能灵敏地反映内脏疾患与外感冷热等不良的刺激。

　　唇为口之城郭，言语之门户，唇宜丰润红活，方正端平。在望诊时细察口周发黄为脾胃湿热之证，口周苍白为气血不足之象，口周青灰为心阳虚衰征兆，口周发蓝是中毒的险讯。

　　又如，唇的改变对一些疾病有一定的先兆意义，如"唇吻反青，四肢执习者，肝绝；环口青鰲，柔汁发黄者，脾绝；鼻黑唇肿者，肺败；厥而青肢冷者，为入脏即死"。《望诊遵经》载："舌卷囊缩，唇青黑者，死证也。"临床上，唇青黑多为循环衰竭的恶候，预后往往不良，惊风出现口撮多为险兆。再如，朱丹溪曰"凡下痢……唇如朱者俱死"等，皆可说明唇的异常在许多疾病中具有先兆意义。

　　唇黏膜色泽变化可反映脏腑气血的状况，如黏膜色淡为脾血不充的征兆，黏膜色鲜红为脾热，黏膜暗为内有瘀，黏膜紫蓝为心肺虚衰征兆。此外，唇黏膜的异常斑点，还可以预报内脏疾患。据报道，下唇黏膜上的紫色斑块，呈圆形或椭圆形或融合成不规则形，色紫黑，不高出皮肤，压之不退色为阳性，检查结果显示，胃癌阳性率为 60%，食管癌阳性率为 58%，肝癌阳性率为 39%，肠癌阳性率为 48%。总之，唇诊在临床应用中是非常重要的。

齿的生理与病理先兆意义

齿为"七冲门"之一，称护门，为维持消化系统的生理功能起着重要的作用，故齿为肾之外候，牙龈乃胃之外露，所以说，齿龈是肾精的盛衰和胃津存亡的指示器，诊齿龈可测试先天与后天的潜病信息。

1. 齿、齿龈先兆的生理基础

齿为骨之余，肾主骨，故齿为肾之外候。龈者肉之延伸而主于胃，齿为肾之余，龈为胃之络，肾与胃一为先天之本，一为后天之源，共同维持着齿龈的生长、发育。如《素问·上古天真论》曰："女子七岁，肾气盛，齿更发长，三七肾气平均，故真牙生而长极……丈夫五八，肾气衰，发堕齿槁……八八，则齿发去。"

齿龈除与肾、胃联系密切外，还与大肠有关，如《灵枢·经脉》曰："手阳明大肠经……入下齿中……是动则病，齿痛颈肿。"此外，冲脉、督脉之循行环唇而上行，其经气必然渗注齿龈，因此又有齿龈根于冲、督之说。

齿的形状还可反映人的气质，详见《易经》。

2. 齿、齿龈先兆的临床意义

（1）齿为肾、督脉盛衰存亡的外镜

前文已述，齿的生长发育取决于肾的盛衰，因此齿能较早反映肾、督阳的面貌。如齿小而稀者，提示肾气先天禀赋较差；齿黑枯焦者，肾热；满口松动、牙齿早落者，为肾气衰惫早衰之兆。临床上许多慢性牙周炎导致过早脱牙、牙齿松动，多因肾虚、肾精不能上荣之故。出牙迟，为小儿肾虚、先天禀赋不足所致的"五迟"之一。牙齿松动、齿根外露为肾、督阳大亏之兆，因肾主蛰固，齿摇是肾失于维系所致。

同样，通过牙齿的荣枯坚落也可推测人体的寿夭吉凶。如齿荣坚固，象征肾、督气盛，主寿；反之，齿晦松落，预示肾、督气衰，主夭。临证可供参考。

（2）齿龈为胃津肾液存亡的预兆

齿为肾液所濡，龈为胃津滋养，故齿龈的荣枯能反映胃肾津液的存亡，尤能预报热病伤津耗液的程度。故叶天士说："温热之病，看舌之后，亦须验齿，齿为肾之余，龈为胃之络，热邪不燥胃津，必耗肾液。""齿若光燥如石者，胃热甚也；若如枯骨色者，肾液枯也。"故齿焦提示肾水枯，无垢预报胃液竭。临床上逢齿只能润及上半截，则为肾水不承、心火上炎之兆，急需清心火、救肾水，方能救危。

（3）齿的先兆意义

齿为骨之余，肾之标。如《灵枢·经脉》曰："足少阴气绝则骨枯……故齿长而垢发无泽，发无泽者骨先死。"《素问·诊要经论》亦曰："少阴终者，面黑齿长而垢。"此外，齿槁又为肾液竭的先兆，见此者，大多预后不良。如《灵枢·寒热病》曰："骨寒热者……齿已槁，死不治。"临床上齿光无垢预后不良，前人十分注重齿龈对疾病的预报意义，如《温热经纬》曰："若齿垢如灰糕样者，胃气无权，齿焦无垢者死，齿焦有垢者肾热胃劫也，当微下之，或玉女煎，清胃救肾可也。"此外，前人还注意到齿瓣，认为齿瓣黄如豆瓣色者多险。

前人还注意到齿根枯白者为大虚之证，又言："唇亡齿寒为衰惫之兆，齿如黄豆者，肾气绝也。齿如熟小豆，其脉躁者，阴阳俱竭也。唇肿齿黑者，死证也。唇肿、唇黑齿焦者，肿胀之死证也。病人齿忽变黑者，十三日死也。目无精光，齿黑者，心肝绝也。唇枯齿干者，死候也。"总之，齿牙暴枯、暴黑或暴寒者皆为热病的三大征兆，对脏腑功能的盛衰与津液的存亡有着重要的预报意义。

目先兆的临床意义

眼睛为心灵之窗。眼睛是人体的视觉器官，更是人体重要的信息站。因为心脏与脑都是元神之府，眼睛上受大脑的视神经支配，下受五脏六腑的精气供养，由全身的经络内外沟通，所以说，眼睛虽是人体的一个小器官，却与五脏六腑及奇恒之腑有着千丝万缕的联系，特别是与肝、肾、心、脑关系最为密切。此为"望神"中的重要内容。

1. 目先兆的意义

心藏神，心为目之府，故神通于心，外应于目，目是传神的器官，也是神病的外观。先有正常的神，方有正常的视，神乱则视惑。

目为肝窍，为肝之外候。足厥阴肝经"连目系"，"肝气通于目"，故肝病极易反映于目。如《望诊遵经》曰："目大者，肝大。目小者，肝小。目深者，肝坚。目露者，肝脆。目高者，肝高。目下者，肝下。目偏倾者，肝偏倾。目端正者，肝端正。"目睛属肝，说明了目候肝的特殊意义。

肝主升发疏泄，目位高巅之上，惟肝气充旺，阳气上升，目始能受煦而视，因此，《内经》曰："气脱者，目不明。"强调了目视与肝气升发的关系。临床上，虚脱患者，首先出现目视不明的症状。

目虽为肝窍，但木为水生，肝肾同源，肾主津液，上润目珠，故肾与目同样有着滋煦的关系。如肾藏精，精生髓，脑为髓海，髓亏则目不明，故《灵枢·海论》曰："髓海不足则脑转耳鸣，目无所见。"肾主水，瞳仁属肾，肾又通胆窍，肾胆同源，故肾胆正常，瞳神始明。临床上，如肾亏胆汁不足，则瞳仁失濡而每患视物昏渺之疾。目疾中，诸如视网膜、晶状体、玻璃体、视神经、色素膜、青光眼等都无不与肾、胆有关。如眼底色素病变，同样是肾病变的反映，故《素问·五脏生成》说："心之合脉也，其荣色也，其主肾也。"

瞳水属肾主阴，肾水不足易致瞳神不圆，胆火炽旺引起神水不清，瞳神散大提示青光眼视神经萎缩等，皆与肾、胆有关。因此，瞳神的异常可以反映肾的阴阳状况，是肾疾患的预报器。又目下暗斑是肾虚有瘀的标志，目下微肿又为肾虚水肿之征，尿毒症患者每有视力模糊等，皆说明目对肾的预报意义。

2. 目之不良征兆

《灵枢·四时气》曰："视其目色，以知病之存亡。"临床上，目内陷、目黑和目暴盲皆为三大不良征兆。目内陷、甚而露精为脏精竭，《素问·三部九候论》早有记载："目内陷者死。"目黑为肾竭，目暴盲为气脱，皆为预后不良。此外，目睛直视，如《伤寒论》大承气汤证，为阳明邪热灼伤津液，津不上承，目系失濡之征兆，而瞳子高、双目上视又为风症、惊风、痉病的不良征兆。

此外，目尤能反映经气的竭绝，如戴眼为足太阳气绝的兆候。故《素问·三部九候论》说："瞳子高者，太阳不足，戴眼者太阳已绝，此决死生之要，不可不察也。"此外，两目直视为少阳终之兆，如《素问·诊要经终论》说："少阳终者，耳聋百节皆纵，目睘绝系，绝系一日半死。"

又"目为心之使"，故能外应心之危候，"心为五脏六腑之大主，主动则五脏六腑皆摇"。君主一动，百官皆摇。心主神，故目光最能反映心神的异常，因此视目光有神、无神，常为心神存亡的标志。临床上瞳仁神光自散、目不识人，常为神亡命欲竭之不良征兆，故《素问·玉机真藏论》曰："目眶陷、真藏见、目不见人，立死。"

目在预报五脏绝证方面也很有意义，如前贤认为，中风、鼻鼾目瞑者，肺绝。直视摇头、汗出者，心绝。目合、厥不知人、爪甲青者，肝绝。狂言目反、直视、遗尿，肾绝。目陷睑收或眼睑暴垂者，脾绝。若直视不转睛，则五脏俱绝矣。说明目在预报五脏不良征兆中确有突出价值。

明确目先兆病症，在治疗时就能分析目疾的病根在内的病机。要分辨虚实，眼疾实证为多，治疗大法为疏肝、清心、醒脑开窍，佐以通下；虚证治以益肾，柔肝利胆，清升降浊，健脾降胃气，通肠为顺。特别是当今青少年远视、近视、斜视多发，在治疗时一定要养肝益肾、和脾胃、清心肺，方可治疗。防治时勿忘配合有氧运动，以提高免疫功能和神经细胞的灌氧量。

眉先兆的预报意义

当今社会，很多爱美人士都想修眉，实际上自然的眉象是反映人体气质及体质的重要标志，同时也是肾上腺皮质功能盛衰与性格强弱的信号。

如眉毛粗、浓密、色黑者，体质较强，精力充沛；眉毛疏淡、色黄者，体质多弱，精力偏差。眉毛的粗细与长短，成正八字还是倒八字，眉间距的宽窄，都可反映人的性格和胸怀。

眉相与肾气的盛衰及衰老密切相关。如眉毛黑而浓密光泽的提示肾气充足，眉毛淡疏的提示肾气较弱。40 岁以后眉毛外侧逐渐掉落为自然衰老征兆，40 岁以内眉毛掉落较频的为早衰先兆，尤其外眉 1/3 稀疏为肾气衰减的标志，如肾上腺皮质功能减退症，则常见此证。故眉毛又称为"保寿官"，和寿夭有密切的关系，老寿星的眉毛也多偏长。

眉毛黄而枯焦，为肺气虚的征象，小儿及营养不良者常呈此相；眉毛黑而色泽光亮的，为气血充足的佳兆。

此外，眉间部位对疾病也有一定的诊断价值。眉间部位称为印堂，又谓之"阙"，乃肺部色诊之位。肺部疾患，往往在查印堂时有所显现。如肺气不足的病人，印堂部位呈现白色，而气血郁滞者则变为青紫色。

前贤还认为印堂为紫炁星，在两眉头中间，要丰阔平正，两眉舒展，方为吉相，所谓"印堂平正命宫牢"（《神相全篇》）。

望眉与望目结合，一目了然看神、气、色，可测知内脏反映也！

人中先兆的临床意义

　　望人中先兆可知人体真气（元气）的盛衰。肾元之气，分为元阴与元阳，它们的主要任务是负责人体的生殖系统与泌尿系统的生理功能，如果两大系统出现问题，可直接反映到人中。人中的形色先兆，可预兆人体生命寿夭。

　　人中反映肾气、命火的盛衰状况，因此对生机的盛衰存亡有着重要的预测意义。据临床观察，人中宽直、色泽明润、沟道红活者，预兆肾气盛、命门火旺、阳气足。反之，人中窄短、色泽枯滞、沟道发暗者，预示肾气亏乏、命火偏衰、阳气不足。因此，人中可以反映寿夭，如人中明润、红活者寿；而人中枯憔发暗，又为衰老的征象。人中色黑，或有黑斑黑块者，往往预兆肾阳虚，提示患有肾上腺皮质功能不足或脑垂体功能不足等肾虚疾患。临床上人中色暗者，常有畏寒、肢冷、溺清、宫寒不孕、阳痿、性欲减退等肾阳虚、命火不足的证候。

　　人中色黑为命火大衰，肾气欲竭之征兆，预后不良。古代文献也有"人中白者不治，人中黑者死"的记载。临床上肾衰患者人中发黑；生殖系统及泌尿系统癌症患者人中色滞有瘀斑；久病危证，人中汗出如油，又为大虚之兆。《中藏经》曰："面青，人中反者，三日死。"说明人中可预测死生。

　　人中的形态一般由先天而定，不易改变，大致有如下几种：

1. 人中短浅

人中短浅色淡者，提示小子宫，宫颈短或阴茎短小。据临床观察，此种人性欲较低，多有不育症，女性可有月经初潮迟、经量少，男性可有阳痿、遗精。

2. 人中狭长

人中狭长、沟深色暗者，往往提示子宫颈狭长，男性可见包皮过紧或过长，女性多出现痛经。

3. 倒梨形人中

人中上宽下窄，多提示子宫后位。

4. 双人中

双人中，多提示内有双子宫。

5. 人中隆起

人中隆起，多预示子宫内有肿瘤或肌瘤。

6. 人中起疹

人中起疹，多提示宫颈糜烂、附件炎，男性可有前列腺炎、精索炎等。

7. 人中有瘀斑

人中有瘀斑，多提示有子宫内膜结核或肌瘤、附睾结核、精索静脉曲张等。

8. 人中不正

人中向左倾斜者，提示子宫偏左；人中向右倾斜者，提示子宫偏右。人中偏左或右，有部分人属于心气虚，导致心脑血管供血不足，大脑神经细胞缺氧而致面神经功能失调。

耳先兆的意义

　　人体的五官中，最灵敏的就是视听器官。耳朵是人体重要的听觉信息窗口，耳占人体的总面积很少，但它是人体重要的信息接收站，古人称它为"采收官"，现代人称它为"收发器官""收信机"，它是人体内脏与宗脉之所聚的总枢纽，故《灵枢·口问》说："耳者，宗脉之所聚也。"脏腑经络的病理可反映于耳，通过耳可以较早地预报体内疾患，因此耳是人体体表外窍中的重要"荧光屏"，通过耳相可以窥测内脏的疾患。耳部是人体信息输出和输入最强、最集中的地方之一，人体各脏器、各部位于耳部皆有集中反应点，故耳具有重要的先兆意义。

　　耳与人体脏腑经络皆相关联，尤与肾、心关系最为密切。

　　耳与肾的关系：耳为肾所主，肾开窍于耳。《素问·阴阳应象大论》曰"肾主耳"，"肾在窍为耳"。《灵枢·脉度》说："肾气通于耳。"

　　耳为肾之官，耳轮枯焦发黑为肾败。肾主藏精，为五脏之根，故耳郭萎缩是五脏俱竭的征兆。此外，耳聋、舌卷、唇青，预兆厥阴气绝，亦属难治。《中藏经》论耳部不良征兆："黑色起于耳目，渐入于口者死；赤色见于耳目额者，五日死；肾绝耳干者，六日死。"记述了耳黑、耳干和耳赤的先兆意义。《素问·诊要经终》亦曰："少阳终者，耳聋百节皆纵……一日半死。"临床上耳郭过度肥满红亮者，又为中风先兆；下消耳焦为肾竭之象。日本柳谷素灵等观察到耳郭薄而干焦者，多提示糖尿病、肾脏病、心脏病等，预后不良；而出现缩小、震颤、灼热等，也象征不良后果。总之，耳缩、耳黑、耳凉及暴聋四大症为不良征兆，非肾竭则为精脱。

另外，癌反映到耳穴可见皮下结节，其特点是压痛强烈及不移动。皮下结节的移动程度及压痛程度，往往作为良性肿瘤与恶性肿瘤的鉴别要点。

其次，采用耳穴疗法防病治病，效果奇特，在临床运用中是一个不可缺少的科目。

鼻先兆的预报意义

1. 鼻先兆的理论基础

中医学认为："肺主气，司呼吸，肺气通于天，开窍于鼻。"鼻在面部中央为脾之要候，鼻旁四周也为五脏外相之缩影，五脏之气息，皆集中于鼻，所以，鼻子又是人体镜中之镜，鼻上部为明堂，在望诊中占有重要意义。

如《灵枢·五色》称："五色决于明堂，明堂者，鼻也。"鼻与五脏的关系极为亲近，因鼻为肺窍，《素问·阴阳应象大论》曰："肺从鼻。"《难经》说："鼻者，肺之候。"足阳明胃经循于鼻，手阳明大肠经上挟鼻孔，手太阳小肠经的支脉上出抵鼻，并且根据中医"内外合一""中以候中"的原理，鼻的下部正中，集中了五净的精气，其根部主心肺，周围候六腑，下部应生殖。因此，明堂及其四周的色泽，可以反映精气的变化，预告疾病的潜在意义。

此外，鼻的形态与人体的气质有一定的关系，可为气质学与诊断学提供参考。

2. 鼻先兆的临床预报意义

鼻为面部五岳之中岳，为一面之柱。所谓"五岳"，即额为衡山，颏为恒山，鼻为嵩山，左颧为泰山，右颧为华山。此为面部的五个突出部位，皆具有一定的诊断意义。

明堂是面部望诊的准绳，故鼻又称为面王。《灵枢》指出："脉出于气口，色见于明堂。"证实了明堂先兆是有其物质基础的。

如《金匮要略》曰："鼻头色青，腹中痛，苦冷者死。""鼻头色微黑者，有水气；色黄者，脾阳虚，胸上有寒；色白者，亡血也。""色青为痛，色黑为劳，色赤为风，色鲜明者有留饮。"

明堂伏色还可以预测五脏精气的盛衰。如见明堂部位黄色隐现，则为脾气来复之征兆。然黄色必须光泽明润，如虽有黄色见于鼻，却干燥如土偶之形，又为脾真脏色见，预兆脾气绝，主死。清代周学海《形色外诊简摩·诊鼻法》曰："鼻头色黑而枯燥者，房劳；黑黄而亮者，有瘀血；赤为肺热，鼻孔干燥、目瞑、漱水不欲咽者，欲衄也；鼻孔黑如烟煤而燥者，阳毒也；鼻孔扇张者，肺绝也；但煤黑而不扇不喘者，燥热结于大肠也；黄黑枯槁，为脾火津涸；大便燥结，鼻塞浊涕者，风热也；鼻孔冷滑而黑者，阴毒也；鼻头汗出如珠，为心脾痛极。"说明了鼻对疾病的预报意义。

鼻纹对疾病亦有一定的诊断意义，如赵氏报道：鼻部出现蜘蛛痣的肝硬化患者，病程多可延长；而鼻部出现蟹爪纹者，疗效较差，且多死于食道静脉曲张破裂之大出血。鼻纹的出现有利于肝硬化的早期诊断，食道下段和胃相连，足阳明胃经起鼻额中，故鼻部的毛细血管扩张和食道静脉回流障碍似有一定的联系。

以上说明鼻（明堂）对疾病的预报有一定的价值。

3."山根"的独特先兆意义

"山根"，又称下极。位于鼻根部，两目内眦之间。根据《内经》"中以候中"的原理，山根部正好候心。山根位于两目内眦之间，由于手少阴经脉"还目系"，手太阳小肠经到达目内眦，心经又与小肠经相表里，其经气均能上达目内眦间。因此，山根色泽的变化最能反映心生机的存亡。临床上发现许多心脏病患者的山根部显现白色，心阳虚时尤甚。心血瘀阻时，轻则出现青灰，重则暗紫。尤其在小儿科，山根的色诊更显得十分重要，如小儿山根青灰示心阳不足，山根发青还可预兆惊风，山根发暗则提示气厥。

山根色青兼黄，提示食厥及小儿腹肌神经癫痫症。临床观察总结：小儿山根筋呈"一"（横行）字形的，提示消化系统疾病；山根筋呈"1"（纵行）字形的，提示呼吸系统疾患。

总之，对于心脏疾病及小儿科杂症，鼻诊中的山根色诊具有重要意义。临床上诊治小儿疾病时，还要结合问诊（家长）情况。

精液信号的临床意义

"精液"是男子的肾精液，精液里内含精子，故名。肾藏精，主生殖发育，古代医家把精液称为"天癸""脂膏""精虫"等。精液藏于精室，如出现滑精与遗精的症状，称"精关不固"。多由于五脏过劳，气虚固摄失调，或某种因素感染而引发相火妄动，扰乱精室，导致精关不固。

1. 遗精是脏劳的信号

（1）遗精是肾劳的信号

精液是肾脂，肾不仅为藏精之脏，亦为"作强之官，技巧出焉"。作强过度，肾精耗夺，致肾虚而封藏不固，皆可引起遗泄。因此，遗泄不独为房劳之警示，亦为肾劳之信号。如做精细操作之人，脑力劳动多度，劳累太过，肾精暗耗，致肾气虚而精关不固，因此，肾劳除房劳外，还有操作过劳的含义。属操作过劳者多为无梦而遗，而房劳者又多为梦遗。

（2）遗泄是肝劳的信号

肝为罢极之本，肝经绕阴器，系宗筋，肝主疏泄，故精液的藏泻除与心、肾相关外，同样受肝的影响。如劳累过度，肝受耗夺，因肝肾同源、精血同源，故肾精亦必受累而致精窍滑脱。故临床上，遗泄常常共为肝肾虚损的信号。

（3）遗泄是心劳的信号

精液遗泄不仅与肾劳、肝劳相关，而且与心、脑、脾关系密切。

心藏神，劳神则伤心，心伤则失交于肾，心肾不交，精关失控而遗泄。

精液虽为肾精，然脑之髓源于肾之精，精髓相生，故脑髓耗用太过，则肾精必然被耗夺，肾精暗耗，阴损及阳，必致肾虚精关失固。

脾与遗泄的关系也很密切，《内经》曰"脾藏意"，"脾藏营，营舍意"，意属于神的内容之一，劳神太过则伤脾，脾伤则运化不及，致脏腑失养而遗泄。临床上，劳神导致心脾两亏、引精漏者甚为常见。

此外，遗精也常为肺劳的标志。因肺金为肾水之母，肺主气，肺金耗亏必下汲于子，肾被耗夺，玉关失固而遗泄。正如傅倩主所说："盖肺经之气，夜必归于肾。""肺金为心火所伤，必求救于子。"按"五行"学说，肺属于金，肾属于水，金可生水，我生者为子，所以肺虚者伤及子。

总之，遗精是人体五脏与脑力过劳的重要信号之一，并非仅为房劳的警告。因此，遗泄对预报五脏虚损皆有一定的意义。

2. 血精信号

血精指精液夹血，且肉眼可见红色。色鲜红为肾阴虚相火过亢，扰动精室血络所致，往往提示房劳过度；如血呈暗红色则为内有瘀之象；如血精兼痒又为有湿热的征兆；而血精夹脓，则为热毒内壅的标志；如有恶臭味，是为内有癥瘕之恶兆。现代医学认为，血精是前列腺疾患（包括炎症及肿瘤）的前驱症状。前列腺癌生长缓慢，长期处于潜伏状态，待出现血精警示时，癌肿已属晚期。此外，血精亦为精囊炎和睾丸外伤的信号，脓精则为睾丸、附睾炎症的特征。

3. 精液清冷的信号意义

精液冷而清稀，又称"寒精"。如出现于中老年人，则为肾虚、命门火衰的征兆。如青年时期即发现，又为先天元气不足、无子的预兆。如性腺功能减退，肾上腺皮质或脑垂体功能减退，诸如睾丸炎后期、睾丸发育不良、隐睾等，其精液清冷皆为重要信号，常伴有阳痿、早泄等症。以上皆说明精液清冷是脏虚、劳症的标志。

当今社会，人们的工作压力、经济压力过重，特别是都市白领们，身体就像"永动机"一样，不停地转动着，他们的健康正悄无声息地被一点点地透支。出现精液信号的男士们，要抓紧养护身心，提前调理，因为人有三宝（气、血、精），三宝即是长寿宝，失精者夭也。"固精"必修心、养阳气，多做有氧运动，有益身心。

尿异常信号的临床意义

尿液的生成源于脾、肺、肾三脏的功能，以及三焦、膀胱的气化功能。尿液为人体阴液之一。膀胱是人体排污的渠道。如果排污水道出了问题，污水乱泛妄行，人体的整个功能就会紊乱，进而发生不良征兆。如果脾、肺、肾三脏及三焦出现病症，膀胱出现排尿异常信号，尤其是血尿，往往为不祥征兆，而尿失禁更为危急之变的不良讯号。

尿异常，在许多情况下是病情恶化的信号。如尿闭，为元气虚之尿闭，气无以化，为凶候。如《杂病广要》曰："凡气虚而小便闭者，必以素多斫丧或年衰气竭者，方有此证，正以气有不化，最为危候，不易治也。"反之，尿多如注，同样为不良征兆。如《素问·气厥论》曰："心移寒于肺，肺消。肺消者饮一溲二，死不治。"《素问·脉要精微论》曰："仓廪不藏者，是门户不要也。水泉不止者，是膀胱不藏也。得守者生，失守者死。"再如气尿，即尿有大量气泡，古书记载此为消渴病的征兆。此外，尤应注意小便失禁为疾病入脏的征兆，如中风、昏迷、厥证、脱证，出现小便失禁者，为疾病严重的信号。如《赤水玄珠》说："不通为热，不禁为寒，乃心肾气弱，阳道衰冷而传化失度。"尿少伴恶心、瘙痒、头眩，为关格的征兆，是脾肾阳衰、浊毒不化、清浊相干的恶候，慢性肾炎尿毒症见之，预后不良。另外，如老年人出现无痛性血尿，往往为泌尿系肿瘤的信号。其他，如尿出粪便，古人称之"交肠"，为尿道直肠瘘的噩讯。如《杂病源候犀烛》曰："丹溪曰，一妇人嗜酒，常痛饮，忽糟粕出前窍，溲尿出后窍，六脉皆沉涩……三月后必死，果然。"

尿质量异常，多见如下几种情况：

1. 尿量多，是肾气虚、下元不固的标志。

2. 尿多而稠，味甜或脂尿，为消渴病的信号。

3. 尿少，为肺肾功能下降的信号，如水肿、水电解质紊乱等病。

4. 尿浊而浑，多见于乳糜尿及淋病。

5. 尿白浊，为前列腺炎的征兆。

大便信号的临床意义

  首先要明确，血便不仅为腹部疾患的外露，更为全身性疾病的恶兆。

  便血常为癥瘕、脾虚不统血及瘀血的外兆，便血在《灵枢·百病始生》中称为"后血"。便血，色暗而质清，主要对远端脏腑疾患，尤其是血液病具有重要的预兆意义，常为脾虚不统血、肾阳虚封藏失职的征兆，特点为先便后血，又称"远血"。现代医学认为，对有出血倾向的某些全身性疾病，如白血病、过敏性紫癜、血小板减少性紫癜、恶性贫血、血友病、皮肤瘀斑等，常为有力的佐证。色泽暗黑则为内有瘀血之象，特点为大便反易行，如《伤寒论》蓄血证第 237 条说："阳明证，其人喜忘者，必有蓄血，所以然者，本有久瘀血，故令喜忘，屎虽鞕，大便反易，其色必黑者，宜抵当汤主之。"现代医学认为，色少而暗红并伴有腹部剧痛及休克者，常为内科急症、急腹症征兆。如腹部无痞块，应考虑肠系膜血栓形成，多见于心力衰竭、血管硬化及心内膜炎。如腹部有痞块，则为肠套叠、结肠癌、肠息肉、肠扭转等病的可能。

  便血色鲜而质浊，主要对近端脏腑具有预报意义，常为湿热内壅，下注大肠的证候。此外，火毒客肠，阴络受损，风火迫肠而致肠毒、肠风，也常以便血为特征，特点为先血后便，又称"近血"，或伴有脓性黏液、腹痛及里急后重的痢疾。此外，40 岁以上出现近血，如伴大便变细及大便习惯改变时，可能为直肠癌的警示。若直肠癌见便血，临床症状虽为早期，但病理进展已属中、晚期了。

无论是远血、近血、血滑不止，还是病久而滑或气虚而滑，皆属危候。张景岳曰："血滑不止者，或因病久而滑，或因年衰而滑，或因气虚而滑，或因误用攻伐以致气陷而滑，凡动血之初，多由于火，及火邪即衰而仍有不能止者，非虚即滑也。"另外，《景岳全书·杂证谟·血证》曰："大便下紫黑败血者，此胃气大损，脾元脱竭，血无所绕，故注泄下行，阳败于阴，故色为灰黑，此危剧证也。"

关于便秘与滑泻为脏气虚实的标志信号，请参阅"四诊合参"的问诊内容。

【小结】

医生们都很明白，中医诊断学与西医诊断学，其理论体系很散，非常难学习。如果掌握了中医基础理论与人体解剖学等知识，甚至掌握了自然科学与社会大学等知识，学习诊断学就容易多了。

所以，我把第六、七、八章诊断的重点内容（辨证诊病要明确真伪，疾病先兆与"治未病"，官窍先兆的临床意义）又突出一下，主要有三点好处：一是让学习中医者加深基础知识，明确人体胚源器官，补充古今人体解剖知识的观点，明确一源二歧或一源多歧的同源关系，对诊断与临床治疗奠定良好的基础；二是让医生们明确疾病的不良征兆，认识疾病的真伪病状与正邪盛衰的转归，运用"既病防变，既变防逆"的治疗方法，更好地为救死扶伤工作多做贡献；三是让健康人与亚健康人群学习后，知道人体生理功能与病理变化的潜病先兆信号，懂得未病先防的知识与方法，可加深对自我的保护意识，做到自我防病抗病与未病先防，有病早治疗，达到有备无患的目标。

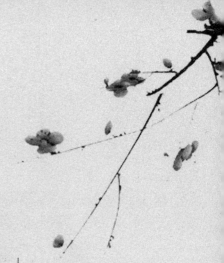

第九章

学习中西医诊断的体会

学习中医诊断的体会

我出生于中医世家，童年赶上"文化大革命"，失去了上学的机会，只是一个务农的童工，为了生存，走上了"易医"道路。当时受形势所迫，我爷爷在医院上班（受管制），不准私自带徒，我学习中医学知识的前五年是在家里偷偷学的，晚上爷爷给我讲课，早上要背诵给他听，考试过关后，白天爷爷去上班，我去生产队里干农活，就这样学习了五年。第六年，爷爷在胡集公社医院上班，不能带教我实习，只学理论的话，将来临床治病是不切实际的，老人家请求公社书记与社长，说明自己年龄大了，身体有时不太好，想让我到医院来随身照顾他，从此我有了实习的机会。

在学习方剂学、中医基础理论时，每天的课程虽多，但都可提前完成。晚上听课，早上要考试。在学习诊断学时，感觉太难了，还好爷爷把实用的理论提取成纲领讲授或编成歌赋。特别是脉学更难学，就算脉学理论学好了，在实际应用时也较难。脉象是一种想象性的东西，男女脉象不一样，老人与孩子的脉象不一样，一年四季的脉象也不一样，生理性的脉象不一样，那么病理性的脉象就更不一样了。所以说，疾病不一样，病情病症不一样（没有图样，没有样板），脉象也不一样。因此学习诊断，切脉的理论难，临床应用时诊病切脉更难。说实话，学习中医诊治疾病，当一名明白的医生，必须有明师带徒，手把手地带教才能成功，不然理论基础再扎实，实践时靠自己太慢了，遇到疑难杂症，天天都有举棋不定的现象。想当医生的人很多，开始学习的时候，决心都很大，下的功夫也不浅，为什么很多人中途改行呢？一方面诊断学知识太多，理论博大细散；另一方面，有的人理论知识学得太多，临床应用时很难鉴别，诊断难明。

我在学习诊断学时，爷爷将理论结合实践，让我每天早上与晚上都要给自己按脉，每次按脉之前，都要做静功（静坐20分钟左右），这叫"老中医慢郎中"。诊脉前，身心先安静，心静、呼吸均匀了，才能静息，此时为病人诊脉，才能达到脉诊标准度。

练习道家内丹功的好处：一是饮食有节和有洁，身无异味，对闻诊的嗅气味诊病有帮助。二是心静，可提高心脑的灌氧量，对开发智力有一定的好处，也就是说："以静制动，以静生智慧。"同时，长寿源于心静以养神，调神藏神为目标。三是督、任二脉畅通，可使精气充脑，养脑可开发潜能，激发智慧，也就是说，精力充沛，思维敏捷，达到开悟之目的。四是对望诊的判断能力增强，可辨认真假，伪气色速断，也可明确发病原因，更可分辨病位深浅表里虚实之故。五是触诊敏感度增强，对浮沉、迟数、强弱分辨清晰，"善诊者，察色按脉先别阴阳"。

爷爷带教时强调：第一无恶习；第二不要有贪心，无欲求，心才安静；第三多进行有氧运动，以"三气"为本，自身要清气，心存正气，对外要和气。这些才是做人的本分，学会做人，才会做事，总之，"己不正不能正人"。

如果当一名医生，自己身上有烟气，有毒气，有病气，有异味，那么给病人诊断时则很难确诊，同时还会把别人给"污染"了。也就是说，修炼之人，要修心练身，记忆力强，悟性高，可举一反三。我学习脉学（脉经）时，以歌词诗赋为纲领，如"脉赋"："要知患者生死，须详脉之有灵，左辨心肝之理，右察肺脾之情，三部五脏宜使，七诊九候难明，昼夜循环营卫，须有定数。男女长幼大小，各有殊形，须之春夏秋冬，建寅卯月兮木旺，肝脉弦长以相从。当其巳午，心火而洪。脾属四季，迟缓为宗。申酉是金为肺，微浮短濇宜逢。月临亥子，是乃肾家之旺；得其沉细，各为平脉之容。既平脉之不衰，反见鬼兮命危。"

此脉赋说明按脉三部是寸、关、尺，定脏腑位置，九候为浮、中、沉三取。昼夜循环营卫的定数，24 时是十万八千五百次的脉率（平均数值）。男人的脉象与女人的脉象不一样，老人与小孩的脉象不一样，新病人与旧病人的更不一样，一年四季与每月的朔望月不一样，一天中的早、中、晚脉象也不一样。正如"男子寸分女子尺，四时如此号为平"。

爷爷带教我学习中医学内容时，还讲授哲学理论与自然科学、社会大学等知识。有时以讲故事的形式教授，对古代神医的故事讲得特别多，如张仲景没成功之前遇到很多磨难，诊断不明，最后做梦有人点化他，医行河南，医道成功。爷爷天天让我留意各种小动物的运动姿势与生活习惯，有一天他突然问我："鸡、鸭、鸟没有排尿的器官，它们的尿液从哪里排出？猫、狗、猪、牛、马的生活、生理为什么与猴不一样？它们的寿命为什么各不相同？它们发生病变时与人发生疾病有哪些不同点？飞鸟类与地上的动物为什么有的是卵生，有的是胎生？回答不好没关系，以后明白了一个问题再回答下一个问题。一定要请教那些喂养动物与鸟类的行家，多留心农民种地的经验。农民种庄稼也是懂天文地理的，掌握时节，把握天气，他们这些人，都是你的老师，病人更是你的老师。"爷爷还说："万众皆为师，万物皆有灵，一定要谦虚，才能学到真本领，知识多了，才能改变你的命运。"

最令我难忘的一次，有一天下午，爷爷突然问我："鸟是怎样吃食物的？"当时我还不能详细讲述，他又问："鸡是怎样吃粮食的？你如果不知道，现在抓一把小麦，去到有鸡的地方，把鸡喂一下再回答。"我照着爷爷说的做了，等我喂完鸡回来，爷爷问我："鸡是怎样吃小麦的？"我回答："就那样子，很快把小麦吃完了。"爷爷说："你能不能详细说说，表达一下鸡是怎样吃东西的？"我还真说不了，只回答了一句："鸡就是那样把小麦很快啄完了。"当时爷爷非常生气，照我脸上"啪"就是一巴掌，让我跪下。爷爷非常生气地说："三天后要开始给你上脉学课里的败脉（怪脉）理论，你不理解脉学的理论意义，记起来是很难的，即使你熟记了理论，以后忘得也快，将来你遇到危险病症，根本就不会诊治。今天我为什么打你？主要是你做事不认真、不细心、不用心，明白吗？你一定要记住，一名医生如果诊断不明，医道不成，不能明确诊断病症，将来临床治病时，延误病人的病情，很可能误伤人命，知道吗？今天一定要明白鸡与鸟如何吃食，从明天开始要去河边看河虾如何行走，鱼往上跃的时候是什么样的动作，一定要详细观察。现在再去喂鸡吧。"等我喂了鸡后，再次向爷爷汇报："鸡吃小麦很快，啄三下或五下，最大的公鸡啄五下或七下，嘴里吃满了，它就把头向上抬，把口里的小麦咽下去，然后再去啄。"爷爷听了没说什么。

我感觉可能过关了，之后细细观察了鱼如何跳水、如何向上游的动作，观察了河虾向前或向后的行走动作，还有螃蟹的横行动作，第三天将观察结果一一告知爷爷。为了不挨打，还自己做些动作给爷爷看。爷爷很满意地给我讲解脉象的败脉理论，同时结合望诊的失神与假神理论，让我一定要背熟。

半年后，中医诊断学理论讲授完了，爷爷坐诊时特意选出病号，让我给病人诊脉。爷爷先让我熟悉脉象，再考理论，然后再问病人的临床症状，最后让我开药方，他再修改处方。难度最大的就是让我写病程的记录（病例）。有一天，爷爷突然说他很累，让我自己把最后的十多个病人慢慢看完，看不完不准下班吃饭。因为排在后边的病人都是从很远的地方跑来的，所以一定要在午饭前给他们看完。爷爷去里屋的休息室休息了，等我很吃力地把病人看完了，爷爷问我："病人都满意吗？"我说："不知道。"爷爷说："你到药房去查一下，有几个病人用你开的处方抓药了。如果病人不满意，肯定不会用你的处方抓药。"我没吃饭就去药房问了情况，我很害怕地向爷爷汇报，只有三个病人抓药，可能还有别的情况，赶时间的或没有钱未能抓药的。当时爷爷又生气了，他说："你根本就没有脸在这吃饭，明天我上班你一定要跪在门诊室里，注意看看我给病人是如何诊病的。"

第二天，爷爷的诊室里又排满了病人，爷爷看了一天的病人，直到下午六点多才下班。晚上爷爷又给我上了一堂课，第一，要把中医基础理论与解剖知识及四诊八纲辨证的理论结合起来学习，不能放松。第二，要多练静功（道家内丹功），每晚子时功练完一定要继续学习。学完了，如果没有睡意，再练一场小周天功，练完功没有睡意，再继续学习。我按照爷爷的指导，白天练动功与实践，夜晚练静功与学习知识。我陪爷爷在门诊室诊病时，爷爷诊完每一个病人的脉象后，让我再诊一次，我每诊完一个病人的脉象后，对病人说他的病症，病人都说："讲得对，看得准。"他们都很满意地去抓药了。十天后，爷爷让我又诊治十个病人，诊后十个病人有九个都去药房取药了，取药后有部分病人还拿着药问我如何煎法与服法，如何忌口。只有一个人没有抓药，她带的钱不足，所以这个病人是特殊情况。爷爷看到我把病人都诊断得如此标准，老人家微笑着说了一句话，你可"举三指而行天下也"。

　　爷爷还嘱咐我平时多学习，一有空就给我讲危证、绝症、怪病的诊治方法，让我多写病例，多记验方，一定要努力进取，多练道家内丹功夫，身体健康，精力充沛，才能思维灵敏，达到顿悟、大悟的境界，更好地以德为本，有善念、善心，多积德行善，造福人民。爷爷培养我七年，让我完成了中医学基础理论的学习，掌握了中医特色诊病与治疗的方法。爷爷不想让我离开他，可是为了能让我成才，只有忍痛让我父亲把我带走，到父亲上班的大医院学习中西医结合治疗的技能。

学习中西医诊断的体会

我父亲（杨月琴）教学有方，主要是引导与指导，带教内容有：提问、考核中医药理论，将中医诊断学的望、闻、问、切知识相结合，实践西医诊断内容。

（一）认识自己

以"自知者明，知人者智"为总纲领，明确人体十大系统的解剖知识。心脏的位置在左侧胸腔内隔膜之上，心脏的颜色是红色的，形状是一个未开倒形的莲蕊，并且在不停地跳动。中医学认为，心主血脉，主神志，开窍于舌，其华在面，在志为喜，在液为汗。西医学认为，心脏是一个血泵，静脉血入，动脉血出，它有左右心室、心房。诊断心脏有无毛病，第一步中医与西医均是望诊，第二步中医是按脉、西医是听诊。

1. 听诊的部位与顺序

心脏听诊分五个区进行定位：二尖瓣区、主动脉区、主动脉第二区、肺动脉区、三尖瓣区。父亲首先要求我明确这五个听诊区的定位，用听诊器听自己的心音，把心脏跳动的第一音与第二音分辨清楚。父亲让我每天听，早上听、晚上听，饭前听、饭后听，运动前后的心率都要做记录。听诊心脏的同时，还要按自己的脉搏，记录每分钟跳动的次数、每一次呼吸的脉率。这样对照之后，我明白了西医听诊与中医脉诊是同样的道理，更明白了正常人的心率、心音与脉率是一样的。此外，我还深入学习脉率的理论，如："五十不止身无病，数内有止皆有病，四十一止即三年，三十一止二年应，二十一止即一年，十二止内看暴病。"这里所说的中医诊脉的脉率与西医听诊的心律是一样的，心律主要是诊断窦性心律不齐、早搏与房颤等。

2. 心率

正常人的心率每分钟 65 ~ 85 次，女性稍快于男性，小儿每分钟 100 次左右。病理性心动过速，主要见于高热、贫血、心功能不全、休克、甲亢、服用肾上腺素或阿托品药物之后；窦性心动过缓，主要见于颅内压升高、阻塞性黄疸、甲状腺功能下降以及服用洋地黄、奎尼丁、心得安类药物过量或中毒。

中医的脉率："一息四至号平和，更加一至亦无疴，三迟二败冷危困，六数七极热生多，八脱九死十归墓，十一十二绝魂瘥。"这里的超正常脉率与听诊的心动过速发病是一样的，脉率减慢（迟脉）与心动过缓发生病变也是一样的。

3. 听诊心音

心音的高低与脉象的强弱是一样的，脉象起搏落搏（来去）与听诊心音的第一心音、第二心音也是相同的。不过，听诊心音比按脉更容易掌握。最主要的是学习听心音，首先要明确第一、第二心音的区别。

第一、第二心音的区别

	第一心音	第二心音
声音特点	音强，调低，时限较长	音弱，调高，时限较短
最强部位	心尖部	心底部
与心尖搏动和颈动脉的关系	同时出现	稍迟出现
心音之间的距离	第一心音到第二心音之间（收缩期）较短	第二心音到下次第一心音之间（舒张期）较长

两个心音同时改变：①同时减弱：见于心包积液、严重的心肌疾病、肺气肿、左胸腔大量积液、胸壁过厚等。②同时增强：见于胸壁薄、健康人劳动后或精神紧张时。

第一心音增强：因心肌收缩力增强所致，见于高热、贫血、甲亢及心室肥大时。第一心音增强是风湿性心脏病二尖瓣狭窄体征，由于左心室充盈度减少，舒张晚期二尖瓣位置较低所致。由于左心室血容量较少，收缩期相应缩短，这时左心室压力迅速上升，导致低位的二尖瓣突然关闭，因而产生高调而清脆的第一心音。

第一心音减弱：主要由于心肌收缩力减弱所致，见于心肌炎、克山病（心肌病）、心肌梗死等。因二尖瓣关闭不全时，瓣膜损害及左心室舒张时过度充盈，二尖瓣关闭时振幅变小，使第一心音减弱。

上理论课时，心脏听诊与脉诊是同步进行的，父亲要求我中、西医理论一定要熟背。一周后考试过关，父亲带我去查房，让我给三个心脏病患者听诊，并指导我如何听异常心音、心率、心律。每听完一个病人的心音，父亲让我再听一次自己的正常心音，这样才能对比病理性杂音与生理性心音。查完房后父亲让我写记录（病案），又特别嘱咐我："这三个病人你一定要把他们当成自己的好朋友，每天早、中、晚给他们按脉，听心音，还要关心他们，问三餐吃的什么，每天大小便的情况。最好等病情好转后，让他们下床走动走动，然后再注意听心律、心音、心率等，都要写病例记录。勿忘记录用药后的情况与睡眠时间等。"在20世纪70年代，医院大内科可以见到很多病种，我接触的病人越来越多，很快就掌握了听诊心脏的技能，可以把生理性的心音与病理性的杂音辨别清楚。

4. 心血管生理解剖知识

父亲为了让我能掌握心肺病的诊断，给我画了一张示意图：

体循环（大循环）——物质交换

左心室—动脉血—主动脉—各级分支—全身毛细血管—上下腔—右心房

肺循环（小循环）——气体交换

右心房—右心室静脉血—肺动脉—肺泡毛细血管网—氧与二氧化碳交换—静脉血变动脉血—肺—左心房

（二）心脏听诊： 心脏杂音的临床意义

心脏杂音：指心音以外，持续时间较长的声音。它对瓣膜有诊断意义，收缩期杂音大多是功能性的，舒张期及连续性杂音均属病理性。

1. 杂音产生的机理

杂音的产生，是由于血流加速或紊乱，在心腔或大血管内形成旋涡，引起心壁或血管壁的震动所致。①血流加速形成旋涡：见于发热、贫血、运动后、甲亢等。②器质性狭窄：见于二尖瓣与主动脉瓣狭窄。③相对性狭窄：见于心室腔扩大与大血管扩张，多因心肌病、心肌炎、高血压、冠心病所致。④器质性关闭不全与相对性关闭不全：见于风湿性心脏病二尖瓣狭窄、二尖瓣主动脉瓣关闭不全症。⑤异常通道：见于房间隔缺损、室间隔缺损、动脉导管未闭。⑥漂浮物：见于心内膜炎、心内膜上赘生物或心脏内断裂的腱索等干扰血流并产生旋涡而致。

2. 杂音的特征

根据杂音出现的时间、最响部位、传导方向、性质不同，考虑其临床意义。

（1）杂音出现的时间不同

如收缩期与舒张期杂音按出现的早晚、持续时间的长短，可分为早、中、晚杂音和全期杂音。

（2）杂音最响部位不同

杂音在哪个听诊区最响，提示哪个部位有病变。

（3）杂音传导方向不同

根据杂音的传导方向，可判断杂音的来源及病理性质。如二尖瓣关闭不全，心尖部最响，并向左腋下及左肩胛下角处传导；主动脉瓣关闭不全，主动脉区最响，向上传至颈部等。

（4）杂音的性质不同

由于病变性质不同，杂音的性质也不一样。①吹风样杂音（柔和的与粗糙的）：二尖瓣区与肺动脉区出现，属于二尖瓣关闭不全。②典型的隆隆样（雷鸣样）杂音：是二尖瓣狭窄的特征。③叹气样杂音：提示主动脉瓣闭合不全。④机器声样杂音：提示动脉导管未闭。⑤音乐样杂音：属于细菌性心内膜炎及梅毒性主动脉瓣关闭不全。

3. 杂音的强度

杂音的强度，取决于瓣膜狭窄与关闭不全的程度。舒张期杂音的强度一般分为六级，如果杂音出现二级以下则属于功能性的杂音，如果出现三级以上则属于器质性的杂音。临床诊断还要结合心电图、心动图及血液流变学等情况进行定性、定位。

（三）肺部听诊

父亲为了让我学好肺部听诊，把呼吸系统比喻成一棵树，气管像树干，支气管像树枝，肺泡像树叶，总结了几句歌词，让我熟记。

呼吸系统氧气灌，气管支气如树干；

细支肺泡枝叶全，肺泡气道鼻通天；

常人肺泡七亿多，吐故纳新肺循环；

生理缺陷有鸡胸，扁平龟背腿罗圈；

肺泡灌氧有减半，结核体质要审辨。

父亲把人体呼吸系统的肺循环、生理性的呼吸功能与先天遗传性的肺功能总结为纲领性的诗词，这样可以加强记忆，同时把肺的解剖划分清楚。

明确肺的解剖与生理功能，进行肺部诊断就容易多了，下面介绍正常呼吸音与异常呼吸音的鉴别方法。

1. 正常呼吸音

肺部听诊顺序与肺部叩诊相同。

正常呼吸音：均匀而稍深的呼吸。包括肺泡呼吸音、支气管呼吸音、支气管肺泡呼吸音。

（1）肺泡呼吸音

特点是吸气音长而强，呼气音短而弱。正常在前胸上部、肩胛区下部及双侧腋下可以听到。

（2）支气管呼吸音

其特点与肺泡呼吸音相反，吸气音短而弱，呼气音长而强，是呼吸时气流通过气管及声门形成旋涡的缘故。正常在喉部、胸骨上窝及背部第六颈椎至第二胸椎附近可听到。

（3）支气管肺泡呼吸音

指肺泡呼吸音、支气管呼吸音两者同时出现。正常在前胸部的胸骨角附近、背部的肩胛尖区（背部第三至第四胸椎附近）及右肺尖可以听到。

2. 病理性呼吸音

（1）肺泡呼吸音减弱或消失（可为双侧、单侧或局部）

①见于进入肺泡内的空气量减少及呼吸音传导障碍两种情况。

②肺泡呼吸音减弱，见于全身衰弱、胸痛等所致的呼吸运动减弱。

③腹水、巨大腹腔内肿物等所致的膈肌运动受限。

④上呼吸道狭窄、肺气肿所致的通气量减少。

⑤肺泡呼吸音消失，见于胸腔积液、积气及胸壁增厚等。

（2）肺泡呼吸音增强

①见于运动后、发热及代谢亢进时。

②两侧呼吸音增强，肺一侧或部分呼吸减弱或消失，健侧可代偿性增强。

③呼气延长，是由呼吸道阻塞或狭窄（炎症、痉挛、肿物压迫或阻塞），呼出气流阻力增加或肺组织弹性减弱所致。

④见于支气管发作时、肺气肿及肺癌伴有支气管部分阻塞时。

（3）病理性支气管呼吸音和支气管肺泡呼吸音

①肺实变：如大叶性肺炎、压迫性肺不张、浸润型肺结核等，因肺突变传音强，所以支气管呼吸音能较好地传到胸壁听诊处。

②肺空洞：如肺脓肿、肺结核等，与支气管相通，空洞有共鸣音，故可听到支气管呼吸音，此机理与触诊的语颤相同。

3. 啰音

啰音，是伴随呼吸音的一种附加音。根据声音的性质及发生机理不同，分为干啰音和湿啰音两种。

（1）干啰音

干啰音是由支气管黏膜炎性肿胀，管腔内有黏稠分泌物或支气管平滑肌痉挛，使管腔变窄，气流通过后发生震动所致。可分为鼾音、哨笛音、哮鸣音（呼气时最清楚）。

①全肺听到干啰音，见于慢性支气管炎、支气管哮喘、心源性哮喘等。

②局部持久的干啰音，见于肺癌早期及支气管内膜结核。

（2）湿啰音

湿啰音是由支气管或空洞内有较稀薄的液体（渗出液、黏液、血液）所致。可分为大、中、小水泡音。呼气与吸气时都可听到，吸气末较清楚。

①肺下有湿啰音，提示该部位有炎症，见于肺炎、肺结核、支气管扩张。

②若靠近肺的边缘部位出现大水泡音，提示肺癌和肺脓肿。

③两侧肺底有湿啰音，见于心功能不全所致的肺淤血及支气管肺炎。

④如湿啰音满布肺组织，提示病变广泛，见于急性肺水肿、慢性支气管炎、合并感染。

⑤若是昏迷或濒死的病人，可出现痰鸣声。

4. 捻发音

捻发音发生于肺泡，是未展开的或有少量液体互相黏合的肺泡壁在吸气时气体展开而发生的声音。其音调高低一致，不受咳嗽的影响，仅在吸气末期听到。在肺底听到捻发音，数次深呼吸后消失，一般无特殊临床意义。病理性捻发音可见于以下两种情况：①老年人或长期卧床的病人。②持续存在的捻发音，见于肺结核、肺炎、肺淤血及肺水肿的早期。

语音传导：让病人说一、二、三时，用听诊器在胸骨上部及肩胛区听诊，此时最为清楚，右上肺比左上肺音强，右肺比左肺清楚。

病理情况下，减弱和增强与语颤相同。传导减弱，见于胸腔积液与积气、胸壁增厚、肺气肿；传导增强，见于肺实变、肺空洞、压缩性肺不张。

5. 胸膜摩擦音

胸膜有炎症时，在滑润的胸膜脏层和壁层表面上，因有纤维蛋白沉着而变得粗糙不平，呼吸时脏层和壁层互相摩擦，触诊有摩擦感，听诊有摩擦音。

摩擦感与摩擦音：见于干性胸膜炎、尿毒症、胸膜肿瘤等。

听诊部位：胸部下侧沿腋中线处。

肺部常见疾病体征表

病变	视诊		触诊		叩诊		听诊	
	胸廓	呼吸活动度	气管位置	语颤	音响	呼吸音	啰音	语音传导
肺实变	对称	病侧减弱	正中	病侧增强	浊音或实音	支气管呼吸音	湿啰音	病侧增强
肺气肿	桶状	减弱	正中	减弱	过清音	呼吸音减弱、延长	多无	减弱
肺不张	病侧凹陷	病侧减弱	移向病侧	消失	浊音	减弱	无	消失或减弱

（续表）

病变	视诊		触诊		叩诊		听诊	
	胸廓	呼吸活动度	气管位置	语颤	音响	呼吸音	啰音	语音传导
胸腔积液	病侧饱满	病侧减弱或消失	移向健侧	减弱或消失	实音	消失	无	减弱或消失
胸膜增厚	病侧凹陷	病侧减弱	移向病侧	减弱	浊音	减弱或消失	无	减弱
气胸	病侧饱满	病侧减弱或消失	移向健侧	消失	鼓音	消失	无	消失

常见病诊治小结

中医的诊断是：望、闻、问、切。西医的诊断是：望、触、叩、听。如果全部掌握这两种诊断方法，就可以进行大内科的病症诊断，提高诊断的准确性。如肝病的诊断，现代医学用仪器辅助诊断，验血可知肝功能与病毒的分类，B 超与 CT 检查可知肝脏的形状与病情的发展，而在 20 世纪 80 年代之前，只有用四诊合参的方法来进行诊断。

父亲告诉我诊断肝病的经验：望诊时，肝病病人面黄兼青或青色透黑，几种颜色夹杂。脉象弦数，或弦长兼虚，或弦数兼关大等。触诊时要先触肝区，软硬度如按自己的皮肤一样，说明此人肝无病；软硬度如按自己的唇部一样，病人面黄兼微青，脉象弦数，提示肝炎、肝脾肿大；软硬度如按自己的鼻尖一样，面色青灰，脉象弦长，兼虚或兼实，提示肝硬化，多由气滞血瘀所致，要抓紧治疗；如果触诊时病人的肝区像按自己的额部一样硬，同时肝区边缘不齐，肝区表面凹凸不平，面色青黄兼黑色，脉象为牢脉，提示肝癌。

大内科学习一年后，父亲又给我选了几个科室学习，每天早上查房结束后，到化验室拜吴臣美、高扬老师学习化验，主要掌握四大常规的检验结果，结合临床症状，熟练掌握常见病与多发病的诊断。父亲带教我三年，我在他上班的医院里学习了内科病与外科病的诊治。20 世纪 70 年代末，我进入工作岗位后，对一般的常见病都可应诊。当时遇到流行

273

性脑炎与出血热这两种病发生的高峰期，我被院长调到病房，每天收治病人十多位，从测体温到化验血及大小便，整体诊断都由我自己来操作，我收治的病人从来没有出现过问题，治愈的病人也没有出现后遗症。我的总结是：第一，我运用中医与西医相结合的治疗方案，急则西医治标，缓则中医治本，标本同治，双管齐下。第二，诊断明确，特别是做好化验血象与查小便、痰等四大常规，细细观察病人的病情；采集标本一定要标准，操作常规要规范，这样化验结果与临床症状相吻合，才有参考价值。第三，遵循"未病先防，既病防变"的原则。如遇到出血热的病人，医生首先要明白本病是"三红""三痛"的症状，治疗时抓住"三关"五个期，每一期的病症都不是一成不变的，比如病人在低血压期之前，医生必须准备好升压药物，在少尿之前必须准备好保肾药物，以增加肾血流量为原则，这就是"既变防逆"原则。对流脑的诊断一定要明确，乙脑、流脑、肺性脑病及结核性脑炎等鉴别诊断与治疗大法勿忘。治温病注意卫、气、营、血辨证与六经辨证方法，明确诊断，掌握治疗原则，治愈率不会低。

在听诊特别是胎心音的学习方面，我通过分辨胎心的音量、强与弱、远与近，结合按母体的脉象，可测知胎儿的体质强弱与有无先天病因。王叔和《脉经》曰："太阴洪而女孕，太阳大而男娠，俱洪而当双产，此法推之，其验如神。"古代医家王叔和认为，太阴脉洪而有力是女孩，太阳脉大而有力是男孩，太阴脉与太阳脉都满腔大而有力，多为双胞胎。用听诊方法比脉象更好确认，现代用 B 超检查则方便多了。

在我上大学之前，已经有了十多年的临床实践经验，治愈了很多疑难病与怪病，受到群众的敬重。我的成功有几个优先的条件：第一，当地的老百姓找我看病，主要是信任我爷爷，因为我爷爷是当代名老中医，德高望重，所以病人找我看病比找其他医生放心。第二，我当时对一般的常见病能做到明确诊断，短期治疗多可见效。第三，当遇到疑难病症时，可请教父亲和爷爷。在爷爷的指导与鼓励下，加上平时不断学习经典论著里的奇方怪药及经方的运用，所以治愈率越来越高，病人也越来越多。每天上班什么样的病人都有，治愈的病人也越来越多，自己心里也高兴，总结了经验，丰富了知识，对诊断与治疗这个事业有了兴趣，所以更加上进。

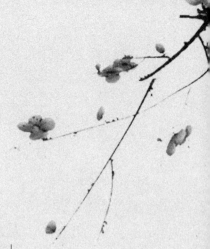

第十章　特色诊断的典型病例

　　中医诊断的主要手段为四诊合参，古代医家把望、闻、问、切四个字升华为神、圣、工、巧，即望而知之谓之神，闻而知之谓之圣，问而知之谓之工，切（脉）而知之谓之巧。

　　我认为，世事七十二行，不管哪一行业，"都是会了不难，难的是不会"，不管干什么事情都是熟能生巧，也就是说，有了基础为平台，才能去创新和发展。作为一名中医的医务人员，不管您采取哪种态度与方法，都离不开哲学思想的指导。例如，中医药学里的每一门学科都是基础理论，在临床实践中运用时还要结合自然科学的哲理与社会大学的知识，方可明确诊断。治疗疑难病时，适用理法、方药，还要注意合理合法性及安全性。

望诊先兆的典型病例

望诊是医生用眼睛观察病人的"说明书"。其内容有：人体形态与形象，素质与气质，得神与灵藏，真气与正气，失魂与假神，浊气与病气，伪气与尸气等。望诊的医生必备条件：自己要健康，体内有超常的正气，体外有清气，诊断要和气，方可有心明、脑清、眼亮的功能。故《黄帝内经》曰："肝气通于目，肝和则目能辨五色矣。"

【病例一】

张某，男，41岁，干部，1994年5月8日上午来诊。患者走进科室，刚坐下就把他的化验单和X线片放在桌上让我看。我对他说："您刚走进科室的时候，我就已经把您的病看完了。"我接着说："您是第四、第五腰椎间盘突出，您的腰痛已经有两年多了。不过，从您的步态看可能做过技术未愈。"他爱人急切地问了一句："是不是有人提前告诉您了？不然为什么您把他的病说得那么准呢？"我笑笑，然后安排治疗。开方吃中药，配合练习有氧功法。

我又问另外一个病人："你是从哪个地方来的？你家离这里有多远？"这位病人回答："我是从阜阳市西北方向的太和县袁墙镇来的，离这里一百多里路。我是亲戚介绍来的，她的病是在您这治好的。"我又问她："你是给谁看病？因为你本人没有病，只是有时候失眠。"她说："太对了！我是给我的孩子看病。孩子今年八岁了，去年夜间突然发热，我以为是感冒，给他服了感冒药，可是早上起来就不能走路了，主要是身痛、腿痛、脚跟痛，不定时的痛，到医院检查未见异常。我们什么样的医生都找了，有的医生给开点消炎止痛的药，有的医生根本不给我们开药，所以这一年来我们很发愁，孩子也不能上学。"我笑笑，对她说："你说的我都明白了。你的孩子主要问题是：第一，先天不足，生他的时候是早产；第二，后天营养也不够，缺钙而致骨质疏松，腰椎间盘的血管与神经受压，病位在第四、第五腰椎与骶1、骶2神经。现在安排给你的孩子治疗，今天就让他下地走路。"当时我安排两位跟我学习了三年的学生（许守保、李景敏）给孩子做导引，然后做牵引，再配合有氧功法，一个小时后让孩子下地走路了，从一楼走上四楼，来回跑了好几趟。孩子的妈妈激动得流泪，跪下给我叩头，一边叩头一边说："您真是神医！您的学生都是神医呀！"起身后，把她带来的钱全部放在我的桌子上。我笑着对她说："今天我与我的学生给您的孩子治好病，我们也感谢您，因为您又给我的学生一次实习的机会。把钱收好，这些钱用来给孩子买些营养品。"我给孩子开了一个食疗的食谱，又让学生们教孩子练习有氧功法，以巩固疗效。

紧接着，在中午下班前，又用特色诊断方法接诊了十几个病人。第一个病人张某，一个月后，腰腿疼痛全部消失。三个月后，X线片提示一切正常。

现在，我把特色诊断腰腿痛的原理毫无保留地公开如下：

1. 人体生理特区之一：腰背部

医学研究表明，背部与脊柱是人体四大特区之一。中医学认为，后背正中的脊柱是人体督脉必经之地，脊柱两旁的足太阳膀胱经与五脏六腑联系密切，经常激发疏通有益于气息运动，血脉流畅，可滋养全身器官。现代医学认为，人体的背部皮下蕴藏着大量的免疫细胞，脊柱又是人体的中心轴，中心轴各骨节腔内分布着很多的血管和骨神经、皮神经、肌神经，它们都有各自的功能，内连脏腑气血，通于脑部，外连四肢百骸（骨骼、肌肉、皮肤等），促进精、气、血、髓的生成，完成人体生命的活动功能。

反之，人体特区的生理功能受到病因影响，免疫功能下降或脊柱受到特大压力与损伤，脊背各部就会出现不同的病先兆。

2. 腰背先兆的临床意义

背部内藏心肺，是候心肺的重要部位。首先，背部的形状、厚薄、宽窄，象征着肺的状况，如《灵枢·本脏》曰："好肩背厚者肺坚，肩背薄者肺脆，背膺厚者肺端正，胁偏疏者肺偏倾也。"临床上，背宽肩实者肺气多足；反之，肺窄肩薄者肺气多虚。此外，背部尤提示身体阳气的盛衰，《素问·金匮真言论》曰："背为阳。"腰部由足太阳膀胱经及督脉的经气所贯注，《素问·热论》指出，足太阳为"巨阳者，诸阳之属也……为诸阳主气"。督脉乃"阳脉之海"，"总督诸阳经"，皆为阳气汇聚之经，足见背为阳气贯注之地。《灵枢·阴阳系日月》曰："腰以上者为阳。"故背部可以很好地反映体内阳气的盛衰。临床上，背恶寒为阳气虚的征兆。

现代还有学者发现，从背部进行沿脊倒推，可根据胸椎的异常而发现内脏疾患。如棘突出现压痛或凹陷，或色泽改变，或棘突之间距离变大或缩小，或异常隆起、异常索状素，或周围组织松弛，皆可反映内脏疾患。其中，胸1~胸3异常预兆心脏疾患，胸2~胸5异常预兆肺、胸部疾患，胸1~胸4异常预兆上肢病变，胸5~胸8异常预兆胃、十二指肠疾患，胸8~胸10异常预兆肝、胆、胰疾患，胸10~胸12异常预兆胃肠疾患，胸12~腰2异常预兆肾脏、泌尿系统疾患，腰1~腰4异常预兆下肢疾患，骶椎异常预兆生殖器疾患。

3. 明确脊椎定位与神经分布

我把骨神经分布与皮下神经分布以歌赋的形式总结如下：

（1）脊柱定位

摸不到的是颈1，能摸到的是颈2，能转动的是颈7，中间一节是颈4，不能转的是胸1。

肩胛内侧最凸点水平连线的中点是胸4，肩胛最下端水平连线的中点是胸 7。

第 12 肋骨起点的水平连线中点是胸 12，第 12 肋骨端水平连线的中点是腰 2，髂骨上端水平连线的中点是腰 4，骶椎上端第 1 棘突是腰 5，腰椎下方是骶椎，骶椎下方是尾椎。

（2）腰椎诊病

一侧疼提示腰椎间盘突出。

两侧疼提示椎管狭窄。

三点疼提示膨隆疝。

中间疼提示腰肌劳损。

三年以上疼提示钙化增生。

疼痛范围 5mm 以上提示巨突。

脊椎向后鼓提示后突。

脊柱塌陷提示前突。

反复一侧疼提示腰椎滑脱。

两点一侧疼提示捻转。

交叉疼提示旋转。

三节以上脊椎一侧疼提示风湿。

腰 4、腰 5 两侧疼提示肾虚。

腰 5、骶 1 两侧疼提示风湿。

疼似刀砍提示风寒。

按哪哪疼提示水肿。

肌肉硬提示僵硬。

脊柱硬提示强直。

（3）骨神经分布歌

颈 4 肩上扛，颈 5 肱骨上；

颈 5、6、7 分三份，同属上下冈；

颈 6 桡，颈 8 尺；

颈 6、7、8 臂骨相连；

颈 7 中指骨里藏。

腰 2 髂骨上，腰 3 股头旁；

腰 4 大转子，骶 1 骶 4 膝外相；

腰 3 腿前腰 5 后，腰 4 腰 5 膝内装；

腰 4 胫，腰 5 腓，腰 5 足背跗趾上；

骶 1、2 腓跟小趾藏。

（4）皮下神经分布歌

颈 1 头顶颈 2 三；颈 3 就在颈项间；

颈 4 双肩 5 臂外，颈 6 大二指相连；

颈 7 中指当中立，颈 8 小和无指限。

胸 1、2 臂内分上下，3 至 12 胸肋环。

腰 1 盆带 2 腿前，腰 3 主管膝周炎；

腰 4、5 小腿内和外，腰 5 跗趾紧相连。

骶 1 跟腱通小趾，骶 2 专管腿后边；

骶 3、4、5 二阴转，尾骨神经门里圈。

掌握皮神经分布歌，诊断治疗赛神仙。

总之，一定要明确小脑主管 31 对脊神经，要有整体观念，对腰腿肩背病痛的诊断与治疗方可得心应手。

【病例二】

1991 年 10 月 12 日，交通医院郑华昌内科主任医师邀请我前去会诊。我下午四点多到的，郑主任把他病房里的三名重病人都做了——介绍。

我指着在房间里走动的一位病人问道："这位病人的病情如何？"郑主任说："这位病人 10 天前入院，情况不太好，吃东西呕吐，腹胀，治疗 1 周后，病情好转。现在每天吃四餐，每餐吃一碗饭，今天吃得更多，也想下地走动走动了。"

会诊后，我随郑主任到了他的办公室，我低声对郑主任说："郑老师，刚才走动的那位病人姓什么？"郑主任说："他姓李。"我又问他："来的时候是什么病？"郑主任说："他是黄疸性肝炎，肾功能也不太好。"我对郑主任说："我感觉这位病人预后不好，明天下午不会超过申时（下午3~5点）可能会病危。"当时郑主任不相信我说的。果然，这个病人第二天下午3点20分病情开始恶化，我们尽力抢救了40分钟，病人还是不行了。

我对郑主任说："第一，这位病人属于急黄，其突出表现是"面黄如金"，当他走动时，窗外的阳光照到他的脸上，他的脸就像涂上了一层金粉；第二，他的眼神已经失神无光，一看就是死象；第三，您已经告诉我，他今天吃得多，精神好，很想下地走动，这就是回光返照的证据。急黄症多见于现代医学的胆癌与胰头癌，常转移肝、肺等邻近器官，所以他在病危之时应该出现鼻衄（鼻出血）、吐血、眼球充血。

郑主任激动地说："您说得太对了！他病危之时这几个部位都有出血。"

后来，郑主任语重心长地对我说："我老了，精力确实不足了，以后您一定要多培养培养我的第四个儿子，最好把您的望诊经验传授给他，弘扬中医的特色诊断。"

【病例三】

1997年11月21日上午，院长领着几个人，拿着一份病例单对我说："杨主任，我来介绍一下，这位是利辛县公安局的李局长，听说你对肝病治疗方法多、效果好，所以转到我们医院来了，你给好好看下。"我看了他的病例，又看了一下他的舌头，没有切脉，我对他说："我建议您去上海或北京的肿瘤医院看，做进一步检查，回来后我再给您治疗。"当时李局长问我："我究竟是什么病？"我说："您的检查单提示为乙肝病毒携带，肝、肾功能异常，有轻度肝硬化的可能。"

据我的经验判断，此病还要考虑其他因素。当时随从他来的还有他爱人和公安局的徐科长。徐科长说："此次转来就是想让您治疗。"他爱人也说："他去过好多大医院，检查结果都是这样，所以不需要再去了。杨医生您先开药给他安排治疗吧，不然今天又延误用药了。"我开好药后，特意告之处方的方义，中西医结合治疗，西药以支持疗法与保肝护肝为主，中药以"既病防变"为原则，以健脾和胃、补肾养肝、疏肝理气为大法，处方是三天一变通。嘱咐他一定去检查，以防癌变。

之后我和院长说了李局长的病情，院长说："你能肯定他是肝癌吗？为什么各大医院的检查都没有这个结果呢？"我说："他还是一种萎缩性的肝癌，他的寿命只有两周，请您转告他本局领导与他的家人。"

三天后，李局长的爱人特别高兴，来找我调方。她说："杨医生，这个处方别换了，效果特别好，现在他的饭量增加，睡眠也好，他说身上也有劲多了。"我对他爱人说："李局长的病是萎缩性肝癌，我加了抗癌药，现在见效了，说明我没有诊断错，我建议一定要去大医院进一步检查。"她还是说："再用几天药，等他把工作忙完再去吧。"

六天后患者来复诊，效果的确不错，从外形上看，病情大有好转。他们一直让我继续开药，我坚持说要去大医院检查。徐科长大声对我说："杨医生，您放心大胆地给李局长治病，不管以后出现什么情况，我们都不会埋怨你！"我对他们说："我是对李局长负责才让他去检查的，如果检查结果与我的诊断吻合，我会采取大剂量的攻坚战术，以中医、西医、有氧功法相结合为原则进行治疗。可以先去一个最近的医院，如蚌埠市的肿瘤医院也行，用不了两个小时就到了。"我好不容易说服了他们去医院做进一步检查。

两天后，他爱人打电话给我说："蚌埠解放军肿瘤医院确诊为萎缩性肝癌，这两天在医院用药无效，我们决定再找您治疗，可是老李的身体状况特别不好，医院不准出院，希望您过来给他会诊，最好用您的方案治疗。"我告诉她："您一定要做好思想准备，李局长的病抓紧治疗，如果在本周内脱离危险，我再给他治疗。"

三天后，院长告诉我："李局长病故，公告已经出来了。"我点点头。院长又问我："我有一点不明白，你为什么敢肯定他活不了两周呢？如果治疗条件好，时间是可以延长的呀！"我说："我治疗癌病多年，像这种肝癌，癌细胞往往在两个月前就转移到肺脏、肾脏了。他的尿常规提示潜血（血尿），说明肾脏损伤严重。癌细胞通过血道与淋巴道转移，侵犯肾脏而出现血尿，如其他脏腑没有损伤，一般可以延缓存活时间。由于他不时轻咳无痰，说明肺部有问题。中医学认为，肺在五行属金，肝属木，肾主水，因肝木生火，火旺可灼金，金本来就克木，此为木火刑金，这是其一；肾藏精，肝藏血，生理上它们之间互生互化，病理上互相影响，故称水不涵木，这是其二；肺主气，司呼吸，肺主吸气，肾主纳气，病理上肾虚摄纳无权，这是其三。脾、肺、肾三脏与三焦共同完成水液代谢功能，故肺为水之上源，肾为水之下源。在病理上，肺伤者，肺不化气而化水；肾伤者，肾无所主则水妄行也。当五大脏器有三脏出现问题时，心无所主，肝功能失约，造成肾功能、肺功能衰竭，癌细胞像疯狂的敌人一样，占领免疫系统的阵地，故'正气夺则虚'。这种病在病危之时，出现血尿，肝昏迷状态，潮式呼吸，最后心力衰竭而死亡。这种情况我见过好多了，所以我敢这样讲。"

此外，患者病故前的半个月就出现了失神状态，主要表现是眼睛中的瞳神散光、散气。肝开窍于目，瞳神属于肾之窗口，瞳神散光，说明肾之精气外散，故恶性肝肾病治疗十日瘥剧为难治。我用特色诊断的征兆总结，才可以这样定性、定位、定病与定存活的时间。

【病例四】

朱某，男，31岁，会计，1996年4月11日带孩子来诊，女儿12岁（乙肝携带者，小三阳）。

我的学生（杨金梅、高启连、张富贵）跟我实习，学生们发现朱先生有肝癌先兆。我也细细观察，朱先生确实有体质气感变化，肝癌病气太重太浓，当时我问他最近吃饭或身体有没有不正常的现象，他回答一切正常。我又问他："您的酒量大不大？"他说："天天都喝，从没醉过。"我告诉他："从现在开始，酒千万别喝了，注意休息，你的身体已经有问题了。"他很反感地说："我根本就没毛病，我一家人身体都好，主要给这孩子看看。"几天后，朱先生的妹夫来看病，我又说："一定要转告朱先生，他有肝癌的先兆，如果继续喝酒与熬夜，不久后会发病的。"

1996 年 9 月 3 日，妹夫请我去给朱先生看病，他说："四个多月前，我转告他千万别喝酒、别熬夜，他很不高兴。一个多月前去上海办事，喝酒后肝区痛、腹胀、呕吐，去医院诊断为肝癌晚期，在上海肿瘤医院治疗无效。现在转回家里，县医院也不给治疗。他很后悔当初没听您的话，现在希望您给看看。"

　　下班后我去了朱先生的家，给他诊了一下脉，又看看舌头。朱先生后悔了，流下了眼泪，抓住我的手说："当初如果听您的，我就不会受这个罪了。我现在肚子痛得难忍，胀得也很难受，大小便几天不下了，杨医生您一定要救我！"我给他开了一个临时缓解病情的方子，走时告诉他的家人做好心理准备。三天后凌晨五点钟之前他就走了。

闻诊先兆的典型病例

"闻而知之谓之圣"，闻诊包括听声息与嗅气味。《黄帝内经》曰："肾气通于耳，肾和则耳能闻五音矣。""肺气通于鼻，肺和则鼻能知香臭矣。"闻诊的医生必备条件：身体健康，精力充沛，耳聪目明，嗅觉灵敏，方可有特色诊断的能力。

【病例】

季某，男，28岁，农民，1987年2月16日来诊。

主诉：头晕、头昏、心慌、乏力，每天上午十点左右发作一次。昏迷之前心里非常清楚，心慌难受，有恶心的感觉，吐不出来，有腹痛的感觉。去年十天八天发作一次，今年发作频繁。

我问他："你病多长时间了？"他说："三年了。"我又问他："你过去有没有想自杀而服农药中毒？"他回答："从没有这样的想法，也没有服过毒品。"我又问他："你每天睡在哪里？房间是什么样的？"他回答："我一直在菜园种蔬菜，睡在菜园子里。"我又问："你房间里放农药了吗？"他回答："床下边放的全是农药。"

我给他开了药方，主要是解毒、扶正气。特别嘱咐他远离农药。他按照我的吩咐服中药，配合练习有氧功法，十天后病情好转，一百天后身体恢复正常。

他与家人非常感谢我，给我写了一封感谢信。他说："杨医生，您是我的恩人。三年来，我去了医院查脑电图、脑血流图、心电图，找不到真正的问题。有的医生给我按照心脑缺血治疗，有时用药有点效果，有时无效，特别是上海的医生给我按照癫痫病治疗，吃药后发作更频。您问了病情后就诊断是农药中毒，您太神了！"我笑着说："其实很简单，刚见面时我就闻到您身体有死性大蒜味，在询问病情时嗅到您身体里散发出的气味，全是农药味。"

【小结】

人体大脑支配十二对神经的第一对神经，就是嗅神经，嗅神经细胞的周围有很多的嗅叶，嗅叶更是嗅神经细胞的基础、根基。大脑里的嗅叶越多，嗅神经功能越强。如果督脉与任脉畅通无阻，可激发嗅叶功能，使嗅觉功能提高。

脉象先兆的典型病例

切脉是四诊合参的最后一个诊法，"切而知之谓之巧"，巧是技巧，当然还要有前面三诊（望、闻、问）的诊断依据，才能有确切的技巧定性。

【病例一】

王某，男，52 岁，利辛县水利局领导，1995 年 8 月来诊。

我先让两个学生（高其连、许守保）给他诊脉，之后每人都写一份诊断结果，他们写的基本上一样，如面色微黄，色暗，舌质淡紫，舌苔厚腻，右关脉弦数，右关内脉牢脉。我复查王某的脉象，的确如此。我问王某近期身体有哪些不适的症状，他笑着说："我什么病都没有，主要是喝酒后感觉胃不适，"上火"，吃饭少，也不想吃，一天不喝酒又好多了。我来找您，就是给我开个方，清清胃火就行了，最好加点解酒的中药。"我笑着对他说："酒少喝，尽量别喝了，现在胃已经出毛病了，再喝胃受不了了，会出大问题。不过今天我给你开方治胃，如果吃了药效果不好，建议去上海或北京检查一下吧。"

我下班后打电话给王某的家人，告诉他们王某是胃癌征兆的脉象，赶紧去大医院检查，确诊后抓紧治疗。三个月后，王某的妹妹打电话给我说："杨医生您好！上次您说我哥有胃癌征兆的脉象，说实话，我们一家人都不高兴，连您开的药都没吃，所以延误了三个月。上周二晚上他突发胃疼，用药无效，县医院治疗两天后，专家建议去上海肿瘤医院检查，到上海已查明是胃癌，胃内有七个肿块，手术不能做了，还有肝管结石。现在与您说说，您千万别生气，我们一家人与他本人都想让您给他治疗，我代表全家人请求您!"

【病例二】

1997 年 2 月 10 日，一位三十多岁的女子，头上插着一个小白花，脚穿白色布鞋，来到我的科室，说："杨医生，今天我来这里，一是想让您给我和爱人诊脉，看看有没有病；二是向您赔礼道歉，要不然我这辈子心里都不平衡。"我笑道："我怎么记不起你了，你是?"

"我姓王，两个月前，我带父亲来找您看病，您先让学生给父亲诊脉，之后您才给他看的。看后您写了个纸条，让您的学生把我叫到外边后对我说，父亲是肝癌晚期，还有 50 多天的寿期。当时我听了非常气愤，直接把父亲拉走了，去县医院治疗。半个月后治疗无效，我们去了上海肿瘤医院，找的是名院名医，用的是好药，我就不相信，父亲活不了 60 天。我每天都在数天数，从您这离开，到在上海病故，总共是 53 天。我终于服气了，您说得对，真是个神医!"

【小结】

诊脉的基本条件：一是有扎实的脉学知识。二是反复实践平脉（正常脉象）。例如，特殊的生理现象，特别是女性的脉象，"男子寸分，女子尺，四时如此号为平"。还有双子宫的脉象，如二尺脉洪大有力。2005年 7 月，朋友崔某让我给她诊脉，看看有无毛病。我诊脉后告诉她："你什么病都没有，身体很好，因为身上还多长了一个零件（双子宫）。"她笑道："我自己也不知道，去年体检时发现的。"有的女性生理异常，终身没有月经，但是可正常生育，这称暗经，其脉象无冲滑之象。三是作为一名中医医生，要防止血脂高，血黏稠可影响血液循环；预防颈肩痛、手指麻木不仁等亚健康，否则诊脉无度，结果不准确。所以说，医生不健康，对病人来说是不负责任的。

一名医生能把正常人的脉象掌握清楚，对病脉就会比较明白了。所以，我希望想学好诊断的医生，生活要检点，科学食疗，科学养生，练习有氧功法，微循环畅通无阻，指尖神经灵感度强，诊脉才有标准。

梦先兆的典型病例

《黄帝内经》指出，气、血、精、神是互生互化的关系，并且"心藏神，肝藏魂，肺藏魄，脾藏意，肾藏志"。也就是说，神、魂、魄、意、志"五志"是五脏中组织细胞内的真气，在正常生理功能上它们是互相支持、互生互化、互助互补的。人体的"元神""阴魂""阳神"等，都属于脑神经细胞与骨髓内细胞的气。气聚则成形，气散则形亡，气虚则惊梦，气弱则梦扬，气实则梦溺。

关于七魂六魄：七魂，指人体的七种气，分别为五脏之气及骨髓、脑中的气。六魄，指六腑之气。所以说，魄门（肛门）亦为五脏始（吏）。总之，魂、魄都是脏腑之气。那么，做梦就是人体之气盛衰时，受到内外环境的干扰而出窍，即内气出窍。不懂医学与人体解剖学的外行人，认为是阴神与阳神出壳，人的肉体是一个躯壳，往往被不懂科学的人认为是迷信。如果懂医学、明白人体解剖知识，又学过自然科学的理论并验证过很多事情，特别是知晓哲学与子午流注知识，明白天、地、人合一的人，对于"解梦"就特别清楚了。因为每一个时辰做的梦都与经络穴位开阖有一定的吻合性，汗孔穴位都受经络的调解。经络外连皮毛，内通脏腑，经络与神经是同源器官，它们又接受脑内中枢神经的指挥。所以说，每个人做的梦，都与每个人的身体素质有关，与内气强弱有关，与每个人的知识水平有关，更与每个时辰有关。

例如，身体有病时做的梦是一个层次，心理素质差的人做的梦又是一个层次，文化知识水平不一样的人做的梦层次也不一样，白天与夜里做的梦也不一样，每个时辰做的梦都不一样。为什么说有的梦是反的呢？比如，一个人在凌晨三点前做了一个高兴的梦，也可能笑醒了，解梦人往往会告诉他不要高兴得太早，可能有不愉快的事情发生。按中医的角度解这个梦：凌晨一点到三点是丑时，这个时辰是阳气复生之时，睡眠质量好的人是阳气入阴，睡醒的时候是阳气出阴。那么，在这个时间做梦哈哈大笑，最后笑醒了，"心气实则笑不休"，说明笑与心脏的阳气有关。一身诸阴肾藏之，一身诸阳心领之。睡眠时，肾阴精与心阳气是平衡的。如果做大笑的梦，说明肾阴弱不恋阳，阳气上冲心脏，所以大笑不止，"喜伤心"。所以，三点之前做大笑的梦不太好，是反梦，可能会有不高兴的事情出现。

亚健康人群做梦，说明内脏气血紊乱，阳气不能正常入阴血，需服用中药或练习有氧功法，调和脏腑气血阴阳；病人长期做梦，主要由于正气外耗。睡觉时间很长，醒后头晕、乏力，因为大脑耗氧量太大，所以要抓紧时间治病，调和脏腑气血，以补气益气、固精补血、养心安神、收敛固摄为原则。身体健康和心理健康的人，一般不会多梦。

【本章小结】

望诊先兆、闻诊先兆、切脉先兆、梦先兆，理论依据都在四诊合参与八纲辨证里。关于特色诊断，我认为先有文化知识，再去实践，这叫抬头大干；无知的人去实践，叫埋头苦干。我通过几十年的临床实践，相信古人的一句话："经验大于学问。"

本章主要介绍望诊、闻诊、切脉、梦等的先兆典型病例，还有很多疑难病与怪病的治疗病例，将在后面的章节细说。另外，1996年至今，我参加了国际与国内中医学研讨交流会几十次，国内外中医养生课、道学课、美容课、原创医学保健课等200多次，每次讲课后都会给很多人进行特色诊断与治疗，开药方治病，不过全部都是公益讲课，目的是传承中医特色诊断，给学生实践的机会，让他们快速成才，促进中医药的发展。

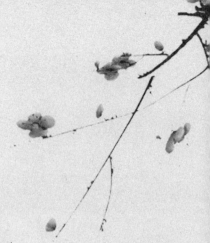

第十一章 特色治疗方法体会

　　中医治疗疑难病症有特色，主要是以特色诊断为基础，以病机十九条为纲领，掌握了治疗大法后能灵活运用理法方药等知识。同时，综合了古今中医药文化与临床各科的治疗方法，以哲学、易学、医学、道学、自然科学及社会大学等知识为基础理论，去粗取精，升华后运用于临床治病。

　　如果自然界规律有变，六邪致病，则需运用中医特色诊断与治疗方法，明确病证的真伪，或用反治法，或用同病异治法，治疗疑难怪症与顽固性疾病，使病人获得良好的效果。

明白天文与人事

（一）天文与人事

天文因素（主要是太阳）所引起的节气变化是一种大自然规律与定律，以年为周期而有规律地交替进行着，反映了大范围内气象变化的总趋势，因而是可以预知的。同样的，人事也是遵循一定节律进行的。

风为春季的主气，暑为夏季的主气，湿为长夏季的主气，燥为秋季的主气，寒为冬季的主气，它们都是正常的气候因素。自有地球以来，在人类产生之前，它们早早就有了，人类（及其他生命）产生于此五气之中，一开始就受到它们的影响，在人体生命的底层打上了它们的烙印，因此从某种意义上说，人必须依靠此五气才能生存。由于自然界的四时五气完全渗透到人体中，因而古人提出，肝气通于春，心气通于夏，脾气通于长夏，肺气通于秋，肾气通于冬。在人的生理病理过程中，一定的脏腑表现出相应时令和气象一致的特征。人体五脏还能产生五志，相应的五志也与自然界五气相联系。其中，怒为肝志，通于春风；喜为心志，通于夏暑；思为脾志，通于长夏湿；忧为肺志，通于秋燥；恐为肾志，通于冬寒。

风、雨、雷、电都是指一时性的气候变化，人体亦有某些变化显著的生理活动与之相应。"天有一时之风，人有暂时之怒"，风为何与怒相应？因怒为肝志，而风气通于肝，故人之怒气类因于风，雨乃水气，阳气蒸动地之水气而上为云，然后才能下为雨，故而"云出地气，雨出天气"。在人体则有阳气鼓动津液外泄肌肤而为汗，但人体津液由肾总管，故汗之源实出于肾，而肾又外通雨气，所以人身之汗像天云雨水。雷电是为火气所发，在人体则火气通于心，心火太盛，人便狂暴，故心火与雷电相通。

（二）人体与宇宙相应

如果我们把生命逐渐形成的过程与宇宙间的节律性结合起来考虑，则会发现一些并非偶然的"巧合"。

由于地球的绕日公转运动，太阳在地面高度角逐渐变化，从而形成了四时气象，地球公转一周则周而复始。生命活动也随之而周期性变化。一年可分为12个月，这是结合月球运行而产生的。12个月，是月亮的12个朔望月，代表了月亮运动的12个周期。再加上地球绕日公转的年节律变化，则此12个月周期之间是有差异的。因而可以看作12个不同的阶段，12个月的时间总和是日月的准会合周期。生命在这种自然环境下，也必然产生相应的变化，结构和机能也可能出现12个有差异的部分，它们的总和便是生命的整体。具体到人来说，此12个部分就是十二经及相应的脏腑，它们是自然环境作用的结果，又处于差不多相同的自然环境中，所以它们的生理活动就随着自然的节律而呈现周期性，即每一个月都有相应的一条经或一个脏（腑）所主。

一年又有365日，每一日都相对于地球所处黄道上的一定位置，因此，一年便有365种状态。每一种状态都对生命活动产生一种特定的影响，因而造成某一种特定的生命特征，并在机体上留下"印记"。一年365日就可形成365种"印记"。具体到人来说，这些"印记"在人体处于不同的空间位置，便形成所谓的"经穴"。《黄帝内经》中多次提到人身经穴与一年日数会聚于此，故又称人身有"365络"与"365会"等。这种将人身经穴数目与周天度数相合的方法，是符合全息论思想的。

更耐人寻味的是,《黄帝内经》原文所载经穴的实际数字略有出入,历代医学家都无法解释清楚,只是说,古人仅言其大概。统计《素问·气府》所载三阴三阳,并督任二脉共得 354 穴。《素问·五脏生成》则直接指明"人有大谷十二分,小溪三百五十四名",而《素问·气穴论》所载穴数总和是 383 穴。看似不统一,其实是与太阳历与太阴历相合而得的日数相对应的。

按农历一个朔望月约为 29.53 天,平年 12 个月总天数恰是 29.53×12 = 354.36 天,计算的结果与经穴数目是一致的,也就是说,人身经穴总的来说与 365 天是等数的。但在月亮因素的参与下,会有所盈缩。由于周天度数及一个太阳周年中的朔望月数都不是整数,古人习惯的做法是"积余盈闰",闰年 13 个月总数恰是 29.53×13 = 383.89 天,这个数字与《素问·气穴论》中所载穴数总数 383 相合。同时,又合于《周易》六十四卦,共 384 爻。《周易》的 384 爻,意在表明宇宙的 384 种不同的状态。能不能说,正是宇宙的 384 种状态决定了《素问·气穴论》中所载的穴数总和?这同样不是巧合,说明了生命构造带有本质性,而历法中的时空节律性亦能体现本质性,当把不同类别的带本质性的事物简化成数字抽象出来后,它们之间必然呈现出某种一致性。

(三)人体与地球相应

根据人身是一小天地的思想,可以从自然的物质运动规律中领悟人体生命运动的规律历程。如《素问·举痛论》指出"天者,必有验于人",是从天知人。《类经》曰:"指节可以观天,掌文可以察地。"古人从指尖上看到了与天的类同处,从巴掌上看到了与地貌的类同处时,才有可能以人的身体为出发点,用卦象反映万象。

古人对地势的描写:"天不足西北,地不满东南。"说明西北多高山峻岭,东南多湖海平川。《黄帝内经》指出,这种地理特征也影响着人体,上下、左右、气血、阴阳、升降、出入存在着差异。东南方属阳主升,在人体左侧属阳主升,精气偏盛于上,所以左侧耳目聪明而左手足有所不便；西北方属阴主降，在人体右侧属阴主降，人体精气偏盛于下，所以右侧手足强劲，右耳不甚聪明。后世医学据此推演，认为东南方之人精气易升易散，耗损于外，于寿命不利；西北方之人精气易降易敛，保藏于内，于寿命有益。

地下、地面都有各种各样的网络，人们只能从地面观察山川河流的走向，大致描述其网络结构。古代易家把地球河川与人体经络进行类比，正如："经如大地之山河，络为原群之百川。"经者径也，经之旁出谓之络。又如，地球四海与人体四海相应，如髓海、血海、气海、水谷之海等。地球的内部结构有内地核、下地幔、上地幔、地壳，四者的力学性质各异，有的是固体，有的是流变体，这四个层次很像中医学的卫、气、营、血四个层次。"营在脉中，卫在脉外"，这与水在含水层内活动或沿断裂层流动很类似，地壳断裂网中的一部分是活动的，活动断裂带内的空隙是地热、地下水、岩浆和气体的通道，这里的能量流、信息流活动频繁，可形成地震前兆敏感点和敏感带，这与人体发病前兆是一样的。

这些人体与地球的相应点，说明了大地是人类的母亲。而这天、地、人的"同构"，才是《易传》中所说的"方以类聚"。

全息论最基本的一条定则是：任何事物的局部都相似于其整体，或者说可以反映整体的全部信息。比如，一个小小的 DNA 分子携带了人类的全部遗传密码，斑马某个局部的黑白纹排列反映了整匹马的黑白纹排列规律。而卦象的这种从局部提取信息以类整体的归类方法，在《易传》中有明显的体现，现摘要如下。

1. 乾（☰）之卦象

（1）"乾为天"，此是乾之基本卦象。

（2）乾为天而以天象朝廷，此因《易传》作视朝廷如天庭。

（3）乾为天而以天比其宅，因两者有共同点。

（4）"乾为君"，《易传》认为君在国中，尊高如天。

（5）乾为君子，因君子才德刚健，犹天道刚健。

（6）乾为阳气，因阳气属于天。

（7）乾为刚健，因天道刚健，运行有规律而不息。

（8）乾为衣，因衣罩在人身上，如天盖在地上。

（9）乾为金，因金是坚刚之物。

2. 坤（☷）之卦象

（1）坤为地，是坤之基本卦象。

（2）坤为地而以地象众，因众人生活于地上。

（3）坤为臣民，臣位在君下，如地在天下。

（4）坤为小人，小人才德柔弱，犹地道柔细。

（5）坤为阴气，因阴气属于地。

（6）坤为柔顺，因地生养万物，随天时而变化，地道柔弱，顺承天道。

3. 震（☳）之卦象

（1）震为雷，是震之基本卦象。

（2）震为雷而以雷比刑，认为刑是威力的表现，犹雷是天之威。

（3）震为鹄，因鹄飞天空能鸣，犹雷行于天而鸣。

（4）震为刚，刚为阳卦，阳卦为刚。

（5）震动也，雷在天空震动万物。

（6）震为长男，震为阳卦，第一爻为阳爻，男为阳性，长男是父母之第一子。

（7）雷为车，雷行于天空而有声，车行于地而有声。

总之，人与大自然界相应。作为一名中医医师，一定要掌握哲学知识，如阴阳五行与人体五脏六腑的相应等，还要明确时辰与人体经络的关系，方可掌握人体的生理功能与病理变化，这些都与大自然的变化有着密切的关系。

明确特色治疗方法

特色治疗方法，是在常规治疗的基础上无效，再利用多方面的方药或方法治疗疾病。例如，人人皆知的"非典"，本来病因只是一种病毒，按常规治疗很快就好了，可是病毒变异了，常规治疗无效，病情逐渐恶化，很多人被它夺去了生命，在这样的险情之下，只有利用同病异治的方法，中西药结合治疗，才出现了转机，这便属于特色治疗。

又如，很多慢性疑难杂症、顽固性疾病、久治不愈的多发病，如"三高症"（高血压、高血糖、高血脂）、顽固性失眠、头痛、类风湿、先天遗传性顽疾等，常规治疗（长期服用西药）只能治标，那就要采用中西药结合治疗，如果还是不见效，就要采用特色治疗，如配合有氧功法，或自然疗法，或民间验方，最后达到治疗目的。

关于怪病，很多医生一辈子都没有见过。采用常规治疗往往是无效的，可创立"法外之法，方外之方"治疗它。例如，金元时期医家朱丹溪用掌击法治疗相思病，张仲景用葱管导尿，孙思邈用蚂蟥吸血治疗眼部瘀血等，这些都不属于常规治疗方法。在当今社会，上述方法无法实现，因为医生打病人是违法的，葱管导尿与蚂蟥吸瘀血是不卫生的。

我研究特色诊断与治疗几十年了，目的是为了治愈病人，因为病人要的是疗效。

特色治疗方法的运用要灵活

关于特色治疗，要想运用好它，可分为三至六个层次。前三层水平，要具备中西医人体解剖知识、中西药物理论知识、中医基础理论知识、中西医诊断基础知识、中西医内科学知识等。其次，如果能学习中医医古文及四部经典知识，掌握临床各科的知识与治疗方法，才能算是五层水平。然后，再掌握哲学知识，明确大自然界的规律或自然界规律变异的特征，才能深入分析致病原因。

例如，太阳年指地球绕太阳转一圈，即 365 天 5 小时 48 分 46 秒。太阳年分为 12 个月，一年四季中天气变异要分季发生，人体要受天体能量的干扰而生病。《黄帝内经》曰："冬伤于寒，春必病温。春伤于风，夏生飧泄。夏伤于暑，秋必痎疟。秋伤于湿，冬生咳嗽。"这里所言，大自然变异，人体会生病，如《脉诀乳海》曰："建寅卯月兮木旺，肝脉弦长以相从。当其巳午，心火而洪。"意思是说，春天肝火旺，肝属于木，心属火，木中生火，在这个季节里，如气象变异，人体就会发病，一是外感、传染性疾病（温病）多发，二是肝气旺所致的精神病高发。我在临床治疗时总结了一句话："麦苗青，菜花黄，精神病最狂。"这些都与太阳年有关。

朔望月规律变异，发病种类多，病程规律又不一样了。朔望月，是月亮绕着地球转一圈，即三十天。三十天又分为四个期，圆月为望，缺乏为朔，初七、初八为上弦，二十二、二十三日为下弦。这四个时期的人体生理变化不一样，病理变化也不一样。因为人体与月亮的关系非常密切，万物都受月亮的月光能量来净化，受磁场信息的干扰。比如：人体的五脏六腑与腰、腿、四肢，从字的意义上讲，大部分都是月字旁，如"脏""腑""腰""肩""肢"等字都带月字旁，说明人与月亮的关系密切。还有，女人的月经周期一般为二十八天，与月亮的运行时间有关。如果气象变化异常，受到大自然界的干扰，月亮运行失常，如清阳不能正常升，浊阴不能正常降，清浊混杂，可想而知，人体也会受到影响。所以，每个月的四个时间段的发病都不一样。如望月时，海水上涨，鱼虾繁殖，人类兴奋，高血压的病人易激动，脑出血的发病率高，精神病人发狂等。如朔月时，月缺而无能量释放，人体大脑中的松果体素下降，脑垂体分泌的激素也减少，人的情绪波极低沉，自闭症高发，自杀率高，慢性病、久病不愈或重病患者的死亡率也高。总之，在进行特色诊断与治疗时，用药也要根据发病季节有所变化。

例如，夏季感冒与冬季感冒的用药就不一样，用量也不一样。夏季感冒的药方，首选三物香茹饮，药量宜轻，药性轻浮；冬季感冒的药方，首选麻黄汤或桂枝汤，用量按正常量，宜重一点，药性以沉降为佳。当然，还要根据地区与人的年龄和体质进行调整，才能把感冒快速治愈。此外，治疗精神病与风湿类病症，需根据季节、地区、体质选方用药，治愈率才能提高。

明医开出来的药方，一是药味不多，选药精干，属于经方治病，效如桴鼓；二是方中有季节性的代表药味。三是体现主药治主症，含有引经药。四是用药时不能忽略病人的出生地，要用道地药材，才能提高疗效。五是用药时根据性别而有所侧重，如坤草、红花、桃仁多用于女性，当然也有特殊情况用药，总之要注意男性与女性的生理特征不一样，所以用药和用量也有所不同。六是用药和用量需根据具体情况而有所区别，如久病与新病不同，老人与孩子不同，调经女性与孕妇不同。

关于朔望月，每月三十天治病开方，用药也是不同的。特别是治疗精神病时，上弦时期开方，重视调和脏腑，以宁神为本；望月时期开方，以清心醒脑、安神养血为本；下弦时期开方，重视调气和血养神，以养阴育阴为本；朔月时期开方，重视理气解郁，调和气血，以养血安神为本。

关于治疗急性病或疼痛病症，每天 24 小时都要观察病情，根据子午流注对人体的变化与疾病的变迁而用药，效果最佳。

《伤寒论》六经辨证法实例

当我随祖父杨敬典学习中医理论时，祖父对我要求严格，他老人家常说："经方治病，效如桴鼓。"所以我很想学到一些运用经方的本领。几年后，我随父亲杨月琴在医院实习，父亲很保守，怕我在实践中出医疗事故，所以临床使用经方的机会不多。于是，我想以多读《伤寒论》来补救。但事实证明，读医方书总不及临床实习事半功倍。

下举两例，病例一是久热不退，经父亲的指点，一剂而退热；病例二与病例一的症状相同，用父亲的治法，亦一剂退热。

【病例一】

龚某，女，30 岁，农民，1985 年 10 月 2 日入院。

患者腋下淋巴结肿大、疼痛近两周。曾注射青霉素及口服西药 6 天无效，半个月前开始轻度恶寒发热，8 天前开始寒战高热，周身大汗后热退，为弛张热，如此休作无时，经西医治疗无效。现症：头痛，稍有咳嗽，痰少，色白，纳呆，乏力，口干欲饮，尿黄、量中等，大便秘结，无周身骨痛，无腹胀痛，无便血。

检查：肌肤灼热，右腋下可触及一蚕豆大的肿核，淋巴结按之疼痛，舌质偏红，苔黄稍厚，脉浮弦数。体温 39℃，心率 100 次/分，律整无杂音。肺无异常，肝肋下仅及，有轻度触痛，脾不大。白细胞 138/mm^3，嗜酸球直接计数 180/ mm^3，血沉 90mm/h。肥达氏反应："O" 1∶80；

"H" 1：80；"A"（-）；"B" 1：40。血培养：无菌生长。

初入院时单用中药治疗，投以小柴胡汤、大青龙汤加减，白虎汤、栀子豉汤、小陷胸汤三方合用加减，加柴胡、羚羊角等，同时注射黄芩针，均无效。后改用白虎汤合银翘散加减，白虎汤合小陷胸汤加桂枝、葛根等，以及白虎汤合三黄泻心汤加减，同时每天静滴红霉素、氯霉素各1.5g，连用4天无效。再改用先锋霉素4g，肌注庆大霉素24万U，连用两天，体温仍未降。入院时寒热休作无时，后多为一日发作两次。高热时给予新雪丹、解热镇惊丹，配合针刺等方法，均不能退热。患者热退前每日查白细胞总数均在10000/mm³以上，无明显核左移。寒战后立即抽血找原虫，三次均为阴性。早期做三次血培养，一次中段尿培养，中期做一次骨髓培养，均示无菌生长。至10月10日改用桂枝汤合白虎汤，同时继续使用先锋霉素、庆大霉素。服中药1剂后，次日不再发热，白细胞降至5800/mm³。10月11日至18日，每天服1剂桂枝汤合白虎汤，连服8天，以巩固疗效。之后用调理脾胃的方剂善后，至11月3日出院，在此23天中一直无发热。患者住院期间，热退后至出院前三次大便培养均未发现伤寒杆菌生长，但后期肥达氏反应值逐次升高，第二次O：H＝1：60，第三次O：H＝1：320。

【病例二】

李某，男，32岁，1985年10月12日入院。

入院前5天，患者右腋下淋巴结肿大、疼痛，随后出现恶寒发热，少许汗出。右腋下淋巴结逐渐增大，入院前3天高热加重。入院时寒战高热，持续发热2~3小时后，周身大汗出而热退。倦怠乏力，头痛身疼，大便两日一行，尿稍黄、量中等，纳呆胸闷，口干欲饮，肌肤灼热，右腋下触及一肿物（淋巴结）如粟子大，压之剧痛，舌暗红、有瘀斑，苔薄黄白，脉滑稍数。体温40℃，心、肺无异常，肝脾不大。白细胞12800/mm³，嗜酸球直接计数20/mm³。血涂片找原虫（-），血培养找伤寒杆菌（-）。入院早、中期共查三次肥达氏反应，O：H＝1：20。

此患者是病例一龚某之爱人，龚某住院时李某一直陪伴她。就在陪伴期间，李某出现了与爱人相似的症状与体征，予服桂枝汤合白虎汤，未用西药，服药后不再发热，血象也恢复正常。

按语： 此两例属同一证，均为太阳、阳明并病，初为轻度恶寒发热，微自汗出，是因"阳浮而阴弱"所致，正与"啬啬恶寒，淅淅恶风，翕翕发热"的太阳中风证相符。因未及时微发其汗以调和营卫，以致表邪不解而内传阳明。但太阳证又未罢，既见恶寒发热、汗出、头痛身疼、脉浮的太阳中风证，又见大汗出、口渴、壮热、脉数的阳明经证。二阳合并病的诊断既已明确，治宜二阳并治。《伤寒论》第48条云："二阳并病，若太阳证不罢者，如此可小发汗。"第240条说："病人烦热，汗出则解，又如疟状，日晡所发热者，阳明也……脉浮虚者，宜发汗……发汗宜桂枝汤。"由于此二例阳明里热重，若全按小发汗法，恐不能清阳明之热。故要以桂枝汤调和营卫，解太阳之表邪；同时又用白虎汤清解里热，以祛阳明经之热邪。药能对证，即得著效。回顾病例一在前阶段的治疗，其错误在于辨证不准确。

初入院时，因患者恶寒发热，每日休作无时，医者误辨为少阳病之寒热往来，但实是太阳病恶寒发热，一日发作数次，并非寒热往来。故投小柴胡汤无效，后又因寒战高热，误辨为伤寒表实，兼用清里热的大青龙汤。大青龙汤证虽亦见恶寒发热，但同时又有"不汗出而烦躁"，这是辨证的要点。

此患者大汗出，但不烦躁，乃是表虚的太阳中风证，兼有阳明经证。桂枝汤合白虎汤是解表清里，大青龙汤也是解表清里，二者似有相同之处，但大青龙汤中的麻黄汤是发汗峻剂，适用于太阳病寒伤表实证，而桂枝汤是解肌和营之剂，适用于太阳病中风表虚证。患者有汗，宜桂枝汤而不宜麻黄汤，故大青龙汤不适宜本例。其后，患者有一次偶然出现胸闷和胸痛，医者以热扰胸膈证及痰热互结心下的小结胸证论治，用栀子豉汤和小陷胸汤，而未解太阳病表邪，故寒热始终不愈。

总之，恶寒一证不除，则表证未解，必须解表，若拘于病程，以为病期已久，病已入里，不必重视有无表证则差矣。仅用白虎汤合三黄泻心汤清里热、泻实火，也是错在忽略了解表。而用银翘散解表，则仅适用于恶寒轻、发热重、汗出少的风温卫分证，此患者是寒战大汗许出，并非轻度恶寒少许。再者，解表亦非只知发汗而已，须根据辨证用药，对本患者应施以调和营卫之法。前阶段的治疗，曾用过白虎汤加桂枝，但方中未加白芍、生姜、大枣以调和营卫，故仍无效。可见，"差之毫厘，谬以千里"。六经辨证如此之难，《伤寒论》方也如此难用。

现在，我才悟出这个道理：要掌握《伤寒论》方的运用，首先要从熟练掌握《伤寒论》六经辨证法入手。

温病治验

王某，女，32岁，工人，已婚，1992年9月22日入院。

主诉：恶寒发热、咳白黏痰、心前区疼痛1个月。

现病史：患者1个月前因劳累后贪凉外感，突然恶寒发热，咳出少量的红色黏稠痰，且时感右侧胸部隐隐作痛，在医疗室诊断为"感冒"，予土霉素、ABC等药服后效果不佳，又到城郊医院检查，诊断为"上感发热"，用四环素、庆大霉素、卡那霉素等药治疗，均无效验。且下午热甚，半个月前胸部疼痛局限于心前区，有咳嗽引痛之势，但无疼痛彻背之感。

9月中旬到县医院检查，胸透示心脏中等度增大。9月22日来诊，拟外感发热，予解表之剂。体温38.7℃，白细胞10500/mm³。心电图示：窦性心动过速。胸片示：心脏向两侧增大，左侧较明显，搏动减弱，心底部增宽，食管无移位，肺门及双下肺纹理增多，肋膈角未见异常。拟胸痹收入病房。

现症：恶寒发热，汗出头痛，心前区时痛，心悸气短，口渴喜冷，纳欲不香。

既往史：无哮喘、悬饮、肺痨；心悸、怔忡（甲亢，心率160次/分，基础代谢率144%，服他巴唑等药后好转）10年，否认胸痹不寐、癫狂痫、昏厥；无胁痛、黄疸、眩晕、痉厥；无腰痛、麻；无胃脘痛、腹痛、泄泻、痢疾；无内伤发热、自汗、盗汗、消渴、痿证；无头痛、痹证、痰饮、水肿、积聚、诸虫等。

外科病史：1982 年做过阑尾炎手术。

药物过敏史：对青霉素过敏。

个人史：生长在利辛，未去过外地，无疫水接触史。居住地宽阔，阳光充足，唯有地面较潮湿。有吸烟嗜好，每日 7~10 支。不饮酒，喜食辛辣之品，平素性急躁。婚后生一子，夫妻感情甚好。爱人身体健康，哥哥患肝炎，弟妹、儿子身体健康。

经带胎产史：月经初潮 16 岁，周期 26~30 天，经期 4~6 天，经量中等，色鲜红，无血块。经期腹痛不显，带下量少、质稀、色白，无恶臭味。流产一次，产后出血不多，无产后发热，无妇科疾患。

（一）望诊、闻诊、切诊

神色：神志清楚，精神不振，表情痛苦，且有神，面色少华。无精神抑郁、烦躁、恍惚、错乱及昏迷等异常表现。无斑疹瘀块等。

体态：形体消瘦，步履自如，正卧能着枕。无咳嗽喘息、摇头战栗、循衣摸床、嗜睡等异常表现。

声音：语言清晰，语言尚洪亮，咳声响亮。无失哑失音、呻吟、谵语、郑声、语无伦次等。无嗳气、呃逆、咳声重浊、喉间痰鸣等。

气味：口中可闻及秽浊气味。

舌象：舌体稍胖，伸出自如，无异感。吐舌及舌体上卷，无㖞斜。舌边无齿痕，舌质红，有瘀斑，舌苔黄而不腻。

脉象：细数。

头目：头外形正常，发乌黑，无脱发、斑秃等。眼睑无浮肿，无下垂。眼球不突，无红肿。黄疸，瞳孔等大。

耳鼻：耳轮正常，无干燥、焦黑、肿大等。耳道无耳漏，鼻柱无塌陷，鼻头无红赤，无鼻塞流涕，无鼻翼扇动。

口咽：口唇淡白，无发绀。无口角疱疹、口角流涎、口唇干裂、口疮、口疗。齿洁白，无脱落。无牙龈红肿及充血。咽部稍红，双乳亦无肿大。

颈项：颈项软，活动自如，无强直及角弓反张等。无青筋显露、痰核瘰疬、瘿瘤。

胸肋：呼吸短促，无张口抬肩，未见气息之象，缺盆不陷，无鸡胸，虚里搏动不显。

脘腹：平坦，无塌陷、隆起，无青筋显露。腹按之柔软，无压痛。右肋下可触及痞块，质柔软，无痛感。未闻及腹中雷鸣及肠间漉漉水声。

腰背：无佝偻侧弯、龟背，活动自如。

四肢关节：无指端如杵，无指肿如棱。手足无拘急、震颤、强直等。无鸡爪、鹤肢。关节无红肿、偏废。四肢无浮肿、厥冷等。

肌肉皮肤：润泽，无肌肤甲错、肌肉大脱、肌痿。皮肤未见斑疹、风疹、瘀血等。鱼际丰满，指甲润泽，甲床无凹陷、灰甲。出汗稍多，未见大汗淋漓或汗出如油等。肌肤扪之灼热。

排泄物：痰涎。咳痰色白、黏稠，量一般。未见痰中带血。呕吐物未见。

大便：燥结，两日一行，无热结旁流。

小便：黄赤，无刺痛、混浊、砂石。

腧穴压痛：心俞及肺俞压痛不显，余无异常。

要点：起病长夏，缠绵一个月，始终表现为恶寒发热，咳吐白痰，口渴喜冷，壮热有汗，午后热甚，初起胸隐痛，后局限于心前区，有咳引痛之势。服解热药无效。现症：心悸气短，大便燥结，小便黄赤，面色少华，咽部稍红，肌肤灼热，汗出稍稍，苔薄黄，脉细数。

（二）鉴别诊断

该患者于八月中旬发病，时值立秋之后，处暑将临，暑仍在，且在劳累贪游时发病，故感受暑邪。起病之后，首见肺卫症状，继则出现壮热、口渴、心悸、舌红等热感伤阴之象，符合温病传变规律。叶天士云：

"温邪上受，首先犯卫。"又云："心肺同居膈上，肺与心相通，故肺热最易入心。"结合四诊，本病属温热病，注意与以下几种情况相鉴别。

胸痹：据《金匮》胸痹之病，表现为喘息、咳胸背疼。本病表现为发热、咳嗽、胸痛、心悸、气短，但胸痹多无发热这一主症，故排除。

热厥心疼：《河间六书》云："热厥心疼者，身热恶寒，痛则烦躁而吐，额上自汗，其脉洪大。"此病虽有身热恶寒、心痛之症，但无咳嗽心悸、气短之症，故不是热厥心痛。

心热痛：《内经》曰："心热病者，先不乐，数日乃热，热争则卒心痛。"此病虽有发热、胸痛，但无咳嗽气短、心悸之症，故排除心热痛。

伤寒太阳病：患者发热恶寒，很像太阳病，然而患者脉不浮而细数，且无头身疼，况病一日余，而未见传经，亦属少见，故伤寒太阳病暂不考虑。

（三）证型辨析

本病诊为温热病，然温热病有卫、气、营、血之分。

肺卫之证：该患者发热恶寒，咳吐白痰，显示肺卫受犯。所谓有一分恶寒就有一分表证，故可以肯定此例患者表证未罢，仍属肺卫之证。然壮热、口渴喜冷饮，则不能完全用肺卫之证来解释，故单纯称其为肺卫之证，又不能概括疾病的全貌。

气分热盛：此例患者壮热有汗，口渴喜冷饮，大便燥结，小便黄赤，显系气分热盛之象。然患者恶寒发热，咳吐白痰，又非单纯的气分热盛所能解释，故气分热盛很难单独成立。

营血之证：本病程一月余，且见舌红、脉细数、神不振等症，故应考虑营血之证。然病程虽长，但未见舌绛、斑疹、出血点等，而见拘急、烦躁、神昏等症，故营分证不明显。

卫气同病：该患者既有发热恶寒、咳嗽等肺卫之证，又有壮热汗出、大便燥结、小便黄赤等症，故应考虑卫气同病。

（四）病因分析

因劳累、外感时邪暑热而犯卫，故见发热恶寒、咳嗽等肺卫之证。肺、心同居上膈，肺热盛则犯及于心，故见壮热汗出。热盛伤阴，故见舌红、脉细数。肺热入心，致心脉瘀阻。所谓不通则痛，故见心前区痛。其他诸症，皆为温热之邪所致。

（五）疾病的趋向

本病属温热之病，变化多端，若治疗适当，则邪解于卫气之间；若治疗不如法，出现热邪炽盛，则易逆传心包，导致营血之变。故临床治疗时，需防患于未然。

（六）诊断与结论

诊断：温热病之邪热郁结心肺。

治法：透表清热，养阴活血，观察热变，再行立法处方。

处方：银翘散合白虎汤加减。

组成：金银花、连翘、石膏、知母、薏苡仁、葛根、竹叶、丹参、芦根。

调护：饮食宜清淡，忌辛辣油腻，保持安静，注意患者的变化情况。

1992 年 9 月 25 日复诊：予清热护阴活血之剂。现症：壮热大减，咳嗽胸痛亦有所减轻。仍口渴汗多，倦怠乏力。此系热邪未尽、气阴两伤之候，宗上方加太子参、生地黄，以养阴扶正祛邪。

1992 年 9 月 27 日三诊：患者服上方后，热势已平，口渴顿除，唯感倦怠乏力，脉象细弱，此邪去正未下之象，再拟益气养阴之剂（太子参、麦冬、玉竹、沙参、山药、云苓、甘草、麦芽、黄精），以善其后。

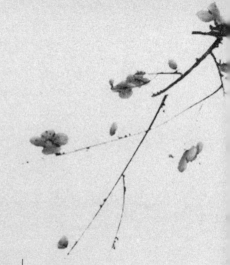

第十二章

祖父重医德，育才有方

我的祖父杨敬典生前是安徽省名老中医。

祖父治病救人，时刻关爱病人，分析病因病机，合理施用理、法、方、药，淡泊名利，重医德医风。

祖父以温故而知新、学古有新义、创新不离宗为原则，善于总结治疗经验，潜心研究，深挖冷药治怪病，精研炮制怪药治绝症，特别是对动植物的毒蛋白与矿物质的毒性研究、炮制。例如，对蛇毒、蝎毒等进行研究与炮制，临床上用于攻克瘤毒；对矿石类毒品进行炮制，把大毒改为小毒，再把小毒改为微毒，去火性后入药，治疗癌毒等。他治愈了很多疑难怪病，留下了几百个经验方，以善待病人的人格魅力，感染着中医学徒，是医务人员的指导者和引路人。他加强医德建设，弘扬优良医风，为人民的健康做出了巨大贡献。

祖父对我们坐诊看病的要求是：

（1）沉默诊病，特色诊断，要静思，集中精力为病人着想。

（2）诊断后，要微笑着和病人讲病因病机，让病人明白疾病的发生、发展过程。

（3）不能吓唬病人，提高病人的心理素质，增强其战胜病魔的信心，使其积极配合治疗。

（4）要谨守病机，不失大法，再开方用药，变通灵活。

（5）要以快乐的态度指导病人，告之服药禁忌、善后调理方法及注意事项。

铭记传统家教

1958 年，我那时刚刚记事。每逢春节，很多亲戚朋友来我家拜年。很多人看到我爷爷就叩头，不断地说感谢的话语。等坐下来时便说着奇怪的人名，如大岗、黄岗、小岗等。那时候家教特别严，大人说话，小孩子是不准插话的。等客人走了，我问奶奶："这些人名为什么这么奇怪？"奶奶笑着说："这些孩子很小的时候身患重病，大人们把这些孩子扔到乱葬岗上，好心人把他们抱来诊治，最后让你太爷和爷爷治好了，所以起名叫岗岗……"

我问爷爷："叫怪物、洋物的人都是哪些病症呢？"爷爷说："属遗传性疾病，新生儿的身体各部位都可发生畸形，如多指（趾）或缺少。像这个孩子，出生后肚子胀，喝水吃奶都吐，我问他家人这孩子大便如何，家人说一直没有大便，检查后发现是肛门粘连，我向他家人说明情况，家人同意我的治疗方法。我用酒消毒后，用小针刀把肛门粘连的膜层划开，大便就出来了。排完大便后，清洗肛门，涂上解毒药膏，以防止感染。几天后孩子就没事了，后来村里人都说这孩子是怪物，就这样叫开了。"

我又问爷爷："这些奇怪的孩子为什么与正常人不一样呢？他们的妈妈为什么非要生下他们呢？"

爷爷说："这些孩子发生畸形的原因，近亲结婚占一部分，有的属家族遗传，有的因为在胎儿成长时期妈妈吃了不该吃的食品。好了，等你长大了，当上医生了，就会见到很多这样的病人。好好学习知识，你就会明白这些病人的发病因素与治疗方法了。"

作为一名医生要积德行善

积德行善，人人都想做好事。功夫界人士想有功德，医务人员要有医德等。各行各业人士都想积德积福，可是，德行的"德"，分为阴德与阳德、大德与小德等。

作为一名医生要有医德，可是，医德当然也分阴、阳。关于阳德，医生治病救人，天职就是积阳德，如果贪图名利，便是"无德"。如果医风不正，应该说是损德、缺德。医务人员应重医德医风。

爷爷教育我："医生积阳德不算德，因为本职工作就是治病救人，多积阴德才是德。"我问爷爷："什么是阴德？怎样做才是积阴德？"爷爷说："做好事不扬名，也就是暗中帮助人。比如说一个穷人，他得了富贵病，也就是大病，此病需要 300 元钱的药物才能治好，而病人只有 100元钱，怎么办呢？病人又信任你，不想找别的医生看，如果你明着去帮他，这只算积阳德，不算是阴德，所以要转换方式与方法，既帮了他又把他的病治好，不让他心理不平衡。"

做一名医生，如果天天想着做善事，那么"苦心人天不负"，人民就是天，病人就是老师，行善的事情很多，看你怎样去做。

20 世纪 90 年代，我在中医院上班。开方检查医生都有提成，可是我几年也没有收到提成。院长找我谈话："杨医生，你每天看的病这么多，为什么不开方检查？"我说："病人的病情我诊断清楚了，病人认可了，接受我的治疗了，也治好了，所以不需要检查了。"他又说："你老婆没有工作，孩子又那么多，都在上学，家里经济也不宽裕，你多开检查多提成，院方与你都有好处。"我笑了，对院长说："我的弱点我知道，主要是心太软，农民卖几袋子小麦凑上几百元钱才能到县医院看病，老百姓太可怜了。我不是不需要钱，我不想用不该用的钱。"

古人云："送东西要送给需要的人。"我现在悟到了很多道理，明白了爷爷为什么说"积阴德才是高德、真德"，因为自己心里很快乐。2005 年 6 月，有一个病人到杨氏堂医院（阜阳市）看病。患者说她有胃病、胆囊炎，心慌难受，话没说完就哭了。她丈夫接着说："她 41 岁了，家里负担重，老人年龄大了，不能干活，三个孩子都上学，学习也好，学费交不上了。家里穷，借钱给我买了个三轮车，刚到城里不懂交通规则，才推三天就被交警抓去，三轮车扣了，罚款 500 元，所以她气得不吃饭，到医院检查，患了胃炎、胆囊炎，需住院治疗，我没有钱。听邻居说这病让你开点中药吃也能治好，我只有 100 元钱，全带来了。"

我听后问了她的住址，又问了扣车的单位。我说："你放心吃几剂中药，很快就会好了。中午我让儿子去派出所给你问问，下午把三轮车骑回来，以后注意交通规则就行了。我晚上给你的村长打个电话，解决孩子的上学问题。"当时患者对我说："杨医生，你不是给我开心丸吃吧？"

当天下午，他们领走了三轮车。三天后，患者高兴地说："吃了一剂药我的病就好了一半，三天药吃完，我的病全好了。我今天是来感谢你的，等我丈夫骑三轮车收到钱，再给你买点好吃的行吗？"我笑了，心里非常开心。

存心有天知，积德无人见

（一）卖假药是否该罚

作为一名中医师，为病人治病，每当病人服自己开的药方时总是想，肯定有效果。如果无效，心里总是不舒服，就想找出原因，是否配方有误？药物不是道地药材？炮制不到位？古人云："奸商，脏官，没有脏大夫。"也就是说，没有一个医生想把病人治死，也没有一个医生想给病人吃假药。可是，"大千世界无奇不有"。

我在20世纪80年代遇见过一个病人，点名要买毒药。我想起爷爷说过要积德行善，灵活变通，对患者进行心理疏导，所以我要冷静对待。

一天上午，我正在上班，一个80多岁的老太太，步态稳健，耳不聋，眼不花，声音洪亮，气色润华。她提一袋鸡蛋，笑着对我说："杨医生，我三年前感冒很严重，我不想治了，就是想死，可是我的孙子一定要给我治病，让你给我打一针，拿三包药吃了就好了。这几年无病，现在就是睡不着觉，请你把安眠药卖给我，用这些鸡蛋换。"其实，安眠药很便宜，但我如果不留下，老太太肯定不放心，于是我先把鸡蛋留下，将维生素C片装进了外包装标注安眠药的瓶子中。我告诉她，一次吃两片，一天三次。如果还睡不着，再给她换效果好的。她高兴地走了。

第三天，老太太又来了。她不高兴地对我说："你为什么卖给我假药?"我笑着对她说："药物不假，吃几天才有效。"她生气地说："我昨天到家，一次性把一瓶药全吃了，到晚上还是没有效果。我想如果安眠药让我睡死过去该多好呀！"

我用尽苦心劝说老太太，用了两个多小时把她说服。她说："照你这样说，我还有好日子没过呢！好吧，我不想死了。"我中午让她在我家吃饭，又和她说积极向上的话。她高兴了，吃完饭我把她拿的鸡蛋全部给她带上，又给她拿了开胸顺气丸。后来她的孙子一直感谢我。

（二）说假话，一定要是善意的谎言

过去我在基层当赤脚医生的时候，农民的事情太多，往往大队领导处理不好的事情，我可能一句话就解决问题了。有时候说假话是善意的谎言，关键时刻的一句话可以救活一个人的命。

爷爷曾给我讲过"医必慎言"的故事：很早以前，河南开封县有位医生叫胡某，医疗技术精湛，有权有势的人都仰慕他的名望而请求治病。有位都督的女儿与人私通，有一次突然受风寒而病，便邀请胡某诊治。胡医生说："这是怀孕的脉象啊！"这位长官说："先生的话属实吗？"胡医生说："若非诊断确切，怎敢乱说话呢？"这位长官立即叫出他的女儿，用刀剖开了女儿之腹，见她确实怀孕。胡医生见此情景，竟然惊吓昏倒，好长时间才清醒过来。回家后病了数月就死去了。

这个故事教育我们，医生诊断疾病不厌精细，对患者说话要严谨慎重。尽管都督对其女儿的行为过于残忍，但是作为医生应吸取言语不慎的教训。

我在西医内科实习的时候，主任对一个刚入院的病人说："你的诊断单提示肝脾肿大，肝硬化腹水，如果发展下去就是肝癌，现在 CT 检查显示有占位，抓紧治疗。"病人听后吓得脸色都变了，从此不能吃饭，治疗无效，两周不到就去世了。

近年来，癌症病人逐年增多，如果对病人说"你这是癌症中晚期"，说了实话之后，不管你用什么治疗方法，病情往往很难控制。平常人无病时可以说大话："我不怕死。"真正到此时，绝大多数的人都怕死。

如果医生对一个艾滋病的病人说："你这病根本就不是艾滋病病毒感染，可能是真菌或其他病毒变异所致。由于免疫功能下降，所以体质差，用点药，加强有氧锻炼，提高免疫功能，再配合食疗，不该吃的不吃，不该做的不做，很快就会好了。"这样说，病人肯定会积极配合，药物按时服用，营养按时补充，多学养生知识，配合练习有氧功法，能没有效果吗？

所以，当一名医生，要从良心出发。说假话，一定要是善意的谎言。良心是道坎，日久见人心。

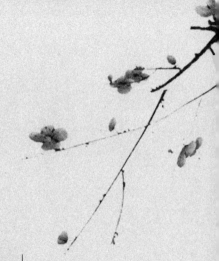

第十三章

祖父的特色治疗

产后大出血急救

自从我正式学习中医开始，爷爷就让我陪他睡在一个房间，有时候方便提问我，同时也方便观察我的学习态度。

有一天夜里刚入梦乡，就有一帮人大喊："杨老先生，快起来呀！"我跳下床打开门，他们就把一个小床抬进来，床上趟着昏迷不醒的女病人。爷爷手按病人脉象，病人的丈夫说，他老婆刚刚流产，在家里出了很多血，来之前就昏过去了。大家都在看着爷爷，盼望爷爷赶紧抢救。只见爷爷不慌不忙，特别的冷静，用两手按压病人的气街处（大腿内侧）一分钟，然后把病人的两腿盘成二郎腿，让一人扶住不能动。爷爷用左手握住病人的左手中指大概两分钟，他让我去端一碗凉水来，只见他合掌静站一会儿，喝了一大口凉水，瞬间喷向病人的面部，病人一下子惊醒了。爷爷让我赶紧抓一把红糖放到碗里，冲点白开水，适温后给病人喝下去。然后他把自己贮存多年的野生人参拿出来，把人参的须根剪断、剪碎，让病人的丈夫放在嘴里用力嚼碎，快速吐到碗里，用白开水冲开后，让病人喝下。喝完后，爷爷给她开了药方，即归脾汤化裁加生化汤，方义是活血补血、健脾益气摄血。此方爷爷又让我抄写一遍。

爷爷看到病人能说话了，又给她从手心、脚心、头顶等穴位全部按摩一遍，病人得救了。爷爷问病人感觉怎么样，病人说血是不出了，心里不慌了，很想睡一觉。爷爷让她回去，别干活受累，避风寒，吃几剂中药，休息一个月，身体才能恢复正常。走时她丈夫拿钱给我爷爷，爷爷说："实际上这点钱是买不来这种药物的，这才是真正的野生人参。放心吧，这是自用的，不要你的钱，把钱拿回去给你老婆买点营养品吧。"当时她丈夫感动得眼泪都流出来了，握住爷爷的手说："老人家，我会告诉孩子们的，永远不忘这救命之恩。"

他们走后，我到天亮也没入睡。一直在想，为什么重按她身上的几个部位就能止血？为什么用凉水喷面能让她苏醒？为什么喝点红糖水又喝点野生人参汤就能很快好起来呢？五天后，我又问爷爷这些问题，他让我把独参汤、生化汤、小建中汤、归脾汤全部记下来，两天后考试。还让我好好练习小周天功等，爷爷说，只能慢慢让我明白。古人云："一大口吃不了一个胖子。"

通因通用治泄泻

一天下午，我陪爷爷上班时，一个中年男子与他老婆抱着一个三岁的小男孩来到诊室。他老婆抱着孩子代诉，孩子拉肚子一年多了，什么药都用了，就是不能除根。

爷爷先让我看一下小儿的指纹，问我属于哪一种泄泻。我说："指纹的经纹发黄，可能是肝胃虚弱。"爷爷观察后说："指纹黄里透白，这种泄泻不像食积，也就是说，脾胃虚弱，内有积热。"爷爷把处方开好了，我在旁边也抄完了，结果大吃一惊，爷爷用的是调胃承气汤。为什么要让他泻呢？是不是爷爷年龄大了，笔下有误？爷爷告诉孩子的父母，药方只拿两剂，第一剂吃下后给孩子煮大米汤吃，煮米汤之前，加一块荷叶，干的鲜的都可以，再加十枚白扁豆就可以了。吃完一剂，小孩若能泻五次，下一剂药就不用吃了；如果泻不了五次，第二剂药接着吃，吃完再抱来我看看。

三天后，他们抱着孩子又来了，爷爷看了一下孩子的指纹，高兴地说："好了，没事了，以后别给孩子乱吃东西，吃易消化的食品。"

爷爷问："你们家有果园吗？"他们说："是的，桃、杏、李子都有。"爷爷又问："昨天孩子拉的大便是否有黑乎乎的东西？"回答："是的。"爷爷告诉他们，以后李子成熟的时候，千万别给孩子吃，因为李子皮最易粘在肠壁上。他们走后，爷爷笑着对我说："这个方子是七味白术饮，加调味承气汤，一定要熟记这两个方子，一个是健脾止泻，一个是消积缓泻。用调胃承气汤，属反治法。"

反治法很多，这个病例体现的是通导缓泻的作用。针对结肠部位的宿便，运用通因通用之法。诊病时一定要辨真伪，不能乱投方药。此外，反治法还有塞因塞用、同气相求、以塞治塞、以热治热、以毒攻毒等。总之，"逆天之道未必凶，顺天之道未必吉"。

罕见麻疹治验

一天，院长拿着区级医院的邀请信让爷爷去会诊。三号病房有个60多岁的病人，发高烧11天了，用什么药都没把高热降下来。爷爷诊脉后又看看舌头与口腔，说这是出麻疹。其他医生很不高兴地说："小孩子出麻疹是常见的，老头子出麻疹，那是不可能的。"爷爷说："我敢保证他就是出麻疹，你们现在停止打点滴，先用热酒把全身洗一下，然后再用热醋洗脸洗手，很快麻疹就出来了。一个小时的时间，延误不了你们的治疗。"

大约不到一个小时，医生从病房出来了，说："老医生，您的判断真准！现在麻疹全部现苗了。麻疹是由外感病毒引起的呼吸道传染病。临床以发热、咳嗽、鼻塞流涕、泪水汪汪、满身布发红疹为特征。此病多见于小孩，为什么60多岁的老人还有麻疹呢？另外，他只有感冒症状，身上从没出现疹粒呀？老先生您怎么知道他肯定是出麻疹呢？"爷爷回答："此病小孩多见，四季发病，冬春季节多发。麻疹分为两大类：一是顺证，二是逆证。我在临床中发现，此病5岁以内的高发，10岁以内的多发，20岁以内的少见，30岁、40岁、50岁、60岁、70岁的偶见。年龄越大，抗病能力越弱，麻疹毒力越强，多属逆证。10岁以下者，免疫功能强，麻疹毒力弱，多属顺证。顺证分三个期：①疹前期，又称初热期；②出疹期，又称见形期；③恢复期。正常情况下，每期3天就可以过去。如果让顺证更顺的话，可在疹前期用点中草药，以快斑透疹汤加减，辛凉透表，清宣肺卫，很快就出疹了。在出疹期可用清解透表的中药，清热解毒佐以透发。恢复期可用沙参麦冬汤，以养阴益气，清解余邪，达到扶正不留邪、清毒不伤正的目的。"

爷爷接着又说："这个病人年龄大，毒力盛，一开始你们一直在降温度，这一招在兵战上称'关门留寇'，是硬拼，所以现属逆证。此人现已热毒攻喉，毒邪传入心肝，这是危候。你们看着治吧，我会诊的任务完成了。"这时，病人的儿子与医生都让爷爷开方。爷爷给其诊脉、验舌，又问了几个症状，开方如下。

口服方：升麻12克，葛根12克，荆芥9克，防风6克，连翘9克，桔梗10克，牛蒡子9克，马勃6克，甘草6克，浮萍6克。2剂。此方可辛凉解表透疹，清宣肺卫，利咽祛痰。

外用方：芫荽30克，西河柳60克，浮萍30克，紫苏叶60克。煎水后，用毛巾沾药汁擦周身，以热蒸开汗孔（玄府），透毒外泄。

中成药：六神丸1瓶，按说明含化。

复诊时，发热起伏如潮，咳嗽加剧，烦躁，鼻翼扇动，咽喉肿痛，疹色暗红，稍觉凸起，触之碍手，疹点密集成片，色有紫红，舌红绛，苔黄。方药：玄参15克，金银花20克，板蓝根15克，牛蒡子10克，射干6克，桑叶10克，菊花10克，白芍15克，羚羊角1克。3剂，1天1剂。此方可凉血透毒，清营解毒，利咽消肿。另加六神丸，1次3粒含化，1天5次。

第三次来诊，疹点出齐，发热渐退，咳嗽声重，声音嘶哑，皮肤有糠麸状脱屑，有色素沉着，胃纳增加，舌红少津。方药：南沙参20克，麦冬15克，玉竹15克，炒麦芽15克，地骨皮10克，银柴胡6克，淡豆豉6克，黄芪10克，党参6克。3剂，1天1剂。此方可清除余热，退虚热，清养肺胃，生津润燥。

第四次来诊，麻疹症状基本消失，时有轻咳，面色㿠白，舌淡。调理方：芦根20克，白茅根20克，太子参10克。10剂。1天1剂，煎水代茶饮。注意事项：多吃清淡、易消化的食物，饮食以流质或半流质为宜；忌食油腻、辛辣、厚味之品；注意保暖，休息3个月。

通过这个病例，使我对麻疹有了深刻的认识。每次看到麻疹病人，就会回忆往事。几十年过去了，现在一有空闲时间便打开过去的笔记本，看到我当初抄写的方剂、药物及爷爷的验方，百感交集，这些在我心中很有重量与价值，很多往事使我终生难忘。

摇头失控必治风

我 16 岁那年，中午正陪爷爷吃饭，来了一个病人。小伙子 21 岁，摇头失控。爷爷走到病人面前，拍了一下他的肩膀，用手指在其颈部点按几下，当时小伙子的头就不摇了。爷爷说，这个病古书上叫"摇头疯"，还有钩头疯、动头疯，都属于"脑疯"的范畴。点穴、扎针是治标，现在不摇了，但一个时辰后还会摇。爷爷给他诊脉后，问了一些问题。爷爷告诉他："你的病因，开始是手淫毛病上瘾后，肾虚心火旺盛，出现梦遗滑精，现在是肝肾阴虚，阴虚生风。风性主动，所以你现在不光是摇头失控，闭上眼没有睡沉，就开始滑精。你的病摇头是标，梦遗滑精是本，不抓紧治疗，下一步会有危险，你明白吗？"小伙子点点头。

爷爷在开药之前，让我背三首方歌，一是妙香散，二是羚角钩藤汤，三是镇肝息风汤。

妙香散

妙香山药与参芪，甘桔二茯远志随，

少在辰砂木香麝，惊悸郁结梦中遗。

羚角钩藤汤

俞氏羚角钩藤汤，桑叶菊花鲜地黄，

芍草茯苓川贝茹，凉肝增液定风方。

镇肝息风汤

张氏镇肝息风汤，龙牡龟牛制亢阳，

代赭天冬元芍草，茵陈川楝麦芽囊，

痰多加用胆星好，尺脉虚浮萸地匡，

加入石膏清里热，便溏龟赭易脂良。

爷爷告诉我，看上去第二方与第三方很对症，实际上只是治标，后期还会反弹。首选第一方，它是治本的方药。此方用十天，配合针灸，之后再根据病症调方。爷爷让我把第一方妙香散的组成、用法、功用、主治、方义都写好。

组成：山药二两，人参、黄芪、茯苓、茯神、远志各一两，甘草、朱砂（另研）各二钱，桔梗三钱，木香二钱半，麝香一钱。

用法：研极细末，和匀，每服二钱，酒送下。

功用：安神宁志，涩精止遗。

主治：忧思郁结，症见惊悸不安、梦遗失精。

方义：心气不足为本方的主证。方用人参、黄芪补益心气为君；臣以山药益阴清热、固涩精液，远志、茯苓、茯神清心宁神；佐以桔梗开肺气，木香疏脾，麝香解郁结，朱砂镇心神；使以甘草调诸药，并补脾气。

爷爷让我再加四味药，钩藤三钱，蝉蜕一钱，黄柏三钱，砂仁二钱，以扶助上方祛风、健脾、滋阴降火之力。同时配合耳穴疗法，左耳取穴神门、颈、肩、肾，三天后再换右耳穴位。

一周后复诊，患者诉当天晚上已无梦遗滑精，第五天自感身体轻松有力多了。每天中午前，头部轻摇十多分钟便会停下，整体上好多了。爷爷诊脉后开方：当归身三钱，知母二钱，黄柏二钱，甘草一钱，熟地黄二钱，砂仁一钱，白芍二钱，山药三钱，天麻一钱，钩藤一钱。10剂，每天1剂。针灸治疗则从十三鬼穴中，选取三个主穴，留针一个。

第三次来诊，一切如常，病愈。嘱咐他平时注意调理，一是不要吃麻辣、过凉及烧烤食品，二是睡觉时平躺，腿伸直，两手向上，抱头入眠，千万不要再有手淫的毛病。

通过这个病例，我明白了"风为百病之长"。风的病因有"阴虚生风，血虚生风，肝阳化风，热极生风"。风的特性：风性主动，善行数变，游走不定。发病症状：疼痛、麻木不仁、瞤动、抽动等。我在临床实践中，治疗过小儿落地风、七天风、满月风、脐风（破伤风）、百天风、小儿急慢惊风、慢脾风、羊角风、产前风、产后风、中风、马上风等。总之，"诸风掉眩，皆属于肝"。肝在五行中属木，木生火，木与水的关系密切，所以治风病首先要审察肝脏，因为肝藏血，肾藏精，心主血，勿忘肝、肾、心、脑为本，方可治愈。

骨膜脓肿治验

　　1978 年春，一天上午，一个中年妇女背着一个女孩来诊。她们本来是想找爷爷看的，但是爷爷年纪大了，早上还可以看三个病人，看多了就会头晕头痛，只好让我看了。血常规提示白细胞 37900/mm³，我问："这孩子发烧吗？什么时候发病？身上有外伤感染吗？"

　　孩子的妈妈说："我女儿今年 11 岁，一个多月前，放学回来就说腿痛，主要是右侧大腿内疼痛，连及膝盖，不发烧。第二天还是痛，找了骨科医生看，予以推拿治疗，回来后夜里发高烧，疼痛难忍。到医院检查，血象高，予以退烧消炎治疗，半个月后高热退了，医生也没说是什么病，腿还是痛，有时夜里发低烧。几天前，医生让我们去上级医院检查，血象还是高，医生用注射器向疼痛部位扎下去一抽，针管回流全是脓，说是髂窝脓肿，中医说是贴骨疽和鹤膝风。医生说，从腰以下到膝盖骨膜都是脓，手术见效最快，可是有后遗症。我们不敢签字，外科医生把我们推向内科治疗，有位老主任介绍我们找安徽省名老中医看。"

　　这个名老中医就是我爷爷，曾经治好过骨疽鹤膝化脓后的病症。我的心情很沉闷，心理压力也大，现在爷爷老了，迷迷糊糊的，只有我自己想办法先给她治疗。我把血常规与尿常规全查一次，先选用西药治疗，再予真人活命饮，向病人说清楚用药的意义，明天早上安排时间让爷爷诊治。

　　第二天早上，爷爷给她诊脉，然后摸了一下病位。爷爷说，此病的发病原因一是外感疫毒，二是内存遗传瘤毒所致。气滞血瘀，毒热灼盛而不能外渠，日久血败肉腐成脓，先疼痛后壮热，最后成脓，夜间潮热盗汗，皮色不变，毒素内透。

第一方用真人活命饮，3剂，1天1剂，水煎，早、晚分服，以清热解毒、消肿溃坚、活血止痛为主。配犀角地黄汤1剂，煎水入犀角粉末，分三次服，每天中午服一次，以清热解毒、凉血散瘀为主。3天后再换方。

外治法：取酒精或白酒四两，放入洋冰一钱，浸泡溶化后，用以皮肤消毒止痛。涂抹3次后，用三棱针沿病位从上到下连续快速刺3~5针，每一个针孔都用酒火点燃，火罐拔之，引脓外出。如果第一次脓水不出，说明脓血黏稠或针不够粗，可换粗一点的针再刺，再拔罐。如果不能成功，用酒精火把针烧红，在雄黄粉里滚动一下，快速用火针扎一下，这样再拔罐，脓血很快就会拔出。对于所有的针孔，都用小膏药贴上，小膏药要勤换贴，可以拔脓。

汤药与针灸拔罐相结合，拔出好多脓水。神奇的是，扎针时患者一点都没感觉到痛。

第三天效果出来了，早上起来患者可以下床走路了，腿一点都不痛了。爷爷诊脉后说，这样的属于顺证。脓还没有排完，这次方药以阳和汤为主，温阳补血扶正，散寒通滞化瘀。3剂，水煎，早、晚分服。另外，配合清骨散加紫花地丁，3剂，浓煎，分三次服，每天中午服一次，防止毒素内陷。

复诊后查血象，白细胞13800/mm³。上方连服3天，患者饭量增加，睡眠也好，精神良好。

第三次来诊，爷爷说脓已排出，勿忘瘤毒伏热，继续用我们家的祖方小金丹（一粒珠化裁变通）连服10天，以善后调理。回家后注意保暖，以素食为主。如果不能痊愈，蟾酥丸主之。针孔不收口，可以用蜂蜜和小麦面，搅拌成面片，外敷针孔，再内服生肌长肉散加南沙参、漏芦等。

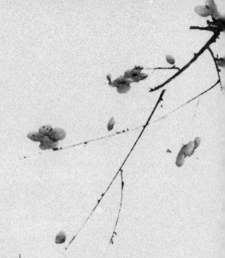

第十四章

精神之病要文调

传统文化要弘扬，中西医疗必和谐，

万般治疗皆下策，平衡阴阳最为尚，

福生无量得正气，清洗民间精神病。

当今社会受改革开放的浪潮推动，发展迅猛，有一部分人缺乏知识，心理素质不能提高，以致心理障碍性疾病高发。解决的办法是：重和谐，中西医药与中西文化要和谐，临床各科的治疗方法要和谐，人体的脏腑气血要和谐，达到气血阴阳平衡，同时清洗心灵深处的垃圾，以身心健康为目标。中医学认为，五脏藏五志，肝藏魂，肺藏魄，心藏神。"气血者人之神也，随神往来谓之魂也。"

精神病多是从心神的意念所化生。精神病的病因很多，可分为内因、外因、不内外因。临床症状：轻则失眠、抑郁、自闭；中则随心所欲，乱淫乱性；重则狂言恶语，不认亲疏，打人毁物，或杀人与自杀。精神病的治疗大法：文调。分为四类：①肝气郁结证，要理气解郁，化痰开窍；②心脾两虚证，要健脾养心，益气安神；③痰火上扰证，要镇心涤痰，泻肝清火；④火盛伤阴证，要滋阴降火，安神定志。总之，精神病的治疗，以调平阴阳为原则。

两元钱治愈儿童相思病

1995 年秋，一天下午，一个中年男子拉着一个 5 岁左右的小男孩来诊。孩子狂躁不安，声音沙哑，嘴里不停地在说什么。后来才注意到他说的是"迪迪迪迪"，一直在学汽车鸣迪声。我看了一下孩子的指纹，只有轻微的青紫兼黄色，说明脾胃有点积热，脾虚又受到了惊吓。我问他家人："发病多长时间了？用什么方法治的？用了什么药？"回答："有二十多天了。没病之前，天天闹着买玩具。发病的那天，我送他上学，他就要马路上的汽车，说着就往前跑，我一把抓住他，他开始乱叫乱跑，到了学校也是那样。到中午了还是闹，医生说可能受惊了，给开了镇惊安神的药物。喝了几次不行，还是闹，第二天又去找医生，医生说可能是狂证，建议到精神病专科医院去看。"

"我带他住进了精神病医院，每天用安眠药，治了十多天，不用安眠药就会狂躁。医生说孩子小，安眠药用量大了对大脑发育不好，让我们出院观察几天。现在每天晚上还要喂点安眠药，不然他一点都不睡。杨医生，您看看他到底得了什么病？"

我把孩子拉过来，从头部开始望诊，口、脸、舌、手全都看了一遍，孩子没有大问题，但为什么要冲向马路上跑的汽车呢？可能是想要汽车。想到这里，我拿出两元钱，让我的学生到玩具店买来一个小汽车。当孩子看到小汽车，连眼都不眨一下。我对孩子说："这个小车就咱俩玩好吗?"孩子点点头,高兴了。我让孩子站好,站在桌子的一边,我在桌子的另一边。我对孩子说:"我把车子推向你,你接着把车子推向我,推一百次后,如果咱俩玩得高兴,我就把这个小汽车送给你了。"孩子听得非常明白,高兴地和我推着小汽车。我一直观察孩子的眼神,当他的眼神恢复正常时,说明大脑神经不缺氧了。因为二十多天了,孩子一直用安眠药。推七十多次时,我对孩子说:"你头上出汗了,我给你把汗擦一下,然后我们再玩,好吗?"孩子高兴地让我擦汗。实际上,我借此机会把他头顶部的穴位点一下,如百会、四神聪等穴,以调节大脑神经,使脑神经细胞不缺氧。

走时我告诉孩子:"明天下午还来看我好吗?"第二天孩子来了,我观察了一下,已经没有问题了,孩子的家长一直感激我。

青少年梦想做成年人的事

2006 年秋，我的学生带着三个人（一男孩和他的父母）来诊。

我看了一下男孩的眼神，已知他属"梦遗"的范畴。我给孩子诊脉后，笑着对他说："你的想法和做法不全怪你本人，千万别责怪自己，这是一种病态反应。"刚说到这儿，他爸爸就抢着说："这孩子小时候听话，学习也好，自从上了中学就学坏了，看到女的就往上蹭。老师让我把他带走，走在大街上，他不由自主地去追一个女人，拉住人家不松手。杨医生你说得对，这是一种病态反应。"我问男孩："你从什么时候开始想这种事情的？如果不把病因说清楚，这病治不好。如果把病因说出来，以后无隐患。服药之后很快就好了，不耽误上学。"男孩看了看他的父母，我明白了他的意思，让他父母先回避，他便把他一开始的想法、做法都说了出来。

我告诉他，从现代医学的角度分析，这主要与脑垂体分泌激素偏多有关。我又把中医的辨证施治告诉他，这与人体内的气血阴阳不平衡有关，属阳亢阴虚。如"阴在内，阳之守；阳在外，阴之使"。"肾藏精"，阴虚的原因主要是手淫过多，连续伤阴精，阴虚后阳气过盛了，加上男孩又处在青春发育期，所以阳强不退。说完这些理论后，我告诉他食疗的方法，以后注意睡觉的姿势，控制手淫的毛病，按时服中药，很快就会好了。男孩同意接受治疗，也愿意配合。

处方：川黄连 15 克，肉桂 3 克，当归 20 克，知母 20 克，黄柏 20 克，甘草 9 克，栀子 18 克，蒲公英 20 克，白芍 1 克，琥珀 1 克。15 剂，1 天 1 剂，煎水 150 毫升，早、晚分服。

配合服用万氏牛黄清宫丸 45 粒，1 次 1 粒，1 天 3 次；知柏地黄丸 2 瓶，按说明服用。

注意事项：以素食为主，服药期间禁吃肉食、麻辣煎烤食品及腌制食品。

15 天后复诊，期间手淫两次，能控制自己了。诊脉后开方如下。

处方：当归 24 克，茯神 10 克，远志 10 克，柏子仁 10 克，山药 40 克，炒枣仁 9 克，黄柏 21 克，砂仁 6 克，熟地黄 20 克，栀子 18 克，牡蛎 10 克。15 剂。煎服法同上。

按说明服用益神封髓丹（祖方升华）、开窍万灵丹（祖方升华）。

建议他每天晚上睡前练习有氧功法 30 分钟，有助于睡眠。

半个月后来诊，一切如常，脑袋也清醒了，从未想邪念。

消除可恶的幻影

2005 年 7 月，家乡一位邻居打电话说，一个十六岁的男孩得了奇怪的病，每天夜里被梦吓醒，醒后就会看到可怕的幻影（与梦中一样），去了好几家医院也查不出什么病，医生无法开药，让我给看看。

男孩两眼直视，一脸惊恐。他妈妈说："我儿子现在上高中，原来学习成绩优秀，从不与同学出去玩，在学校自己吃住。今年春节后，学习成绩下降。他说天天睡眠质量差，入睡就做梦。一个多月前打电话给我，说他做梦惊醒后，睁眼能看到奇怪的幻影。从那以后，即使不睡觉，睁着眼也能看到可怕的幻影，他会吓得大哭。"我听完之后，给孩子诊脉、看舌。

孩子舌质红，苔黄腻，脉象弦大滑数。我告诉他们，中医学认为此属"火扰心"。服用中药一周，可控制病情，不会出现幻影。坚持服用中药一个月，以巩固疗效。

处方：当归 20 克，胆南星 2 克，贝母 9 克，橘红 9 克，石菖蒲 6 克，远志 9 克，茯神 10 克，朱砂 0.3 克，麦冬 15 克，天冬 15 克，玄参 15 克，连翘 10 克，山药 40 克。7 剂，1 天 1 剂。水煎 100 毫升，早、晚分服。

按说明服用安宫牛黄丸 7 粒、知柏地黄丸 2 瓶。

7 天后复诊，男孩说有时会梦到生活上的事情，这三天夜里看不到幻影了，很想睡觉，吃饭也香了，身体也有劲了，精神尚可。我给他望舌、诊脉后告诉他妈妈，要坚持服用一个月的中药，重点是"补其肾，健脾胃，疏其肝，清其心"，达到醒脑开窍的目的，这样孩子的病就彻底好了，学习成绩也不会下降了。

　　一个月后，孩子一切正常，无须再用药了，消除了可恶的幻影。

"进口药"治失眠

1973 年，我在实习期间遇到一位病人，孙某，男，33 岁，顽固性失眠。住院两个多月了，天天都想换药，他说不管再好的药，第一天还有效果，第二天就一点效果都没有了。医生让他闹得都不安宁，因为他白天困了就睡，夜里睡不着就找值班医生。

一天下午，我在化验室学习化验，孙某来取化验单，我告诉他没有问题。他对我说："我查什么都没有问题，我为什么老是有病？我睡不着，胃也不好，老是吐酸水，很难受。"我又问了他一些问题，他就和我聊起来。他的病很复杂，全身上下都有病，很多医生都治不好，他说了很多怨言。当时我为了缓和气氛，对他说："像你这样的病还是到大城市医院检查一下，把病查清楚了，用点进口药，可能一次性就治好了。"他听了之后，觉得太有道理了，每天只要看到我有空，就来找我聊天。他就认可我，觉得我肯定能把他的病治好，因为我理解他的痛苦，他很信任我。他想让我给他开方治病，但我还在实习期，没有处方权。他每次找我都说他的感受，我也很用心地帮他分析病机病理。后来，他把所有的药都停了，他说吃药没用，只要和我聊天，晚上就能睡几个小时，我成了他的催眠剂。

他每天见到我，都向我说他的身体变化情况。"小杨呀，你让我晚上少吃饭，我昨晚没有吃饭，今夜我多睡了两个小时。""小杨呀，你让我少吃肉，我的小便好多了，色泽也清了，尿也不起泡沫了。""小杨呀，你让我不吃韭菜和麻辣的东西，我的胃好多了，唾沫也不黏稠了。""小杨呀，你让我节制房事，我听你的，现在腰也不痛了。"……我把他的病看透了，纯属精神问题。

两个月后，我想办法给他找了带英文的维生素针剂（让他觉得是进口药），睡前给他肌肉注射，一次性把他的病治好了。此病的治愈，主要是从科学饮食、生活起居方面入手，提高了战胜病魔的心理素质，调控了他的睡眠质量，改变了睡眠时间，满足了他对进口药的追求与渴望，最后达到治疗目的。

七岁女孩断发治验

2006 年 7 月，越南卫生部有个朋友通过翻译给我打电话，有个七岁女孩得了怪病，头发只长半公分，长长一点就断了，很多医学专家都不知道是什么病，也无法用药。想看看中医是否可以治疗？

我只能回答他，只有看到病人后，通过整体观念辨证论治，找到病因，才可以解决问题。半个月后，这个女孩和她父母来到北京。这个女孩与同龄人相比，身高、体形、发育太差，孩子太瘦小了，面色无华，眼神惊恐，舌质紫暗，舌尖红，苔薄黄，指纹青紫兼黄，直射三关。我告诉翻译，这孩子的毛病是：第一，小时候受到过惊吓；第二，先天不足，母亲怀孕时多病，体质不太好，爱吃麻辣的食品；第三，孩子出生后时常感冒；第四，脾胃功能太差。翻译把这四种病因告诉她的父母，他们说："太对了，特别准确！孩子是先天不足，三年前家乡下大雨，打了很响的雷，孩子房间里的花瓶都击坏了，当时孩子吓得躲到桌子底下，雷雨过后都拉不出来，从此孩子时常哭喊而醒，吃饭时多时少，一年后发现头发老不长，一摸她的头发就容易断。"

他们请求我给女孩开方。

第一方：当归，茯神，远志，柏子仁，琥珀，核桃仁，山药，钩藤，川黄连，肉桂。3 剂，服 6 天，以养血安神，清心补肾纳气。

第二方：当归，熟地黄，砂仁，鸡内金，罗山子，怀山药，五罗炭，二花炭，茯神，朱砂。7剂，服15天，以健脾补血，养血安神，滋肾排毒，扶正不留邪。

第三方：当归身，大熟地，制首乌，怀山药，阳春砂仁，焦三仙，黄芪，白术，防风，白茅根，西瓜炭，鹿茸，枸杞子。15剂，服用一个月，以养血益精生发，扶正不留邪，提高免疫功能。

食疗方：黑芝麻、红糖、核桃仁、糯米、红枣各适量，煮粥，每天一次，半年为一个疗程。

三个月后，翻译打来电话说，孩子的体质很好，从未感冒，夜晚再无惊醒，现在头发开始长长了。

此病分析：这个孩子一是先天不足，二是受到惊吓。中医学认为，惊则气乱。人体的气有四种，即卫气、营气、宗气、元气。气可摄血，气可摄精，气可摄津等。气乱后，首先出现肾不纳气，精、血、津液不能互生互化。肾藏精，肾为先天之本。脾统血，脾为后天之源。肝藏魂，肺藏魄，魂魄为真气，真气不藏而乱。先后天互不支持，所以精、气、血不能互相支持。发为血之余，故脾、肺、肾虚弱，缺血而不生发也。

中老年舞蹈症治验

2006 年 8 月，一天下午，来了一个奇怪的病人。石某，女，65 岁，脚动手舞，全身颤抖，嘴喎眼斜，面部肌肉不停颤动，上下牙齿不停叩击。发病两年多，一开始只是头动，手抖动，面部肌肉抽动。到医院检查，确诊为老年舞蹈症。从去年开始加重，吃饭不能自理，说话费劲，安眠药也加大量。

病人全身抽动，诊脉难，看舌也难，我只能看看体检病例，观察全身体征，辨证为"肝肾阴虚，肾精亏乏"。因为肾藏精，肾主骨生髓，通于脑，脑为髓海，肾精虚则髓海不足，故头晕脑胀、耳鸣；肝藏血，肝主筋，肝血虚则不能荣筋，故出现抽动。肝血不足，阴虚生风，风性主动，久病不愈，精血耗亏。心主血脉，心主神志，心血虚则神无所主也，所以病情逐渐加重。

治疗大法：滋补肝肾，育阴潜阳，活血息风，养血安神，芳香开窍，充氧益气。一是要按时吃中药，二是全家人练习有氧功法，可以给患者拍打背部与内功点穴。两个月后，患者病情好转了自己也要练习有氧功法。按照这个方法坚持治疗，便可收到显著效果。

中药方：天麻 9 克，钩藤 9 克，菊花 9 克，白芍 35 克，当归 24 克，龟板 20 克，牡蛎 15 克，牛膝 15 克，胆南星 6 克，太子参 20 克，黄精 20 克，天冬 20 克。15 剂，1 天 1 剂。煎至 150 毫升，早、晚温服。

西药：弥可保 3 盒，按说明服用；谷维素 1 瓶，每次 2 片，1 天 3 次；新维生素 B$_1$ 1 瓶，每次 2 片，1 天 3 次。

食疗方：枸杞子 30 克，海马 1 条，海燕 1 个，白茅根 20 克，核桃仁 30 克，蛤蚧 1 对，冬瓜 200 克。15 剂，煎汤食疗，当早餐服用。

有氧功法：我带教他们做几个小时的有氧运动，开始给患者拍打背部与内功点穴，待患者病情好转了要自己练习有氧功法，配合服用中药，才能解决根本问题。

半个月后复诊，患者明显好转，可以平稳地坐下来。我给她诊脉、看舌后开方，并鼓励她继续练习有氧功法，又教她小周天功法等。

中药方：当归身 20 克，川芎 9 克，石菖蒲 9 克，天麻 9 克，钩藤 9 克，石决明 10 克，龟板 30 克，白芍 30 克，南沙参 30 克，玄参 15 克，生地黄 15 克。15 剂，1 天 1 剂。水煎，早、晚温服。

食疗方：白鸽 1 只，大葱 10 根，盐少许，五大碗水，煎至一碗水，喝汤吃肉，3 天 1 次；枸杞子 30 克，银耳 20 克，糯米 100 克，山药 50 克，每晚煮粥，当晚餐服用。

第三次来诊，患者吃饭香，睡得沉，已不吃安眠药了，下午有时候面部抽搐一下，瞬间就好了。我给她诊脉、看舌后开方，以巩固疗效。

调理方：党参 12 克，黄芪 20 克，当归 20 克，白芍 30 克，知母 20 克，黄柏 20 克，龟板 30 克，枸杞子 20 克，菊花 10 克，生地黄 20 克，熟地黄 20 克，焦三仙 20 克，白茅根 20 克。30 剂，2 天 1 剂。再次鼓励她好好练习有氧功法。

一百多天过去了，她和家人都来感谢我，现在的她面色红润，心怡体壮，彻底好了，我比她还高兴呢！

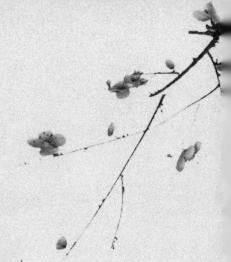

第十五章

治病先辨真伪

总纲领：人体发病上千种，阴阳寒热细分明。久病大实有羸状，真假至虚有盛候。阴盛格阳为真寒，阳盛格阴为真热。明察甘温除大热，逆天之道未必凶。以臭治臭反治法，以毒败毒通因通。

我在前文指出，诊病一定要辨真伪，对人体的表现，如哭、笑、呻吟及病症都要辨真伪。在治病用药之前，更要认识真病和假症。例如，治泄泻用泻药，这叫通因通用；治寒证用寒药，这叫寒因寒用；治热证用温药，这叫"甘温除大热"。

《黄帝内经》曰："上工治未病，下工治已病。"上工，指高明的医生，明医治病，未病先防。在疾病未变化之前，明医已经明确病因；病机变异，出现假象，在审证求因时，明医一目了然，治疗时舍症治因，此称"反治法"。下工，指一般医生，头病治头，手疾治手，见虚就补，见热治热，治标不治本。

非白血病的战争

1984 年，一天上午，11 岁的女孩来诊，去年秋天得了"白血病"，急性的，全靠输血治疗，家里的钱都花光了。

我给孩子检查后发现，确有恶性贫血症状，但有一个疑点，就是肚大青筋，唇内、眼睑与面部都有虫斑，贫血的原因应该是感染了寄生虫，并非白血病。我问孩子的家长："检查过大便没有？吃过驱虫药吗？"孩子的爸爸说："检查了，但没找到虫卵。吃了好几种驱虫药，也没见到虫子。"凡是能查的我都给孩子查了，连查七天没有找到虫卵。查看骨髓象检查单，也不能完全确诊就是急性白血病，因为这孩子无淋巴结肿大，无疼痛症状，无肝脾肿大。第八天下午，孩子开始出现头晕、恶心呕吐、精神不佳，这些都是缺血的表现，我赶紧催促孩子的家人凑钱去医院给孩子输血，输血后孩子一切如常，我又开始研究这个难题。

这将是一场持久战，我先予汤药治疗并结合食疗方法，以益气养血补血。同时不忘除寄生虫，她的缺血症状应是由寄生虫引起的。

（1）中药方：当归头 16 克，知母 9 克，熟地黄 20 克，砂仁 9 克，山药 40 克，白芍 10 克，鸡内金 15 克，焦三仙 10 克，肉桂 2 克，阿胶 12 克。

（2）南瓜粒 5 千克，一个月的量。

（3）使君子 1 千克，一天一次，每次 5 粒，用面粉和成面片，包住使君子，放火里烤熟后，吃使君子果仁。

一天中午，天气炎热，一群孩子在壕沟里洗澡，如果有虫子（水蛭）从肛门爬进去就麻烦了。想到这里，我突然想起了这个女孩。她是秋天发病，会不会夏天洗澡时有水蛭进入肛门，爬到肠内吸血了？这就可以解释她为什么肚大青筋、有虫斑了。

我放下工作，去了爸爸的单位，请教杀灭水蛭的药物。爸爸建议用毒性药品杀虫，但一定要掌握好剂量。服下杀虫药之后，10～20分钟内要服用酸性药物加大剂量的纯蜂蜜，一是补充营养，二是解毒，三是起润滑作用，使昏迷的虫子快速排出。最后，一定要准备有营养和解毒作用的西药，以防万一。需要注意的是，在杀虫之前要告之病人家属这是决一死战，如有不测要有心理准备，让病人家属签字。另外，杀虫之前一定要给孩子输一次血，增强体质。

服药后不到两小时，孩子大喊肚子疼。四个多小时后，孩子开始大便，拉出好多水蛭。此法三天后又用一次，只拉出几条虫子。一周后又用一次，没有发现虫子。十天后，孩子的贫血症状大有好转，回家善后调理。

半个月后来诊，孩子气色基本正常，精神尚可。我担心肠内可能会残留虫卵，于是给她配制了驱虫药（半量），让她再服用一次。这次非白血病的战争，终于结束了。

巧治无病呻吟

很多人在疼痛或难受时发出"呻吟"的声音。有病理性呻吟，也有生理性呻吟。这里介绍一则病例，八岁女孩的呻吟，既不属病理性呻吟，也不属生理性呻吟，当明确诊断后，在很短的时间内治愈了。

1977 年，一天中午，八岁女孩靠在一棵杏树下，看着树上的杏子，不时发出呻吟声。从女孩的面色神态来看，不像是有病之人。我问："孩子是什么时候发病的？"女孩的妈妈指着对面的中年妇女说："我女儿根本就没有病，十天前被她儿子给打伤了。"对面的中年妇女说："我儿子没有打她，这次是你们家老三打我儿子，我儿子跑时把你女儿撞倒了。你说你女儿伤了，去医院拍片子没有问题啊！这孩子如果有人来了，就靠在那呻吟，没有人了就到处跑着玩。"

我听了这些话，心想这哪是让我来治病的，分明是让我来处理家务事的。我突然想到一个办法，我对大家说："天气太热，你们都到树荫下去坐坐，我有话和这个小姑娘说，只留下小姑娘的家人，大家离开一点。"我笑着对女孩的父亲说："常言道，女儿是爸爸的小棉袄，谁的孩子都是心头肉呀！我能理解你们的心情，这些药是治病的，是药三分毒呀！用药多了，以后会影响她的生长发育的，到那时你们可就后悔了。还有，没有病打点滴，药水通过心脏排泄，打多了会伤及心脏的。"孩子的妈妈抢着说："杨医生，求你给我女儿用点解药吧！"我接着说："我先看看你女儿有没有药物中毒的现象。"女孩也听明白了，她不但不呻吟，还坐起来看着我说话。我对孩子说："宝贝，你会不会上树呀？"孩子说："我会上树。"我说："你如果会上树，给我摘几个杏子吃吧，我给你买一袋最高级的糖吃。"说完孩子就要上树，她爸爸不让，估计怕别人知道他女儿在装病。我接着说："我让孩子上树，主要是想观察孩子的动作，下来后再用听诊器听一下孩子的心跳，可推测是否有药物中毒的现象。"孩子的父亲这才让她上树。这孩子上树可快了，爬上去摘了十多个杏子，离地还有两米高时她一跃就下来了。

　　下来后，我用听诊器听她的心跳，又让孩子的妈妈听，她妈妈说心脏跳得很响。我又让她妈妈听自己的心跳，她说没女儿的跳得快、跳得响。然后，我告诉女孩的父母，千万不能再打点滴了，给她吃有营养的食品，如鸡蛋、肉食品等。女孩的父母按照我说的做了。最后，两家人也和好了。

甘温草药 3 剂治愈 75 天高热

2003 年的"非典"，人人皆知。就在"非典"刚过去的时候，遇到一个高热多天的病人。男，67 岁，三年前患胃癌，一年前癌细胞转移到食道，开始半流质饮食，三个月后滴水难进，手术未能成功，食管出现漏道，半年内清洗、缝合两次，只能鼻道饮食。刚刚稳定几个月，两个多月前突然高热，每天 40℃以上，持续 75 天，各种退热药都用了，均无效。专家会诊多次，无法退热。

患者骨瘦如柴，热势很高，头晕乏力，气短懒言，自汗，少食，便溏，舌质淡，苔薄白，脉细弱。

此病属内伤发热的范畴，因为病程长，久治不愈，做过手术，导致五脏六腑的功能紊乱，耗伤气血。阴虚生内热，耗伤阳气过度，导致气虚高热。开始时低热，热势慢慢上升。病因为气阴两虚。

证候分析：本病的主要病机为手术后中气不足，阴火内生。脾胃气衰，中气下陷，虚火内生，故发热。本有气虚，劳则耗气，故发热多在劳累后发生或加重。脾胃虚衰，气血化生不足，脏腑经络无以充养，以致头晕乏力，气短懒言，舌质淡，脉细弱。气虚卫表不固，故自汗。脾虚失于健运，则食少便溏。

治法：益气健脾，甘温除热。

处方：补中益气汤加减。黄芪 30 克，党参 12 克，白术 10 克，甘草

6克，当归身24克，陈皮9克，升麻9克，柴胡9克（鳖血炒），牡蛎15克，桂枝6克，白芍12克，苍术10克，藿香9克。3剂，1天1剂。水煎至150毫升，每次50毫升，1天3次，饭前灌入。

方义：本方既是益气升陷又是甘温除热的代表方。黄芪、党参、白术、甘草益气健脾，当归养血活血，陈皮理气和胃，升麻、柴胡既能升举清阳，又能透泻邪热。自汗多者，加牡蛎固表敛汗；时冷时热、汗出恶风者，加桂枝、芍药调和营卫；胸闷脘胀、苔腻者，加苍术、藿香健脾燥湿。

此方在取药时受到阻力，很多人不解其方义，认为这是不可能治好高热的。

后来，患者家属来电话说，75天的高热，3剂草药而退，没有复发。现请我再去看看，以巩固疗效。

患者精神多了，说话声音也响亮了，诊脉、望舌后处方如下：

（1）银柴胡9克，地骨皮9克，胡黄连9克，知母20克，生地黄20克，熟地黄20克，青蒿6克，北沙参30克，麦冬20克，蒲公英30克，龙葵10克，石见穿10克，炮山甲10克，焦三仙20克，鸡内金20克，白茅根30克，山药40克。7剂，1天1剂。此方可滋阴降火、育阴培元、健脾补肾，佐以抗炎、抗毒、抗癌，达到"治病不伤正，扶正不留邪"的目的。

（2）知柏地黄丸3瓶，按说明服用。

（3）纯西瓜炭加抗瘤2号方（杨氏堂专利方），按说明服用。

（4）练习有氧功法（深呼吸、咽唾沫、意守命门），以培补元气。

真寒假热证治验

　　1985 年春，遇到一个真寒假热的病人。李某，女，45 岁，发病十多年了。自从生下第二个孩子后，经常感冒，治了几个月也没好彻底，治寒身上发热，治热身上又寒，喝酒、吃麻辣的食物反而减轻。近一年来感觉口里冒热气，脚心、手心冒热气，身上发热，面部烘热，流急汗，出汗后身上发冷，小腹、脚、手变凉，喝一点凉水会胃痛甚至拉肚子。拉肚子后腰部酸痛，两腿无力，干一点家务活就累，一天都休息不过来。李某说着说着就哭了。

　　哭泣有利于健康，中医学认为："大悲大怒伤心，伤心则心动，心动则五脏六腑皆摇，摇则宗脉感，宗脉感则泪道开，泪道开故泣涕出。"人在伤心悲痛时体内会产生一些毒素，这些毒素可通过流泪排出体外，所以，哭泣流泪对人体是有益的。

　　等她哭二十多分钟后，自然停止了。我给她诊脉、望舌后发现，脉象与舌象属于真寒假热的征象。

　　当病症发展到寒极或热极的时候，有时会出现与疾病的本质相反的一些假象，如"寒极似热"或"热极似寒"，这些假象往往见于病人生死存亡的关头，如不细察，很容易误诊。

　　真寒假热，是内有真寒而外见假热的证候。由于阴寒内盛，格阳于外，阴阳寒热格拒而成，又称"阴盛格阳"。临床表现：身热，面红，口渴，脉大，似属热证，但是身热反欲盖衣被，口渴喜热饮，饮亦不多，脉大而无力，还可见到四肢厥冷、下利清谷、小便清长、舌淡苔白等一派寒象。

我告诉她："我现在给你开方，三天后再换方，吃一段时间后就会好了。期间别吃凉的，穿暖一点，不要生气。"

处方：炒党参 12 克，炒白术 10 克，云苓 10 克，炙甘草 9 克，陈皮 6 克，肉桂 6 克，熟附子 6 克，干姜 3 克，五味子 1 克。3 剂，1 天 1 剂。水煎至 150 毫升，1 天 3 次，一次 50 毫升。

单验方：取一大碗盐，炒热后放入碗内，用布包好碗口，将三至五层毛巾放碗口外，以防烫伤。将其放在小腹热敷，盐凉了炒热再敷。

三天后复诊，病人特别高兴，她笑着说："吃了你开的药，第二天肚子发响，放了好多屁。以前气是向上的，老是嗳气，腹胀难受，现在往下走了，心里也舒服多了。你再给我开药吧。"我给她诊脉、望舌后换方如下：

处方：当归 20 克，熟地黄 20 克，山药 30 克，山萸肉 10 克，白芍 20 克，附子 3 克，肉桂 3 克，丹皮 10 克，云苓 10 克，泽泻 6 克，焦三仙 20 克，白术 10 克，防风 3 克，黄芪 30 克。7 剂，两天吃一剂，煎服法同上。

半个月后来诊，患者身体无不适，诊脉、望舌全部正常。

真热假寒证治验

20 世纪 80 年代中期，农历六月中旬，一天上午来了一个女患者，41 岁。大热天，头戴棉帽子，身穿大棉袄、棉鞋，一身上下全是棉。

她说："我平时怕冷、怕风、怕寒，受点风寒就感冒，特别严重，很难治愈，已经有 5 年多了。"

我给她诊脉、看舌后发现，她属于阳盛格阴，也就是真热假寒证，必须用清热解毒的寒凉药物才能治好。处方如下：

西药：消炎、抗病毒的药。

中药：清肺胃郁热的中药，佐以疏肝利胆、清三焦郁火之品。

服药三天后，患者的棉衣全部脱下了，一周后可以穿单衣了。又以清热解毒之品配合提高免疫力的药物治疗，15 天后，患者彻底好了。

真热假寒，是内有真热而外见假寒的证候。由于阳热内盛，格阴于外，其内热愈盛则肢冷愈严重，所谓"热深厥亦深"。

临床表现：手足逆冷，脉沉，似属寒证，但肢冷而身热不恶寒，反恶热，脉沉数而有力，更见烦渴喜冷饮、咽干、口臭、谵语、小便短赤、大便燥结或热痢下重、舌质红、苔黄而干等症。这里的手足厥冷、脉沉属于假寒，而内热才是疾病的本质。

辨别寒热真假的要领，除了要了解疾病的全过程外，还应从以下两个方面注意体察：

（1）假象的出现，多表现在四肢、皮肤和面色方面，而脏腑气血、津液等方面的内在表现则常常如实反映着疾病的本质，故辨证时应以里证、舌象、脉象等方面为主要依据。

（2）假象毕竟和真象不同，如假热之面赤，总体上是面色㿠白，仅颧颊上见浅红娇嫩之色，时隐时现；而真热之面赤，却是满面通红。假寒常表现为四肢厥冷，而胸腹部却是大热，按之灼手，或周身寒冷而反不欲近衣被；而真寒则是身蜷卧，欲得衣被。

关于寒热真假，古人有丰富的辨别经验，如《景岳全书·传忠录》提出的试寒热法："假寒误服热药、假热误服寒药等证，但以冷水少试之。假热者必不喜水，即有喜者，或服后见呕，便当以温热药解之；假寒者必多喜水，或服后反快而无所逆者，便当以寒凉药解之。"运用此法也有助于诊断。

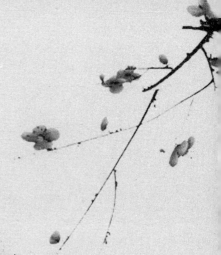

第十六章

无名怪病治验

世上六类难医病，最难恶疮无名病。

无名怪病源头深，无因无果病无成。

自然变异风雪震，人心变异身多疾。

毒菌变异症多异，暴症久病根源深。

无名怪病皆有名，审证求因可除根。

古人云："疮怕有名，病怕无名。"有名的恶疮难治，如肿瘤、癌等都属于恶疮的范畴。病怕无名，我在临床上治疗过很多无名病症，如不满两岁的女孩乳头出血，三岁女孩阴部溃疡，无名水肿、头痛、心悸、失眠、贫血等。实际上，这些无名病症都是有发病原因的。

这些无名病症非常少见，刚刚出现时就像大自然界变异的台风、地震、火山爆发一样，人们防不胜防。人体变异与人心变异时突然发病，细菌、病毒变异，病情恶化，这些事情与病症太少见了，所以"病以希为怪"。这些病症没有被医生公认，故称"无名病"。这些病症在病机转化时发生变异，临床症状都是不标准的怪象。治疗时要深挖病因，抓住主要病机，审察演变（变异）特征，也就是审证求因，方可明确临床症状的异演，侧重治本。

治愈不明原因的贫血

李某，男，25 岁。自诉到江南打工，感到乏力心慌，多家医院检查无果。血常规提示血红蛋减少，红细胞计数下降，其他检查正常。抗贫血的药吃了半年，没有好转，体质越来越差，非常乏力，只有回老家治病。当地医生找不到贫血的原因，查骨髓象提示不属血液病。食欲尚可，大小便正常。我问他有没有吃过驱虫药，他说曾有医生考虑是寄生虫病，给他开了三次驱虫药，吃后没有见到虫子，化验大便五次没找到虫卵。

我给他诊脉、看舌，没有发现病态，纯属虚弱、贫血症状，我考虑他可能缺乏微量元素，处方如下：

（1）食疗：多吃菠菜、黑木耳、山药、鸡蛋、牛奶、黑鱼及动物内脏等。

（2）西药：补充维生素 B_{12}、叶酸等。

（3）中药：八珍汤加减。当归 30 克，白芍 20 克，黄芪 20 克，白术 10 克，川贝母 9 克，熟地黄 20 克，砂仁 10 克，党参 10 克，陈皮 9 克，鸡内金 20 克，山药 30 克，炒麦芽 15 克。15 剂。

（4）阿胶 30 克（烊化），1 次 1 克，早、晚各 1 次。

（5）南瓜子 5 斤，炒后 1 天 3 次，1 次 50 克。

半个月后复诊，症状未减，舌象、脉象如前。我又问他大小便情况，他说正常。贫血的原因到底是什么呢？我突然想到一定要查大便隐血试验，结果"隐血阳性"，提示肠内黏膜充血。接着又查出血时间与凝血时间，并把血小板计数全查一次。终于找到病因了，我高兴地对患者说："放心吧，治疗一个月，最长一个月，你就可以回去上班了。"

处方：

（1）当归20克，仙鹤草15克，白茅根30克，藕节30克，生地炭10克，槐花10克，地榆炭15克，黄芪30克，山药40克，鸡内金20克。7剂，1天1剂。水煎，分3次服用。

（2）复合维生素B溶液2瓶，30毫升，1天3~5次。

（3）维生素C、维生素K_1、维生素K_3，按说明服用。

1周后来诊，自感不乏力，心情好多了。处方：当归身20克，五罗炭30克，白茅根30克，地榆炭10克，白芍30克，龟板20克，生龙骨10克，生牡蛎10克，熟地黄20克，砂仁9克。15剂，1天1剂。另外，将龟板胶30克、鹿角胶30克烊化，各服1克，1天2次，早、晚分服。

15天后，隐血试验无阳性，体质恢复正常，以下方巩固调理。

当归20克，砂仁9克，熟地黄20克，白茅根30克，南沙参20克，槐花6克。15剂，带药而归。嘱咐他戒烟酒，不吃辛辣、不易消化的食物，注意保暖，劳逸结合。

小儿无名"泻血"治验

1984 年夏，一家人抱着患儿来诊。孩子出生后经常感冒、拉肚子。4 个月前患儿拉肚子，医生按腹泻治，腹泻刚好，没过三天又开始泻血，一开始医生以为是痢疾，越治越差，又查血、查大便，都说没病。

我看了看孩子的指纹，又听诊，又看口腔，没有大问题。我突然想起父亲的一句话："小儿腹泻，治病必求于本。"我问孩子他爸："孩子天天吃饭还是吃奶？"他说："不吃饭都瘦成这样子了，全靠吃妈妈的奶水。"我给他妈妈诊脉后发现，孩子的妈妈肝胆郁热，子宫有炎症，月经不调，胃火上冲，长期口腔溃疡。总之，炎症太大，血分有热，孩子主要是吃热奶而发病。大人治好了，孩子也就不拉血了。

我让学生给孩子的妈妈打点滴（消炎药），中药以疏肝利胆、清胃热为主。第二天，孩子的父母笑着对我说："昨天下午孩子拉了一次大便，没有血了。今天早起又拉了一次大便，不干不稀，无血。"当天给孩子的妈妈用完药，又给她抓了三剂草药与消炎药片。

三天后来诊，孩子的妈妈不再有内热，基本上好了。我对孩子的父亲说："你到地里挖点白茅根与蒲公英回来，洗干净，各取一把（约 30克），每天给孩子的妈妈煮水喝。"孩子的父亲感动得说不出话来，停了好久，说："我带孩子去了好多医院，也找了好多医生，从没有见到像您这样的好医生，真是我们的救命恩人啊！"

此病例，以"治病必求于本"为治疗方法，孩子未用药，妈妈中西医结合用药，很快治愈，此"釜底抽薪"之大法也。

肝脾肿大不全是病理性的

1978 年秋，一家人抱着小男孩来诊。孩子不到三岁，我看了一眼孩子的眼神、面色，没有什么大病。我问他们："孩子好好的，你们为啥哭呀?"孩子的妈妈说："孩子夏天的时候拉肚子，某医院的张医生让孩子面朝上睡好，摸孩子的肝、脾，超出肋骨两个手指头，都到肚脐下边了。张医生说，拉肚子是小事，好治，难治的是肝大，脾也有点大。张医生可用心了，天天都给孩子摸一次。治疗一个多月，肝、脾比上次大一倍还多。张医生说，这孩子的病可能是大病，有病毒感染，让我们去大医院治疗，可我们确实没有钱治啊!"

我问她："张医生天天给孩子检查摸肚，那你们天天摸没摸呀?"她说："等孩子睡着了，我俩都摸。"此时我心想："病家无知，医生无知!"

我对他们说："让我治可以，但你们从现在开始，谁都不准再摸这孩子的肝、脾部位，十天后我检查。一会儿我给孩子开方，一定要按时给他吃。给孩子买点鸡蛋，做鸡蛋羹给他吃，以米粥、牛奶为主食。"

处方：

（1）一瓶复合维生素 B 溶液，代茶服用。

（2）当归身 10 克，白芍 6 克，焦山楂 12 克，木香 3 克，白扁豆 6 克，山药 20 克，鳖甲 10 克，熟地黄 12 克，砂仁 3 克。3 剂。1 剂浓煎后分9次服用。1天3次，服9天。

（3）食疗：罗山子散。罗山子100克，面粉500克，黑芝麻50克，做成烙馍20张，一天两张，早、晚吃。吃前把烙馍烤焦，大人在口里嚼成糊状后再喂孩子。

此法以补肾、护肝、健脾胃为原则，重点是养肝，保护肝、脾。

十天后来诊，孩子一切正常，肝、脾不肿大了。我特意告诉他们："从今以后千万别再摸孩子的肝、脾了。食疗法同前，再吃二十天就可以了。"夫妻俩说了很多感谢的话。

此病主要是医生无知所致。五岁以下的儿童脏腑娇嫩，元气未至，肝、脾经常触摸，可使其充血水肿。这种肝、脾大到肚脐以下，纯属外伤所致，如果不停止触摸，确实有危险。所以说："很多人不是死于病，而是死于无知。"

特殊导尿法救老人

1976 年我当赤脚医生，初冬后的一天下午，有个中年妇女急匆匆地跑来，说："杨医生，我婆婆快不行了，头脸青紫，说话也不行！"我背起药箱，跟着她跑步前进。老太太确实危险，听诊心律不齐，呼吸困难，小腹鼓胀，一问才知道她一天多没有解出小便了。

当时我考虑让人去公社医院取一个导尿管来，一来一回十多公里，又没有自行车。老太太病情重，急需排尿，时间太紧了，怎么办呢？

我当时想到古代医家张仲景用葱管导尿，我想试一次。我让家属到菜园子里拔来大葱、小葱、火葱几种葱，但是怎么也插不进去。危急关头，我又想到头皮针管。我把头皮针头拔掉，但是头皮针管又细又软，根本插不进去。如何让头皮针管硬起来呢？我让家属提来一桶井水，因为井水凉，把头皮针管放入冷一下，十几秒后快速拿出，就没那么软了，于是成功插入尿道。但是，头皮针管太细，还是排不出尿来。我取用 50 毫升的大注射器，接上头皮针管，然后开始向外抽，看到尿液进入注射器，我松了一口气。

抽了五分钟，老太太长叹一口气，然后可以说话了，她得救了。我心里特别高兴，她的病因是肺气肿与肺心病，长期气喘，不能走路，运动太少，以坐为主，压迫膀胱，膀胱括约肌失职，导致尿闭症的发生。

我给老太太开了中药与西药调理。三天后复诊，老太太感觉身体正常。

会阴穴滴水治验

1977 年，一个中年男子带着小男孩来诊。孩子五岁，去年夏天屁股痛，不红不肿，色泽正常，一周后不痛了，反而肛门前边的会阴穴渗水，天天都湿漉漉的，每天用棉花半斤，都湿透了。各大医院看了，找不到问题，定不了病名。

我仔细看了孩子的舌苔、舌质与指纹，此病是毒热太旺，病因在血分。我告诉孩子他爸："我今天开药是投石问路，中药给你开一个星期的，吃完了如果有效是顺证，用药少，治疗时间短；如果无效是逆证，用药量大，治疗时间长。"我选用了三个治外科病毒的方药加减变通。

处方：当归 10 克，丹皮 10 克，防风 2 克，制大黄 3 克，滑石 9 克，甘草 2 克，荆芥 3 克，薏苡仁 10 克，黄柏 6 克，牛膝 3 克，苍术 2 克。6剂，1 天 1 剂。浓煎 100 毫升，分三次温服。

第三天上午，我向爷爷请教。爷爷说："你开的第一方是对的，肯定有效。接下来的用药思路：清心解毒，因为"诸痛痒疮，皆属于心"；滋养肝血与肾阴，因为这种湿毒也与阴虚毒瘟有关；会阴部是三条经络的交汇处，治疗要有整体观念，辨证论治。"

爷爷和我说了很多方法，穴位生疮很难治疗，因为它与经络有直接关系。经络内通脏腑，治疗时要考虑全面。爷爷又把他当年治疗太阳穴、地仓穴、大椎穴、膻中穴、长强穴生疮的方药讲述了一遍。另外，又把外用药的炮制与配制方法告诉我。

第五天，我又去向父亲请教。父亲建议我加用治疗癌症的中药，再配合西医对症与支持疗法。

第七天上午，患儿和他爸来了，微笑着对我说："杨医生，这药吃了有效果，渗出的水减少三分之一了。"我心里特别高兴，我看了看病变部位，又看看舌质与指纹，临床症状改变了，可是舌质与指纹没有改变，换方。

（1）丹参9克，赤芍6克，生地黄6克，白花蛇舌草9克，紫花地丁9克，半枝莲3克，黄柏3克，苍术2克，牛膝3克，知母3克，全蝎3克。7剂，1天1剂。煎水浓缩至100克，分3次服用。

（2）犀角5克（代用品），磨成粉末，分15次服，1天1次。

（3）外用药：黄龙丹（祖传方）。荆芥20克，薄荷20克，防风10克，龙衣5克，煎水熏洗患处，外撒黄龙丹药粉。

第三次来诊，患儿舌质大有好转，指纹如常，会阴穴已经不渗水了。调方以治本。

内服方：当归身10克，黄柏10克，苍术2克，三制狼毒3克，赤芍6克，丹皮6克，生地黄6克，栀子5克，白茅根10克，白花舌蛇草10克，焦三仙各6克，槐米炭9克。10剂，1天1剂。

外洗方：黄柏50克，蛇床子30克，花椒叶30克，大风子30克。10剂，1天1剂。包煎，加水两桶，煎至一桶半时，适温热洗澡。

外用药：四六金黄散（祖传方）外敷。

十天后来诊，患儿一切正常，病愈。身体也胖多了，面色也不黄了。

巩固方：当归头10克，知母6克，黄柏5克，龟板10克（先煎），鳖甲10克（先煎），南沙参10克，焦山楂10克，黄芪5克，炒白术5克。5剂。1剂服3天。

善后调理：不吃辛辣、麻辣之品；不吃羊肉、狗肉；不吃海鲜、无鳞鱼；注意保暖与外伤。

无名尿血治验

　　李某，女，38岁，家住北京。尿血5年多，肾功能与细菌培养均正常，血液与分泌物无病毒。我问了她的生活史、婚姻史、家族史，均无异常。

　　诊脉后发现她肾阳亢盛，给她开了药方，以滋阴育阴潜阳为主。一个月后复诊，脉象未见好转，在上方的基础上加用滋阴药，并且加大剂量。又吃了一个月，脉象未见好转，仍有尿血症状。我让她复查肝、肾功能，查血，包括性病毒、癌胚抗原，无果。

　　考虑了三天，突然想起我治疗艾滋病的大法，即"杀其虫，排其毒，以绝其根。调阴阳，补其虚，以复其真元。"我问她："房间里有没有见过老鼠，有没有养过猫、狗等宠物？"她问我："如果是宠物身上的虫子，你有办法治吗？"我笑着说："人体内有十二种寄生虫，血液内有五种虫子，现在动物感染虫子有三十多种，这些虫子我都有办法杀灭。"说到这里，她的眼睛一亮，对我说了实话："我家里有两只公狗，接触七八年了。"这就找到病因了，治疗时我就得心应手了。一个月后，她的病彻底治好了，三个月后恢复正常体质。

子宫偏小不孕症治验

黄女士，35 岁，广东人，是个子宫偏小的不孕症患者，2009 年 4 月来诊。我告诉她，要注意食疗，不吃带毒素的食品；远离电源，以防辐射；节制房事；多想开心的事，学会放松，提高心理素质；练习小周天功等有氧功法，可提高阳气，使任督二脉畅通；中药以"补肝肾，调冲任"为原则，即清心补肾，肃肺补肾，健脾补肾，疏肝补肾，使肾精充足，肾气旺盛。治疗时间比较长，一年后才能看到效果。

她突然又问："为什么要节制房事？"我说："性生活多了，伤肾精（天癸），肾精亏乏了，生殖系统发育不健全。"她又问："那还能弥补吗？"我说："节制房事，练习有氧功法，还是可以弥补的。"她哭着说："我今天才算找到真正明白的医生，认识您太晚了，我会积极配合治疗的。只有向您说实话，才能治好我的病。我从 8 岁开始，不知不觉就有手淫的毛病，每天晚上好几次。直到 24 岁结婚后，爱人身体很健康，但他还是不能满足我的需求。每天半夜两点睡不着，手淫的毛病又会犯。"

我和她说："不要难过，这的确是一种毛病，从现在开始练习有氧功法，可以帮助你改掉这个毛病，配合中药治疗，一个月后你的身体就会有变化的。"

半个月后，她打电话说："杨医生，特别感谢您！我已经过正常人的生活了，十天过一次性生活。"我告诉她，一定要按时服药，坚持练习有氧功法。

　　三个月后来诊，她的气色、眼神都变得很好，尺脉有力。换方，调药三次后，她怀孕了。后来生下一男孩，三口之家前来感谢我。

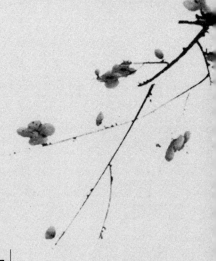

第十七章

疑难杂症治验

中华瑰宝中医药，治病原则用八法。

清温补消加和谐，特色疗疴法外法。

东方三气显神灵，当代瘟疫不可怕。

中药灵验似春风，医易气功送春雨。

疑难痼疾必治本，中医绝招消灭它。

新生儿破伤风治验

20世纪80年代初的冬天,遇到一例新生儿破伤风(脐风)。患儿住院治疗一个多月,没有效果,家人想放弃治疗。我看后说:"如果实施我的治疗方案,效果会有的,用药要经24小时后才可定性。现在治疗,明天有效果了,孩子会好,可能不会有后遗症。如果用药24小时无效,我们再放弃好吗?"大家都同意我的说法。

第一天的治疗方法:

第一步,沿脊柱拔三个火罐。

第二步,用艾条灸脐部(神阙穴)、脚心(涌泉穴)、劳宫穴,灸至身上微汗。

第三步,内服杨氏万灵丹(祖传方)。服法:用羚羊角粉、防风、蝉蜕、僵蚕、钩藤煎水,送服杨氏万灵丹。

24小时没到,孩子的鼻翼不扇动了,口噤消失了,角弓反张也大有好转,可以大口地喝牛奶了。我让家属多次少量喂养;热水袋勤换热水,加温保暖。

第二天的治疗方法:

(1)艾灸涌泉穴、足三里穴、关元穴。

(2)内功点穴,如劳宫穴、百会穴、神门穴,小孩的面色大有改变,啼哭声明显提高。

（3）安宫牛黄丸 1 粒，分 6 次服，每 6 小时服 1 次。服法：用盐水煮野生人参 0.3 克，煎汤送服安宫牛黄丸。

第三天的治疗方法：内功点穴；服用中药，以祛风活血、健脾胃、养肝肾为原则；继服杨氏万灵丹。

1 周后，孩子基本没有问题，主要还是太虚弱，很瘦。服用中药，以益气养血、健脾补肾为原则。

20 天后，孩子身体康复，体质、体重均衡。100 天后，孩子吃得很胖，也特别可爱。

治疗乳疮横切后不收口

1977年夏，一位病人的妈妈找我出诊。病人的乳头上一厘米处有一横刀口，长2cm，宽0.3cm，不时向外渗水，渗出液黄白相兼。病人说："一天的渗出液加上乳汁可能有一碗水之多。一年前生下孩子，孩子两个月时我患了乳腺炎，两天就化脓了，疼痛难忍，吃药、打针无效。有个亲戚是医生，他说需要切开排脓，他下刀是横切的，一年多了就是不收口。大医院的外科医生说，这是横切的，乳腺管可能被切断了，很难愈合。杨医生，您肯定有办法，帮我看看吧！"

我听后给她诊脉、看舌，处方：熟地黄15克，白芥子9克，肉桂3克，生甘草3克，炮姜3克，麻黄1克，黄柏12克，牛膝10克，南沙参15克。3剂，1天1剂。水煎，分2次服，早、晚各1次。另外，取鹿角胶、龟板胶各6克，烊化，每天服两次，每次各服1克，可与中药同时服，亦可分开服。

我告诉她："三剂药吃完后，可能会好很多，渗出液明显减少甚至不出了。吃完再换方，一周后我给你祖传的药粉，敷在刀口上，很快就会长好了。"

第三天，病人说药很有效，请求换方。处方：当归身20克，川芎9克，熟地黄20克，黄柏20克，二花炭15克，生地炭15克，南沙参20克，漏芦3克。5剂，每天1剂。水煎，早、晚分服。另外，鹿角胶10

克（烊化），每次1克，早、晚各1次。

第二次来诊，病人面色润泽，脉象、舌质正常，乳房刀口处已经长出新生的肉芽，色泽鲜红。

处方：八珍汤加黄芪、五罗炭。5剂，1天1剂，服法同上。另送她生肌长肉散（祖传方）外用。药未吃完已愈。

脑瘤治验

1998 年 11 月，遇到一位脑瘤患者，女，40 多岁。近半年做过 3 次脑 CT，脑瘤一次比一次大。现在视物模糊，有时不管看什么东西都是黑乎乎的。我看了她的所有体检单与病例后开方，并告诉她，这种病是有希望治好的。

治疗原则：一是清热解毒，就像清除体内垃圾一样，治脑瘤必须清肠排毒；二是扶正祛邪，即提高自身的免疫功能，达到抗病的能力；三是活血化瘀，即调和气血，达到散滞散瘤的目的。

有氧功法的原理是：增强肺活量，吐故纳新，清除废气，多吸氧气，提高细胞灌氧量，使毛细血管的通透性增加。有病的人多因气虚、气陷、气滞血瘀、气逆、气散、气乱等所致。气有推动作用，如果能提高气的质量，则"气行血行"；否则，气滞血瘀，瘀则不通，不通则痛。

听完我说的这些原理，她才正式接受治疗。

处方：

（1）安宫牛黄丸 15 粒，1 天 1 粒。午饭后半小时服用野生人参 0.03 克，煎水送服。

（2）丹参 35 克，川芎 9 克，京菖蒲 9 克，蔓荆子 10 克，菊花 12 克，决明子 10 克，白芍 30 克，天麻 9 克，生龙骨 15 克，生牡蛎 15 克，炒山楂 30 克，广木香 9 克。15 剂，1 天 1 剂。煎水至 200 毫升，早、晚温服。

（3）练习有氧功法。

十五天过去了，患者头脑清醒，头不晕也不痛了，眼睛看东西特别清楚，可以辨认对方衣服的颜色了，心情特别好。我一是鼓励她好好练习有氧功法，二是嘱咐她坚持按时服药。

处方：

（1）安宫牛黄丸去朱砂，加大天然麝香、冰片、珍珠母的剂量。一个月的用量，按说明服用。

（2）纯冬瓜炭与五罗炭，一个月的用量，按说明服用。

（3）丹参35克，赤芍20克，丹皮18克，川芎9克，栀子8克，京菖蒲10克，龙牙草10克，狼牙草10克，白花蛇舌草20克，龙葵10克，青皮10克，木香9克，制大黄9克。30剂，1天1剂。煎水至200毫升，早、晚温服。

再次来诊，自感身体非常好。复查CT示脑瘤0.3cm（原有1.8cm）。

处方：

（1）通窍活血方加纯西瓜炭，巩固治疗一个月，按说明服用。

（2）当归24克，川芎9克，蔓荆子10克，白芷9克，白芍20克，白茅根20克，制大黄6克，炒川朴10克，龙葵10克，石见穿10克，白花蛇舌草30克，坤草20克。30剂，2天1剂。

善后调理：学会放松，静静练习有氧功法，可降低大脑的耗氧量，多做善事，注意食疗，以素食为主，控制饮食，节制房事。

半年后，患者体质很好，气色红润。

恶疮治验

　　1979 年春，一位老人焦急地走到诊室，请求我给他孙子治病。他孙子在医院住院，病情严重。我问他："孙子多大了？什么病？"他说："孩子今年十岁了，我带他去河沟捕鱼，有利器把脚割破了，几天后感染发炎了，没有及时治疗，后来发高烧，住院治疗七天，病情不见好转，医生说可能随时有生命危险，让我们去省医院看看，但是我们没有钱了，求您给看看！"说着说着老人就哭了。我问他："孩子现在哪里？"他说："因为没钱治病，已经回家了。"我对他说："你快回去用板车把孙子拉来，我看看再说，有一线希望我都会争取的。"

　　当我看到孩子的病例时，感到病情很重，属于脓毒败血症，已下病危通知，血象一直很高，白细胞总数 47000/mm³。当即上西药，即青霉素、大剂量的维生素 C、红霉素，按成人剂量，每 8 小时用 1 次，配合服用中成药和中药汤剂。

　　中成药：安宫牛黄丸，1 天 2 粒，分 4 次服，用盐水送服；紫雪丹，1 天 2 瓶，分 4 次服用；知柏地黄丸 1 瓶，1 次 5 粒，1 天 3 次。

　　中药汤剂：

　　（1）金银花 15 克，生地黄 15 克，蒲公英 20 克，紫花地丁 20 克，连翘 10 克，黄柏 10 克，丹皮 10 克，赤芍 10 克，全蝎 5 克，蜈蚣 1 条，当归 12 克，白茅根 20 克。3 剂，1 天 1 剂。

（2）犀角锉粉（代用品），1次0.5克，早、晚各1次。

此法主要是清热解毒，清营宣毒，凉血败毒，芳香开窍，使毒素内消外解。

48小时后，奇迹出现了。孩子的左侧锁骨下出现疱块，20分钟内就增大一倍多，按之柔软、不痛，我用9号针头的注射器轻轻扎下去，抽出类白色的脓液。我当机立断，局麻后切开脓疱。这块脓疱是下午5点左右出现的，两个小时后，孩子的右侧腰部（右肾区）又鼓起了一个脓疱。我心中有数了，这就是古代医家所说的"九头虎恶疮"。我刚把右腰部的脓疱处理好，右侧大腿部与脖子处又鼓起了脓疱。一夜之间，一直到第二天上午10点，全身切开大小不等的七个脓疱。此时血象显示，白细胞总数15000/mm³，中性粒细胞偏高一点。我长出了一口气，对家属说："放心吧，孩子的命保住了，下面的事情就是治病了。"我问孩子："割脓疱时痛不痛？"他说："不痛。"这说明一个问题，重病患者大都失去了痛感反应，给危重病人扎针时，就像扎在棉花上一样。

针对恶疮的治疗，我将用药又进行了调整：

（1）西药对症治疗，加用支持疗法。

（2）丹参12克，赤芍10克，丹皮10克，生地炭10克，二花炭10克，三仙炭30克，黄柏炭15克，西瓜炭30克，黄芪20克，山药30克。3剂，1天1剂。

（3）犀角锉粉（代用品），1天3次，1次0.3克，以凉血解毒，扶正排毒。

此次治疗以"祛邪不伤正，扶正不留邪"为大法。用药观察3天，未见脓疱出现，从未发热。

第七天早上，血象显示白细胞总数11000/mm³，中性粒细胞正常。

西药：每天静脉滴注青霉素、维生素C、维生素B₆各1瓶。

中药：当归10克，生地炭15克，二花炭10克，黄柏炭10克，蒲公英10克，大青根15克，白茅根20克，西瓜炭20克。3剂，1天1剂。

服完上方后，血象、尿常规均正常，疮口基本愈合，精神良好，饮食尚可。出院时带西药口服剂，5 天的量。调方如下：

当归 15 克，黄芪 15 克，白芍 10 克，生地黄 10 克，蒲公英 10 克，黄柏 8 克，鸡内金 10 克，南沙参 15 克。5 剂，2 天 1 剂。另外，鹿角胶 10 克（烊化），1 天 1 克，每天早上服用。

善后调理：清淡饮食，注意保暖，休息两周。

脊神经炎治验

　　1980 年，遇到一例脊神经炎患者。女孩 15 岁，一个多月前双腿没有劲，右边的膝盖突然就跪下了，站起来很吃力。又走了几步，到板凳上坐下，之后就不能走路了。去省医院检查，诊断为脊神经炎。吃饭正常，这几天解小便很困难。

　　我拿听诊器与针灸针走上前去，给女孩做详细的检查。针刺皮肤与穴位都没有反应，双下肢皮下神经功能失常，没有知觉。我问孩子："你有什么不适的感觉吗？"孩子回答："我很想下地走路，可是两条腿像灌了铅一样，以前还能伸展，现在动不了了，连屁股也出现麻痛了，小便要用力，而且很长时间才能排出。今天快一天了，小便一点都下不来，我都不敢喝水，现在小腹胀痛难受。"我对家属说："赶快去大医院治疗，现在小便急需排尿，如果大便再不下，就说明腰以下的神经有问题了。"孩子的妈妈说："家里经济困难，大医院住不起，您行行好，给我们看看好吗？"

　　孩子现在小便憋得难受，要立即排尿，不然会出问题。我让学生赶快骑车到临近医院借导尿管。导尿管还没到，孩子的面色已经青紫了，呻吟声断续无力。我立即用大注射器接上头皮针管，抽尿急救，刚抽了一部分，导尿管到了，这才算解决了临时困难。之后把她安排到病房，教会她妈妈导尿等简单的护理。

处方：

(1) 西药：维生素 B_{12}、加兰他敏、新维生素 B_1 等，按常规量，每天肌肉注射；维生素 C、维生素 B_6、细胞色素 C，静脉滴注；青霉素，按常规量，静脉滴注；病毒灵口服。

(2) 中药：当归 20 克，川芎 9 克，赤芍 10 克，白药 15 克，炮山甲 6 克（代用品），地龙 6 克，桂枝 6 克，牛膝 10 克，木瓜炭 3 克，黄芪 20 克，党参 9 克，炒白术 9 克。15 剂，1 天 1 剂。水煎，分两次服。

(3) 麝香膏药：祖传方化裁后熬制而成，外贴大椎穴、神道穴、命门穴、长强穴。

(4) 热敷剂：祖传方化裁后放食醋浸泡，再放蒸锅内，蒸 30 分钟后取出，包好后热敷肚脐（神厥穴）。

15 天过去了，症状没有加重，也没有好转的表现。孩子说，两腿肌肉有时感觉痛。这是病症由重变轻的好兆头，我爷爷曾说："痛则轻，麻则重，麻木不仁属危症。"

我在上方的基础上，加用鹿茸、野生人参。过了半个月，奇迹出现了，不用导尿也可正常排尿了，两条腿在床上可以自由伸展，孩子的心情也好了，看到了希望。处方如下：

西药：之前静脉滴注的药物全部停用；口服与肌肉注射的药物中，加用当归针剂。

中药：丹参 20 克，黄芪 30 克，白芍 15 克，川芎 6 克，桂枝 6 克，牛膝 10 克，炮山甲 6 克（代用品），地龙 6 克，制桃仁 6 克，藏红花 1 克，当归尾 9 克，焦三仙 10 克，炒杜仲 10 克，鹿茸 1 克。

其他：外用中药继续使用；针灸停用；练习经络导引等有氧功法，1 天 5~6 次。

又过半个月，孩子可以扶着站立几分钟了。上方继续使用，又过半个月，孩子可以下地走 3~5 分钟了，一天可以走上十多次。调方如下：

西药：口服谷维素与新维生素 B_1；肌肉注射当归针剂与维生素 B_{12}。

中药内服：全当归 20 克，牛膝 20 克，桂枝 6 克，白芍 30 克，炒杜仲 20 克，黄芪 30 克，山药 40 克，地龙 10 克，地鳖 6 克，焦三仙 10 克。15 剂，1 天 1 剂，煎服法同上。

中药外洗：海风藤 50 克，络石藤 50 克，外用鸡血藤 50 克，防风 30 克，桑枝 100 克，槐树枝 100 克，荆芥 50 克。煎水先热蒸下半身，再洗下半身，3 天 1 次。

膏药外贴：麝香膏药外贴，加大麝香的剂量。

推拿：教会她妈妈推拿手法，给孩子进行按摩；练习经络导引等有氧功法。

坚持治疗一段时间，孩子可以慢走 5~8 分钟，家人要求出院。走时带药：①西药：谷维素、新维生素 B$_1$、肝太乐。②中成药：知柏地黄丸，按说明服用。③中药汤剂：当归身 15 克，黄芪 10 克，白芍 20 克，鳖甲 10 克，山药 40 克，炒杜仲 15 克，牛膝 10 克，坤草 20 克，桑寄生 6 克，甘草 6 克。15 剂，2 天 1 剂。

1981 年春节后，他们全家人都来给我拜年，而且是走路来的。我看到女孩恢复得这么好，很是高兴。六年后女孩结婚，特邀我去参加婚礼。

顽固性遗尿治验

蔡某，女，20岁，1994年11月11日来诊。女孩的妈妈说："孩子从小到大一直尿床。女儿有三怕：第一怕，晚上不敢多喝水，喝多了尿得多；第二怕，最怕天冷，天冷了尿床，被子少，换不过来；第三怕，不敢出远门，被子尿湿了，不敢公开晒被子。最担心的是将来结婚怎么办？杨医生，帮我们想想办法吧！"

望诊：形体中等，偏胖，面色微黄，舌胖大，无苔，脉弦弱兼细数。

诊断：遗尿症，辨证属肾气精亏、肝肾两虚、肝气郁结。

分析：①肾气虚，肾不纳气，故尿多。②肾藏精，肝藏血，精血互生互化。肾精亏乏，水不涵木，木可生火，火越炎上，故扰乱心神。③先天不足，长期尿床，心理压力大，心情不好，肝气不适，气有余便是火，扰乱心神。④肝肾阴虚，阴虚生内热，日久未愈，则阴虚火旺，上扰神明，故神志昏蒙，发生"梦兆遗尿症"。一部分人是先梦后尿，属阴虚火旺，"有梦治心肝"；一部分人无梦兆，很快入眠，唤之不醒，醒后被子早已尿湿，属肾精不足，"无梦治肾关"。

此病例由三种因素所致：肾气虚，肾不纳气，故夜尿多；肝气郁结，气郁化火，故胸胁郁闷，情绪易波动，易怒心烦；肝肾阴虚火旺，火越炎上，蒙蔽清窍，故出现顽固性遗尿。

治疗大法：补其肾，益肝养肝柔肝，清其心，开窍醒脑。

处方：

（1）丹参 20 克，川芎 9 克，川黄连 12 克，肉桂 9 克，木香 9 克，炒小茴 9 克，益智仁 12 克，柏子仁 10 克，知母 20 克，黄柏 20 克，熟地黄 24 克，砂仁 9 克。15 剂，1 天 1 剂。水煎至 200 毫升，分两次服。

（2）益神封髓丹（祖传方）300 克，烊化，1 次 5 克，1 天 3 次。

1994 年 12 月 27 日复诊，患者诉近三天未发生尿床，昨夜刚尿一半即醒。舌体偏胖，舌质淡，无苔，脉象细弱。

处方：当归身 24 克，川芎 9 克，郁金 12 克，栀子 15 克，益智仁 30 克，大熟地 30 克，阳春砂仁 10 克，怀山药 40 克，川黄连 9 克，肉桂 3 克，坤草 20 克。15 剂，1 天 1 剂。煎至 150 毫升，早、晚温服。另外，配合服用益神封髓丹，加入纯冬瓜炭。

半个月后来诊，患者高兴地说："吃药第五天，刚刚感觉尿床就醒了，之后夜里有小便自动就醒了。"诊脉、看舌后，给她开了食疗方：①山药 40 克，核桃仁 50 克，糯米 100 克，每天早上煮粥服。②鸡肝 50 克，洗净后放碗内；将 5 克小茴香炒焦后研末，撒放到鸡肝上。蒸 30 分钟后取出食用，3 天吃 1 次，当午餐食用。

上述食疗方连续吃 1~2 个月，彻底治好顽固性遗尿。

治愈脉管炎

【病例一】

杨某，女，38岁，家住北京，2005年6月8日来诊。

患者诉，一年前两手十指尖痛，时轻时重，去医院检查，诊为轻度脉管炎。中西医结合治疗，病情减轻，但还是痛。用药三个月后，仍控制不了疼痛。又换了脉管炎专科医院，用药半年，一点效果也没有。镇痛药物只能暂时缓解症状，解决不了根本问题。

我听她说完之后，开始给她诊脉。患者十指呈暗紫色，舌有瘀斑，舌尖红，脉象弦数，兼有涩脉。我告诉她："根据舌象与脉象分析，你性格急躁易怒，月经量少，色紫成块。"她说："太对了！"我又告诉她："中医诊断是辨证论治，整体观念，此病的治疗要疏肝理气，活血调经，凉血解毒，才能达到气行血行、通则不痛的目的。要分几个阶段用药，配合练习有氧功法，效果更好。"她说："只要能治好，愿意配合治疗。"

处方：

（1）全当归24克，藏红花1克，延胡索6克，木香9克，枳壳10克，地龙10克，全蝎9克，炮山甲10克（代用品），白花蛇舌草30克，坤草20克，桂枝6克，白芍20克。15剂，1天1剂。水煎，早、中、晚温服。

（2）安宫牛黄丸15粒，去朱砂，加麝香0.03克。1次1粒，1天1

次，饭后白开水送服。

（3）练习有氧功法，调摄情绪，放飞心灵。

（4）科学饮食：不吃生冷、麻辣、油腻之品；不吃腌制食品；不吃海鲜、羊肉、狗肉、鳖肉。

复诊：患者诉，不吃止痛药，夜间可以入睡，睡眠尚可。早上起床后和下午疼痛，但是能忍，练习有氧功法后疼痛减轻。十指紫暗之色变浅，舌瘀斑渐退，舌有瘀点。脉象弱，兼有涩脉。

处方：

（1）全当归20克，川芎9克，制香附10克，延胡索9克，坤草20克，全蝎9克，白花蛇1条，炮山甲9克（代用品），白芍30克，甘草9克，牛膝20克。15剂，煎服法同上。

（2）千禧万灵丹（祖传方化裁）加通窍活血方，按说明服用。

（3）练习有氧功法，动静相兼，达到经络畅通、气血阴阳平衡的目的。

第三次来诊，患者笑着说："我的手指一点都不痛了，色泽也红润了。一周前月经来朝，月经量多，有紫色血块，乳房不胀，小腹不痛，月经干净后，身体也轻松了。"

巩固方：

（1）全当归20克，川芎9克，白芍20克，赤芍20克，桑寄生9克，红景天9克，地龙9克，地鳖9克，甘草6克。15剂，2天1剂。

（2）千禧万灵丹，再服一个月。

（3）预备方：全当归30克，川芎9克，赤芍20克，丹皮18克，坤草30克，制香附10克，延胡索10克，牛膝20克，小茴香6克，鱼腥草20克。下次月经来潮时服用2剂。

善后调理：注意保暖，合理饮食；放飞心灵，坚信科学；坚持练习有氧功法。

【病例二】

施某，女，60岁，2007年秋来诊。

患者右下肢从外踝到脚趾都是青紫色，外踝部有 4~5cm 的皮肤最为严重，已经开始溃烂了，出黏水，久不收口。每次发作，疼痛难忍。住院一个月，只能减轻疼痛，不能解决根本问题。发病已有两年，医院诊断为"脉管炎"。

我让她抓紧查血象，如大生化、癌胚抗原、血液流变、血型鉴定等，并把原来的病例全部带来，综合分析，找出病因，制订治疗方案。

一周后，我看完化验指标，诊脉、看舌后，开方如下：

（1）丹参 35 克，赤芍 20 克，丹皮 20 克，坤草 30 克，龙牙草 12 克，制狼毒 6 克，七叶一枝花 10 克，白花蛇舌草 20 克，半边莲 10 克，牛角莲 9 克，文王鼻 6 克，木瓜 6 克，牛膝 10 克，炒山楂 30 克，山药 30 克。15 剂，1 天 1 剂。煎水至 200 毫升，早、晚温服。

（2）将抗癌 1 号和抗瘤散（专利方）装入胶囊，1 次 2 粒，1 天 3 次。餐后半小时白开水送服，服后十分钟再多喝点白开水。

（3）西药：抗炎、抗毒、抗瘤治疗；对症治疗；支持疗法，即补充微量元素为主。

（4）练习有氧功法，增强体质，提高抗病能力。

半个月后来诊，症状减轻，皮肤不渗水，肤色好转。嘱咐她坚持服药，练习有氧功法。

一个月后来诊，大生化轻度异常，癌胚抗原指标正常。患者诉全身轻松，吃饭香，睡眠好，下肢不痛了，有时发麻、发痒，肤色变浅，溃疡已愈。

诊脉后调方：当归 20 克，川芎 9 克，牛膝 20 克，全蝎 10 克，蜈蚣 1 条，地鳖 9 克，山药 40 克，党参 10 克，黄芪 20 克，焦三仙 20 克，鸡内金 20 克，白茅根 30 克。30 剂，1 天 1 剂。另外，将抗瘤散（专利方）和纯西瓜炭装入胶囊，1 次 2 粒，1 天 3 次。饭前半小时白开水送服。

此外，根据血型与体质进行科学食疗，坚持练习有氧功法，注意保暖。

再次来诊时，患者体征、舌象、脉象一切正常，只有肤色未能恢复到正常颜色，还需要一段时间巩固治疗。

（1）小剂量纯西瓜炭加抗毒散（专利方），再服两个月，以防再燃。

（2）鼓励坚持练习有氧功法，提高自身的免疫力。

最后一次来诊，一切正常，无须用药。

脾切除术后高热治验

孙某，男，38 岁，安徽人，1992 年 5 月 1 日来诊。

因肝炎后期肝硬化，脾肿大，食道、胃底静脉曲张破裂出血，于 1992 年 3 月 10 日行脾切除术。术后患者每日高热，体温 39～40℃，上、下午不定，下午较为严重。曾用激素治疗，但效果不明显，邀中医会诊。

望诊：面色潮红，高热，口渴，肠鸣，大便秘结。舌质红，舌尖有刺，苔薄，脉弦数。

诊断：邪热深入营血，瘀血滞留。

治法：清热解毒，凉血散瘀。

处方：犀角地黄汤加味。方以大量苦寒、清热药为主，活血化瘀为辅，连服 6 剂。

患者体温 38.5～39.8℃，面色由潮红逐渐转为萎黄，精神萎靡不振，肌肤甲错，苔薄，脉弦细数。

分析：术后宿瘀内结之症日趋明显，此属肝郁化火，气滞血瘀，瘀血留结脘腹。拟用疏肝通络、活血化瘀疗法，以复元活血汤合鳖甲煎加减，配合练习有氧功法。

处方：炒柴胡 9 克，天花粉 15 克，当归 12 克，桃仁 10 克，大黄 9 克，鳖甲 30 克，地鳖 30 克，赤芍 12 克，郁金 12 克，生黄芪 30 克，石斛 30 克，沙参 30 克，炙甘草 5 克，羚羊角粉 0.6 克。10 剂。

1992 年 6 月 3 日来诊，患者体温降至 37℃ 以下，面色正常，精神渐佳，脘腹疼痛消除，胃纳改善，舌质由紫暗转为红色，脉细弱。

此后用益气养阴药加以巩固，配合练习有氧功法。口干症状消除，舌质淡红，苔薄，脉细。唯感体软乏力，余无不适。

本病辨证施治，关键在于紧紧抓住午后高热、肌肤甲错、口干、舌边青紫、面色灰暗等症状。《素问·阴阳应象大论》中说："血实者，宜决之。"故本例用活血化瘀法，以复元活血汤合鳖甲煎而奏效。加之练习有氧功法，能激发经络功能，使其发挥调节作用与感应传导作用，进而增强阳脉之海与阴脉之海的功能，使阴阳平复。

方中柴胡、当归、鳖甲、地鳖、大黄可疏肝清热，破血逐瘀；郁金、赤芍、桃仁可清热凉血，祛瘀止痛；黄芩、羚羊角粉可凉血泻热，清热解毒；天花粉、石斛、生黄芪可清热生津，消肿排脓，益气生肌。诸药合用，使瘀积得以消除，郁热得以疏散，从而达到疏其气血、令其条达、以致和平、瘀去热退之目的。

6 岁男孩肠梗阻治验

1997 年，我在火车上遇到肠梗阻病例。列车刚过无锡站，广播称："6 号车厢有个 6 岁男孩急腹症，疼痛难忍，本车乘客如有医务人员请前来治疗，列车长表示感谢。"

我带着两个学生过去，已经有三个医生看过了，孩子可能是肠梗阻，肚子胀得越来越厉害了，到前边车站下车，去医院立即手术，不然会有危险。我立即把孩子放到座位上，孩子脸色已经青黄，顺头淌汗，肚子胀胀的。我在孩子的腹部从上到下轻轻地摸了一下，病位确定在大肠与小肠的连接处（右侧下腹）。

我让学生点按孩子的足三里穴，手法由轻到重。我让孩子的爸爸把孩子的两手向上拉起，我在孩子的左下腹带脉穴处轻轻点按。推动数次后，我又把膻中穴打开，沿任脉向下推几次，又开始沿气街处向上推动，一直到足三里穴，再到解溪穴。把宗气通顺后，我用两大指对准带脉穴（肚脐旁）用力啪啪三下。手法刚刚停下，听到孩子的肚子咕噜响了一下，当时孩子就不哭了，他要下来大便。好家伙，泻了好多大便，泻完肚子也不胀了，孩子好了。

当时孩子的爸爸把口袋里的 700 多元钱全部拿出来给我。我笑着说："我是一名医生，我一分钱都不要，以后把孩子带好，别让他乱吃东西，乱喝冷饮，以防再发生急腹症。"

无精症治验

　　1981 年 6 月 18 日下午，一个 60 多岁的女士带着一个年轻女子来诊。她们是婆媳关系，主要是给儿媳看病。老太太说："杨医生，求你给我儿媳看不孕症。她今年 25 岁，结婚 6 年了，到现在都没有小孩。你要是把我儿媳的病治好了，我一定给你送面大旗！"我笑笑说："这几年都吃了什么药？用了哪些治疗方法？"她儿媳说："中药、西药都吃，还有理疗、磁疗、通水等都做了，就是无效。"

　　我给她诊脉、看舌后说："女士没有病，生理功能正常，给她治病吃药是一个大错误，问题出在男孩身上。"老太太当时脸色就变了，她对我说："杨医生，我赶快让儿子来找你治疗。"我告诉她："通知你儿子检查后再来。"以防有误，我给她写了一张纸条：做"精子"检查。

　　三天后，老太太带着儿子和媳妇来了，见了我就哭："杨医生，我儿子得的是无精症啊！"我告诉他们："你们从现在开始，如果想治好，一家人要高兴、要和谐，才能有一个好心情、好心态，这样希望才大。如果天天都没有好心情，没病也能生病，明白吗？"

　　两天后，我给患者设计了一套治疗方案。

　　（1）科学食疗，无恶习，不该吃的东西绝对不吃。

　　（2）不能熬夜，注意调养，节制房事，一个月两次性生活。

　　（3）练习道家内丹功，静站静坐或静卧，闭目安静笑眯眯，两手掌心对肚脐，吸气均匀想白云，呼气吞唾意肚脐。很简单的呼吸运动，一天 3~5 次。

（4）中药治疗，分步施用：①中药汤剂：和谐脏腑气血。②中成药：平衡阴阳，补肾健脾疏肝。③名贵道地药材：以动物类的血肉之品为主。

100 天后，患者的身体发生了很大的变化，脉象、舌质如常人。患者诉，全身上下都是热乎乎的，感觉督脉、任脉畅通的气感很强。我又指导他进一步练习有氧功法，达到精气血互生互化互补的目的。

根据辨证调方，中药治疗安排三个月的用量。

我告诉他，一定要按时吃药，坚持练习有氧功法。100 天后再检查精子，可能会成功。过了百天，他的药吃完了，还带老婆一起来。我给他诊脉后说："你的病不用吃药了。"我给他老婆诊脉，很高兴地对她说："你已经怀孕了。"他们全家人都非常高兴。

十个月后，这个男子送来了感谢的锦旗。五年后，他已有了三个孩子，在计划生育之前来找我，说他要做绝育手术。当时我开玩笑地说："当初不育来找我，现在育多了也来找我，反正我不能替你去做手术。"

晚期腹腔淋巴瘤治验

1994 年 9 月 10 日上午，我收治了一个晚期腹腔淋巴瘤患者。

一年前，患者左侧腰部开始无原因的疼痛，到医院检查，没有发现问题。服用止痛药，只能缓解症状。辗转去了多家医院，最终确诊为腹腔淋巴瘤。住院三个多月，不能控制疼痛。后来去了上海肿瘤医院，治疗两个多月无效。

患者的爱人说："杨医生，你说她这种病为什么一直痛？什么药都止不住。还有，她不是很痛的时候，吃饭还行。疼痛剧烈的时候，大小便都下不来。还有，她的腹部水肿是发病后三个多月才开始的，用什么样的利水药都无效。"

我又问："什么时间疼痛最严重？比如一天之内是夜里最痛还是上下午最痛？"患者自己说："早上轻，上午也还行，下午三点钟后开始严重，感觉还有内热，但是体温不高。特别是夜里，一点钟后不吃止痛药根本忍不住，更谈不上睡觉了。"

我听了这些情况，又把她的住院病例、检查项目全部看完，才开始给她看舌、诊脉。我看了她的眼神，又用听诊器进行望、触、叩、听，检查完后我笑了，原来如此，我心中有数了，治疗起来很简单——中草药治疗+练习有氧功法。

先安排好住处，给她开了中药，让学生教他们练习有氧功法。晚上十点，我去看她，她说："下午一直练习有氧功法，没感觉到痛，也没吃止痛药。晚上九点开始又痛了，吃了止痛药，现在能忍了。"我又问她："中药吃了没有？"她说："晚上七点吃了一次。"我告诉她："晚上十二点后再吃一次中药，明早还要吃，明天好好练习，放心休息。不要吃肉食与凉菜，不要喝凉水，别用凉水洗手。闭目养神，就像你没有病一样，多练习微笑。你和爱人要多聊高兴的事，多想美好的回忆。"

第二天晚上，我看了她的面色、舌色，又诊了一次脉，症状有所好转，一周后加强有氧功法，争取把止痛药停了。两周后再加强有氧功法的练习，争取把大肚子去掉。嘱咐他们早点休息，不要着急，按时吃中药，坚持练习。

第三天晚上，我陪他们练习有氧功法后，从头到脚用内功给她点穴，疏通其经络。患者手心发热，全身发热，面色红润。我告诉她："从现在开始，不用吃止痛药了。"她高兴地说："杨医生，您刚才给我点肚脐两边的部位，我感觉整个腹腔哗啦响一下后，好像气一下子通了。我现在身体特别轻松，头脑也很清醒，感觉一点病都没有了！"我笑笑，走的时候告诉她："明天中药换方子了，好好练习，按时吃药。"

又过了五天，我晚上又去看她，教她排浊气的有氧功法。一个小时之内，她排矢气（屁）十多个，小腹一下子瘪了下来，她特别高兴。我告诉她："明天再换处方，是善后调理方，你们带药回家慢慢吃，好好练习有氧功法，一定要坚持。一个月后再来找我看看。"

一个月后复诊，一眼看去患者已经吃胖了，精神十足，根本就不像是一个病人。

【总结】

此病主要是奇经八脉中的四种脉络紊乱所致。第一是督脉、任脉、冲任功能紊乱，它们三者是一源三歧的关系；第二是带脉空虚，不能约束它们，日久致病。

中医学认为，冲脉有病，出现气上逆、腹痛；任脉紊乱，男患七疝，女患瘕聚；督脉空虚者，脊柱强直，重发昏厥；带脉发病，腹胀，腰无力，如坐水中，甚则腰痛。四脉络紊乱，互相影响，引发为气乱、气滞、血瘀，重则肾不纳气等，导致疼痛的发生。

治疗大法：

第一，理气调气和血，配合练习有氧功法，达到和谐气血、沟通经络之目的。让患者补益氧气，唤醒经络细胞，使四种脉络和谐衔接，发挥其生理功能，故疼痛消失。

第二，以炭剂（五罗炭、西瓜炭、三仙炭、封髓炭）清除体内垃圾为宗旨。内功点穴，恢复带脉功能及三焦功能，统领元气，达到清阳上升、浊气下降之目的。

第三，善后调理，活血化瘀，消炎排毒，培补正气，清除残毒，达到"邪去正安"的目的。

早期肝硬化治验

张某，男，54 岁，1996 年 3 月 20 日来诊。轻度肝硬化，乙肝病毒携带者，谷丙转氨酶高于正常值 5 倍，小三阳。按常规治疗开方后，他没有钱买药。我向同事借了 300 元，给患者买了药，并告诉他要好好练习有氧功法。

我的学生却说："杨老师，您每个月都有 3~5 次这样的事情，太苦了！自己不抽烟，不穿新衣服，省吃俭用，光想着做好事，其实自己比穷人还苦。您的家人也陪着您受苦，家里没有像样的家具，您的孩子下大雪连棉袄都没有，师母没有工作，全靠您自己负担七口人的生活，杨老师请三思。"

我听了这些，笑了。心想：学生离修大道太远了，还不明白什么是舍与得，慈与善，功与德。

我让患者这个月把 300 元的药吃完，然后设计一个单验方，即农村地里或树上可以采集的中草药（这样可以省钱），如白茅根、蒲公英、蜜蜂房（马蜂窝），煎水送服 631 乙肝冲剂。嘱咐患者有空就练习有氧功法。

两周后，患者气色大有改变。一个月过去了，患者借到钱了，让我开药方。我又给他开了 300 元的中药，煎水送服 631 乙肝冲剂，配合练习有氧功法。第 58 天时，抽血化验，肝功能正常，"两对半"转阴。我鼓励患者坚持治疗。又过了两个月，复查后各项指标全部正常。患者非常高兴和激动，后来还送来了感谢信与一面锦旗。

【总结】

虽然给张某治病付出了金钱与时间，但是却有很大的收获：第一，明白了乙肝病毒并不可怕，中草药单验方与我研制的 631 乙肝冲剂配合使用，可以收到较好的效果；第二，证明了有氧功法的作用；第三，明白了舍与得、功与德的意义，给学生们树立了一个好的榜样。

肺癌治验

1998 年 12 月 28 日，广东省人体科学研究会邀请我给广州市老年大学的老干部讲养生课。

课后，很多老干部请求我办学习班，讲授如何调理身体，其中有一小部分年轻人。有一学员陈某，男，35 岁，他说参加学习班的主要目的是想给他岳父看病。他岳父今年 71 岁，邱某，患有慢性支气管炎、肺气肿，去年病情加重，经 CT 检查，提示肺癌晚期，并转移肝脏。后在医院进行放化疗及药物治疗，病情稳定后回家调养。两个月前复发，住院治疗一个月无效，已下病危通知。

患者现症：阵发性咳嗽，咯鲜血。学员陈某说："医生建议我们放弃治疗，上了您的课以后，我觉得您对疑难病的诊治有自己独到的见解，方法多，相信您对我岳父的病一定有办法。"

我觉得他是个孝子，答应他今晚就去看看他岳父。老人很瘦，三凹体质，咳嗽时满口黏痰，带鲜血，舌质紫暗，舌苔黄黑，脉弦细数。用手扪及腹部至下腹部，上腹部软胀，下腹部有几处硬块。我马上想到了中医理论"大实有羸状……至虚有盛候"，这是虚中有实的症状。整个结肠内全是堆积的宿便，肺与大肠相表里，大肠燥结，导致肺气郁闭，故咳痰咯血。

我问患者几天没解大便了，他说天天都想解，就是便不出来。他老伴说，可能有七八天没解大便了。我笑着对学员陈某说："我今天教会你给老人治病，不用药物，就可以缓解他的症状。每天给老人点穴，如果手法不到位就没有效果。一百天后，我用药物把他的肝脏、肺脏的垃圾清完，就会慢慢好转了。"

我开始动手给患者点穴，做导引，每一个动作、每一个穴位都跟陈某讲解，具体到穴位的功能、经络的运行等。刚做完一次治疗，不到二十分钟，老人就要解大便。瞬间排出量很大，形如羊屎。便后让家人给他饮蜂蜜水，喝了不到半碗，老人想要吃饭。老人喝了一小碗汤，又吃了些米饭和两个鸡蛋。饭后我把处方开好，大概二十分钟，我又给他点穴一次，刚做完，老人又要解大便。第二次大便量不多，先解的硬，后边的软，排便后又让他喝点蜂蜜水。喝完老人想睡觉，我交代他家人，老人睡觉时不要惊动他，可能要睡到明天中午才会醒，醒后先给他喝点白开水，再吃点东西，配合中药调理。

一周后复诊，我给他制订一个抗癌方案，配合练习有氧功法。老人存活了 8 年，2007 年秋去世。

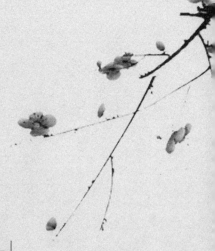

第十八章

疗痼疾必慎守大法

对于疑难杂症与怪病的治疗一定要分析病因，谨守病机，慎施大法，方可奏效。特别是治疗疑难慢性病，首先要明白大自然六气与人体生命的关系。人体发病不能忽略痰、火、瘀、虚等因素。处方用药之前勿忘治疗原则，其次要明确药食同源的大法，科学食疗，利用自然资源科学养生，让病人早日康复，防止复发。

法施于人，虽小必慎

医者必守法

法施于人，虽小必慎。国有国法，家有家规，人们在生活中天天都在想办法把日子过好，在生活中遇到难题都要想方设法解决。作为一名医务人员，天天都在想办法给病人解决病痛，研究疑难病的治疗方法，设定常规治疗方法，确立治疗八法，其次还有特殊的治疗方法。

在攻克绝症时，另立法外之法，创方外之方。人在大自然界里生存，更要守大自然之法。《道德经》指出："人法于地，地法于天，天法于道，道法自然。"也就是说，人们要想天、地、人一体同春，必沿大道而行。《黄帝内经》病机十九条："慎守大法，谨守病机，各司其属，有者求之，无者求之，盛者责之，虚者责之，必先五胜，疏其气血，令其调达，而致和平，此之谓也。""司"是主管的意思，将五脏六腑分为十二官，让每一个官员都主管一个系统的生理功能。"求"指追求研究，分析发病的原因，不可忽略可疑的征兆。这里告诫医生，诊断要守法，治病要立法，施药要用法。用法要根据病人的病情和体质来定。庸医治病，给病人乱用药，不懂辨证，不明病因，头痛治头，脚病医脚。他们应系统学习医法医理，更应给他们设定医法。《医学三字经》："取法上，得慈航。"这里是说，取法乎上，反得其中，如《伤寒论》所说"六经为百病立法"，按方类证，便于临床掌握应用。得慈航，意思是在茫茫人海中，忽然得到渡船，安稳渡到彼岸，也指研究中医的正确道路。

作为一名医生，更应该学好法，用好法。不要小看一片小小的药片，或一根针，一把草，一瓶药水，使用方法不对，都可伤人命。如一把手术刀片，可把病位取出，可把病人治好，更可让病人下不了手术台，这就是"法施于人，虽小必慎"的意思。

【病例一】

1986 年遇到一个病人，秦某，男，38 岁，乙肝"小三阳"，肝功能异常，在我这治疗 6 个月后，复查两次，一切正常。停药 3 个月后又去复查，一切如常。秦某说想出门打工，我嘱咐他一定要注意饮食卫生与保暖，注意禁烟酒，不吃麻辣之品，节制房事。一个多月后，他突然回来找我看病，我看到他的脸色，灰暗青黄。他说半个月前拉肚子，医生说白天干活晚上打点滴好得快，就让他打了三次点滴。我问他用的什么药，他慢吞吞地说："我原想出门打工，后来邻村组织建筑队盖房子，我就没出远门，拉肚子应该是我吃猪油吃的，肚子痛就拉，邻村的医生说是痢疾，可能要吃一个星期的药，最后他说打点滴好得快，不耽误干活，一天一次，每天晚上打点滴。他给我打的是六霉素，打两次就好多了，打完三次的确好了。他说再巩固一次，打完拉肚子就好了，就是不能吃饭，恶心腹胀，很乏力。"我听完后倒吸一口凉气，毁在了庸医之手，我给他以护肝益肾排毒之法中西医结合治疗了三天，结果无效。我建议他去大医院复查，结果没有回来。

【病例二】

刘某，男，42 岁，1978 年 5 月 8 日来诊。血小板减少，低于正常值 70% 左右，时常鼻衄。每次出血后，头晕乏力，心悸，长期低热，住院 3 次，输过 3 次血。治疗方法：益气养阴，滋补肝肾，健脾和胃，凉血止血。一年后复查，血常规正常。第二年复查，全血正常。

三年后的一天，他突然发病，全身瘀斑，呈青紫色、暗红色甚至鲜红色，鼻出血，大便色泽如柏油状。我问他："发病前吃了什么东西或用了什么药物？"他老婆说："东西没有乱吃，上周他感冒发烧，吃药无效，请来医生给他打针，治了两天无效。又找了另一个医生给他看，打点滴，一天三瓶，高热才算退下来。第二天还是发热，体温38℃，又打了两瓶点滴，第三天又打了两瓶。药物是青霉素、六霉素、可的松之类。"我先用药物给患者止血，让他抓紧时间去医院输血。后来很快就不行了。

【总结】

全世界的医务人员都有一个共同的目标，即救死扶伤，人人都想把亚健康人群调好，人人都想把疑难病与绝症治愈。谁都不想把轻病人治重，把重病人治死，关键是缺乏知识和方法，施法有误。

患者服药不守法，治病疗效差

中药的毒性、服药时的禁忌、食物的相生相克，医生与病人如果都能了解这些知识，积极配合治疗，肯定能收到良好的效果。

俗话说："吃药不忌嘴，跑断大夫腿。"病人在服药期间，一是要提高心理素质，增强抗病的信心；二是按时服药，注意保暖，劳逸结合；三是服药时要注意食物与药物的相克情况；四是多进行有氧运动，提高免疫力（正气）。

我从医几十年来，遇见各种各样的病人，大部分病人非常听话，积极配合治疗，很快康复；有部分病人不听话，治疗效果差或无效。比如，三高症（高血压、高血糖、高血脂）的病人，烟酒不忌，什么都吃，每天大把吃药，餐前自己打针，只能治标，日久体质变差，出现并发症，到明白健康的重要性时已晚。

【病例一】

李某，男，28岁，患急性肠胃炎，病情刚稳定，吃了一碗鸡蛋面，不到20分钟，病情复发，比之前还严重。我一直守在病房，抢救一夜，病情稳定后咨询父亲（老中医）。父亲说："既然不属霍乱，他吃了鸡蛋后复发，可能跟你用了磺胺类药物有关，以后你要多看有关食物相生相克的书。"

【病例二】

2005年秋，我遇到一个肾病病人，亚某，女，肾功能严重损害，好几家医院建议透析，家人不同意，经人介绍找到我治疗，配合有氧功法，三个月后化验，原来几项不正常的指标，现在都接近正常了，体质、气色同正常人，家人非常高兴，病人对治愈也有了一定的信心，坚持服药治疗。

一周后的一天，该病人住院了。其母述："孩子突然腹痛、恶心、呕吐、抽筋，送医院抢救时，心律失常，血压下降，医生对症处理后，没有找到新发的并发症。医生会诊说属于中毒，现在已脱离危险期。孩子并没乱吃东西，非常注意饮食卫生。这段时间只服了您开的中药。"我又问她："孩子发病前几天都吃了哪些饭菜？"她说："都是按照您说的根据血型制订的食谱。"我又问她："孩子在发病之前还吃了些什么？"她说："前一天煮的芋头，饭后孩子喜欢吃几个小芋头。发病前还吃了两个香蕉，呕吐物一开始全是香蕉、芋头的混合物，最后吐的是黑黄色的水，气味腥臭，很浓，紧接着处于半昏迷状态，赶快送医院了。"

我听完后，推测可能是发了芽的芋头与香蕉相反所致。发芽的芋头、发芽的土豆、发酵后的白薯，都含有菌毒素，食之中毒。我又让病人家属把我开的中药拿来，亲自喝了两倍量给他们看，没有发生异常。

【病例三】

陈某，女，49岁，1981年5月8日来诊。原有肺结核多年，一年前突然改变症状，治疗无效，后诊断为肺癌，治疗后好转，近一年来一直没有断药。半个月前病情突然加重。通过我的中西医结合治疗，病情好转。5年来，身体恢复得很好，从没感冒过，食欲佳。

一个下雨天，患者的爱人突然跑来哭着说："杨医生，我老婆的病犯了，从前天开始到现在咯痰带血，痰是黄色的，带有血丝，赶快给她配原来的药粉（祖传方）吧!"我问他犯病之前的情况，他说："这次犯病主要是下雨天时间太长，没有蔬菜吃，女儿天天给她煮咸鸭蛋，一连吃了十多天。原来你说过，千万别给她长期吃腌制的东西，因内含黄曲霉毒素，多年都没吃过，这次在女儿家，女儿不懂，以为没有问题了，所以她天天吃，现在怎么办呢?"

我连夜把药炮制好，十天后，患者的爱人说吃药无效，病情太重，我又把药量加大一倍，以复方为主，结果还是没有治好。

以上几个典型的例子说明，很多人不是死于病，而是死于无知。一部分是医生无知，一部分是病人无知，一部分是医生与病人都无知。我们应当让更多的病人明白预防疾病、治疗疾病的方法和知识，避免延误病情。

风病辨证论治

大自然六气之首与人体的关系

大自然送给人类的第一件礼物就是风气。风人人皆知，听到风声人人清楚，看到风字人人会写，人们把风称为六气之首，也为六邪之最。

风是地球上的长客，也是万物生长的物质基础。风是大自然界送给生灵的礼物，不断地给万物生灵输送新鲜的氧气。风可以发电，给人们带来了美满生活。反之，风在过急（太过）的时候，会给人们带来灾难，故风为六淫之首，更是六邪之最。所以，我们一定要认识风，了解风，掌握风，利用风，避免被风所伤。

《黄帝内经》中载"五运六气"，自然界在正常情况下，风、寒、暑、湿、燥、火称为六气。天有三宝日月星，地有三宝水火风，人有三宝气血精。人类要在大自然界中生存，需利用天与地的三宝给予的物质基础，才能完成生、长、壮、老、已的演变规律，充实人体的三宝（气、血、精）。大自然赐予生命，呵护生命，风气给氧，风云给水，可以化雨滋润万物，所以说，"风云送水养生灵"。

人们在自然界中生存，都想达到天、地、人一体同春，享天年而度百岁。那么，首先要明白基础知识，天有三宝的日月星辰。太阳年是地球绕着太阳转一圈，365天5个小时48分46秒。月亮绕着地球转一圈为

30 天。一年有十二个月，太阳、月亮与宇宙银河的星星一起，看上去像一盘象棋，分为十二行，有七主管，由北斗星来指挥，它们在太空里有规律地不停运转着。人体三宝气血精为什么可以在体内生成、运行、转化呢？因为人的生理功能由大脑十二对神经来指挥，通过十二经络的运行来完成。十二经络的背后还有先天之道——神厥穴（肚脐）的支持，完成每天二十四小时（十二个时辰）子午流注对经络的开泄与关闭的作用，使人体气血有节律地运行。天气有十二个月，星辰有十二行，地球有十二地脉络，人有十二正经，一日内有十二个时辰。可见，天、地、人都有十二个数字代表相应的关系。正常情况下，它们相互支持，相互生化，互补互用。

如果自然界六气变异，会出现狂风、黑风、台风、暴雨、冰雪，也就是超常的质与量，称六淫之气。如果太过则称邪气，六邪之首则是风。如果风与火相煽，风借火之势，火借风之威，那就更厉害了。如风借寒、暑、燥、湿的合并，对人体的伤害就更大了。人在大自然界里生活，如果天气"亚健康"则给人们带来灾难，如果地球"亚健康"则发生地震，出现火气见火山喷发，出现水气见泥石流等。

《黄帝内经》曰"千般疢难，不越三条"，指人体发生疾病甚至死亡的原因离不开三条，一是外因，二是内因，三是不内外因。外因，即六淫、六邪。内因，是七情所致。个人认为，七情多与月亮能量净化的强弱有关。望月时，人的心脏、大脑激动（兴奋），分泌激素过多；朔月时，大脑分泌松果体素下降，人处于消极低沉的状态。此外，地球的吸引力对变异体质也有一定的影响，如一天二十四小时对人体的变化都不一样。十二个时辰中，变异体质的人不接受子午流注对经络的指挥，该开泄的穴位（玄府）不开泄，不该关闭的穴位关闭（漏气）。所以，人体发病多与天气、地气的影响有关，人体内环境发生紊乱，气血、阴阳失衡。

虫蛇兽咬、人与人之间的暴力行为、其他动物的伤害等所致的伤残疾患，也属于不内外因的范畴。

人体的很多病症是"风"这一病因发生发展而来的。例如，产前风、产后风、破伤风、满月风、急慢惊风、慢脾风、羊角风、面风、摇头风、中风、马上风等，以及痛风症、风湿与类风湿病症。

中医学里气为百病之始，风为百病之长。意思是说，很多疾病的发生发展与风气有关。风为春季的主气，但四季皆有风，故风邪引起的疾病虽以春季为多，但不限于春季，其他季节亦可发生。中医学认为，风邪为外感发病的一种极为重要的致病因素。风邪外袭多自皮毛肌腠而入，从而产生外风病症，如《素问·风论》说："风气藏于皮肤之间，腠理开洒然寒，闭则热而闷。"

风邪的性质及致病特点分三类：

（1）风为阳邪，其性开泄，易袭阳位

风邪善动而不居，具有升发、向上、向外的特性，故属于阳邪。其性开泄，指易使腠理疏泄而开张。正因其能升发，并善于向上向外，所以风邪侵袭，常伤及人体的上部（头面）、阳经和肌表，使皮毛腠理开泄，常出现头痛、汗出、恶风等症状。如《素问·太阴阳明论》说："故犯贼风虚邪者，阳受之。""伤于风者，上先受之。"

（2）风性善行而数变

"善行"，指风邪致病具有病位游移、行无定处的特性。如风、寒、湿三气杂至引起的"痹证"，若见游走性关节疼痛，痛无定处，便属于风气偏盛的表现，又称"行痹"或"风痹"。"数变"，指风邪致病具有变幻无常和发病迅速的特性，如风疹就有皮肤瘙痒、发无定处、此起彼伏的特点。同时，由风邪为先导的外感疾病，一般发病多急，传变也较快。故《素问·风论》中说"风者，善行而数变"，概括了风邪为病的这一特性。

（3）风为百病之长

风邪为六淫病邪的主要致病因素，凡寒、湿、燥、热诸邪多依附于风而侵犯人体，如外感风寒、风热、风湿等。所以，风邪常为外邪致病的先导。古人甚至把风邪当作外感致病因素的总称。故《素问·骨空论》说："风者，百病之始也。"《素问·风论》说："风者，百病之长也。"

六淫致病，从今天的临床实践看，除了气候因素外，还包括了生物（细菌、病毒）、物理、化学等多种致病因素作用于机体所引起的病理反应。

伤风（感冒）辨证论治

伤风与伤寒都属于被风寒所伤而致呼吸系统疾患。伤风与伤寒是根据风与寒的性质与伤的轻重或发病的深浅侧重来分辨的。古人云："伤风、伤寒如何辨？伤风有汗，伤寒无汗。"有汗发热的感冒（伤风）属于风热感冒，无汗的发热恶寒的感冒属于风寒感冒。现代医学把伤风伤寒的感冒统称为感冒，又把感冒分为普通感冒与流行性感冒。

感冒是感受触冒风邪所致的常见外感疾病，临床表现以鼻塞、流涕、喷嚏、咳嗽、头痛、恶寒发热、全身不适为特征。本病一年四季均可发生，春、冬季较多见。因春冬两季气候多变，春为风令，风为六淫之首，善行数变，故极易犯人；冬为寒水司令，朔风凛冽，风寒相合，更易伤人。

病情有轻重的不同，轻者多为感受当令之气，一般统称为伤风或冒风、冒寒；重者多为感受非时之邪，称为重伤风。如在一个时期内广泛流行，证候多类似者，称为时行感冒。

（一）病因病机

感冒是由于六淫、时行病毒侵袭人体而致病。以风邪为主因，风邪虽为六淫之首，但在不同季节，往往与其他当时之令相合而伤人，如冬季多属风寒，春季多属风热，夏季多夹暑湿，秋季多兼燥气，梅雨季节多夹湿邪。一般以风寒、风热两者多见，夏季暑湿之邪亦能杂感为病。若四时六气失常，"春时应暖而反寒，夏时应热而反冷，秋时应凉而反热，冬时应寒而反温"（《诸病源候论·时气病诸候》），非时之气夹时行病毒伤人，则更易发病，但不限于季节性，病情多重，往往互相传染。

风性轻扬，多犯上焦，故《素问·太阴阳明论》说："伤于风者，上先受之。"肺处胸中，位于上焦，主呼吸，气道为出入升降的通路，喉为其系，开窍于鼻，外合皮毛，司职卫外。故外邪从口鼻、皮毛入侵，肺卫首当其冲，感邪之后，很快出现卫表及上焦肺系症状，以致卫表不和而见恶寒、发热、头疼、身痛，肺失宣肃而见鼻塞、流涕、咳嗽、咽痛。因病邪从表自上而入，内合于肺，故尤以卫表不和为其主要方面。由于四时六气不同及人体素质的差异，临床表现的证候亦不同，有风寒、风热和暑湿兼夹之证，在病程中可出现寒与热的转化或错杂。若感受风寒湿邪，则皮毛闭塞，邪郁于肺，肺气失宣；感受风热暑燥，则皮毛疏泄不畅，邪热犯肺，肺失清肃；如感受时行疫毒则病情多重，甚或有变生他病者。

（二）类证鉴别

本病当注意与某些温病早期相鉴别。因温病早期，尤其是肺系温病，每常表现类似感冒的症状，如风温初起极似风热感冒之证，因此在各种温热病的流行季节，应提高警惕，密切观察动态变化。一般而言，感冒发热体温多不高或不发热，温热病必有发热或者高热。感冒服解表药后，多能汗出身凉脉静；温热病汗出后热虽暂缓，但脉数不静，身热旋即复起，且见传变入里的证候。

（三）辨证论治

感冒的临床表现，初起一般表现为鼻塞、流涕、喷嚏、声重、恶风，继则发热、咳嗽、咽痒或痛、头痛、身楚不适等。病程约五至七天。一般伤风全身症状不重，少有传变。时行感冒多呈流行性，常突然恶寒，甚或寒战、高热，周身酸楚，全身症状明显，且可化热入里，变生他病。由于感邪有轻有重，正气强弱不同，四时六气有别，故症状既有微甚，脉证亦可各有差异。

1. 风寒证

症状：恶寒重，发热轻，无汗，头痛，肢节酸疼，鼻塞声重，时流清涕，喉痒，咳嗽，咯痰稀薄色白，口不渴或渴喜热饮，舌苔薄白而润，脉浮或浮紧。

治法：辛温解表。

处方：荆防败毒散。方用荆芥、防风、生姜辛温解表；柴胡、薄荷解表退热；川芎活血散风以治头痛；桔梗、枳壳、茯苓、甘草宣肺理气，化痰止咳；羌活、独活祛风散寒，兼能除湿，为治肢体疼痛之要药。如表寒重者，可配麻黄、桂枝，以加强辛温散寒之力。

2. 风热证

症状：身热较著，微恶风，汗泄不畅，头胀痛，咳嗽，痰黏或黄，咽燥，或咽喉红肿疼痛（乳蛾），鼻塞，流黄浊涕，口渴欲饮，舌苔薄白微黄，舌边尖红，脉浮数。

治法：辛凉解表。

处方：银翘散、葱豉桔梗汤加减。两方均用连翘、豆豉、薄荷、竹叶、桔梗、甘草，故均能疏表泻热，轻宣肺气。但前者用银翘、芦根、牛蒡子重在清热解毒，并用荆芥以助疏解之力；后者用葱白、山栀，重在清宣解表。头胀痛较甚者，加桑叶、菊花以清利头目；咳嗽痰多者，加象贝母、前胡、杏仁化痰止咳；咯痰稠黄者，加黄芩、知母、瓜蒌清化痰热；咽喉红肿疼痛者，酌配一枝花、土牛膝、玄参解毒利咽；时行热毒症状明显者，配大青叶、蒲公英、草河车等清热解毒；若肺热素盛，风寒外束，热为寒遏，出现烦热恶寒、少汗、咳逆气急、痰稠、声哑者，可用石膏、麻黄以清宣肺热；如风热化燥伤津，或秋令感受温燥致病，伴有咳呛痰少，口、咽、唇、鼻干燥，苔薄质红少津等燥象者，可酌配南沙参、天花粉、梨皮清肺润燥，不宜再伍辛温之品。

3. 暑热证

症状：身热，微恶风，汗少，肢体酸重或疼痛，头昏重胀痛，咳嗽痰黏，鼻流浊涕，心烦，口渴，或口中黏腻，渴不多饮，胸闷，泛恶，小便短赤，舌苔薄黄而腻，脉濡数。

治法：清暑祛湿解表。

处方：新加香薷饮加减。本方可清暑化湿，用于夏月暑湿感冒之身热心烦、有汗不畅、胸闷等症。方用银花、连翘清解暑热，香薷发汗解表，厚朴、扁豆化湿和中。暑热偏盛者，可加黄连、青蒿，酌配鲜荷叶、鲜芦根，以清暑泻热；湿困卫表者，加豆卷、藿香、佩兰，以芳化宣表；里湿偏重者，加苍术、白蔻仁、半夏、陈皮，以和中化湿；小便短赤者，加六一散、赤茯苓，以清热利湿。

4. 气虚证

由于卫气不固，外感风寒，气虚托送无力，邪不易解，出现恶寒较甚，发热无汗，身楚倦怠，咳嗽，咯痰无力，舌苔淡白，脉浮无力。治以益气解表，方用参苏饮加减。方中人参、甘草、茯苓补气以祛邪；苏叶、葛根、前胡疏风解表；半夏、枳壳、桔梗宣理肺气，化痰止咳；陈皮、木香理气和中。若平素表虚自汗，易受风邪者，可用玉屏风散益气固表，以防感冒。

5. 阴虚证

由于阴津素亏，外感风热，津液不能作汗达邪，出现身热，微恶风寒，少汗，头昏，心烦，口干，干咳痰少，舌红少苔，脉细数。治以滋阴解表，方用加减葳蕤汤化裁。方中玉竹滋阴生津，以助汗源；甘草、大枣甘润和中；豆豉、薄荷、葱白、桔梗疏表散邪；白薇清热和阴。口渴咽干明显者，可加沙参、麦冬，以养阴生津。

附：孕妇感冒（伤风）

妇女感冒分为气虚感冒、阴虚感冒、血虚感冒、产前感冒（孕妇感冒）、产后感冒（瘀冒）等。下面重点介绍孕妇感冒之咳嗽。

妊娠期久嗽不已，或伴五心烦热者，称为"子嗽"，亦名"妊娠咳嗽"。日久不愈，损伤脏气精血，化火生痰，灼伤肺气，久咳伤肾，损胎儿正气。《诸病源候论》有"妊娠咳嗽候"的记述。若久咳不已，可致堕胎，故应及时诊治。

（1）病因病机

子嗽一症，总由火热上扰，肺失清肃所致。产生火热的原因，有阴虚或痰火的不同。

《医宗金鉴·妇科心法要诀》：妊娠咳嗽，谓之子嗽，嗽久每致伤胎，有阴虚火动痰饮上逆，有感冒风寒之不同。因痰饮者，用二陈汤加枳壳、桔梗治之。因感冒风寒者，用桔梗汤，即紫苏叶、桔梗、麻黄、桑白皮、杏仁、赤茯苓、天冬、百合、川贝母、前胡也。若久嗽，属阴虚，宜滋阴润肺以清润之，用麦味地黄汤治之。

《校注妇人良方》：嗽久不愈者，多因脾土虚而不能生肺气，而腠理不密，以致外邪复感。或因肺气虚不能生水，以致阴火上炎。治法当壮土金、生肾水为善。

（2）辨证论治

因其咳嗽发于妊娠期间，尤需注意胎孕。治疗时必须治病与安胎并举，对于降气、豁痰、滑利等碍胎药物必须慎用。

①阴虚肺燥

症状：妊娠咳嗽，干咳无痰，甚或痰中带血，口干咽燥，手足心热，舌红少苔，脉细滑数。

治法：养阴润肺，止嗽安胎。

处方：百合固金汤（《医方集解》）加桑叶、阿胶、黑芝麻、百部。方中百合、百部润肺止咳；麦冬、玄参养阴清肺；白芍养血敛阴；生地黄、黑芝麻补肝肾之阴；贝母化痰止咳；桑叶、桔梗、甘草清肺利咽；阿胶助白芍养血止血。全方重在养阴、润肺、滋肾，使金水相生，阴津充足，虚火自平，则咳嗽自愈。

②痰火犯肺

症状：妊娠咳嗽，咯痰不爽，痰液黄稠，面红口干，舌红，苔黄腻，脉滑数。

治法：清金化痰，止咳安胎。

处方：清金降火汤（《古今医鉴》）去石膏，加桑叶、枇杷叶。方中黄芩、桑叶、枇杷叶清金宣肺，并能安胎；杏仁、贝母、瓜蒌仁、前胡、桔梗化痰止咳；茯苓、炙甘草、陈皮、法半夏、生姜、枳壳健脾除湿，利气化痰。全方共奏清金化痰、止咳安胎之效。

（3）经典医案

朱某，25岁，已婚，工人。从怀孕三个月起即感受风寒，喉痒咳嗽。现已怀孕七个月，症尚未愈，腰酸胁痛，小便频数，时有潮热恶寒现象，咳剧时甚至小便不禁，胎动不安，心窝苦闷，泛之欲呕，舌苔薄白，脉滑数。

辨证：风寒袭肺，痰湿内蕴。

治法：宣肺疏散。

处方：紫苏叶、苏梗各6克，前胡4.5克，子黄芩6克，制半夏6克，姜竹茹9克，玉桔梗4.5克，白术6克，炙款冬花9克，炙甘草3克，象贝粉3克（吞），山药20克，桑寄生6克，炒糯米30克。

三日后复诊：服药后寒热已退，咳嗽已爽，食欲不振，略有腰酸，慎防久咳伤胎。治以化痰安胎，并祛余邪。处方：焦白术6克，子黄芩6克，桔梗24克，沙参6克，炙紫菀6克，炙款冬花6克，怀山药9克，杜仲9克，续断9克，炙甘草2.4克，甜杏仁6克，白蜂蜜30克为饮。

三日后三诊：咳嗽已瘥，痰亦渐清，胃口稍开，腰酸仍然。腰为肾之府，不容忽视。治以固肾养金。处方：炙款冬花6克，炙紫菀6克，肥麦冬6克，苏梗6克，白术6克，白芍6克，菟丝子9克，覆盆子9克，五味子2.4克，炙甘草3克，南沙参20克，白西瓜皮30克。

三日后四诊：服药调治后，胸闷已宽，咳嗽已少，仍有胎动不安，腰酸不舒。肺脏余邪已清，但胎已受震。治以镇咳安胎。处方：枇杷叶6克（包），百部9克，炙紫菀6克，炙款冬花6克，阿胶9克（蛤粉炒），杜仲9克，续断9克，五味子2.4克，炙甘草2.4克，黑芝麻20克，核桃仁2枚。

十日后五诊：咳嗽已停，诸恙次第就愈，稍有腰酸乏力，邪去扶正，以复康宁。治以固肾安胎。处方：太子参 4.5 克，白术 6 克，麦冬 6 克，杜仲 9 克，续断 9 克，菟丝子 9 克，熟地黄 9 克，南沙参 30 克，茯苓 9 克，山药 30 克，砂仁 6 克。

善后调理：按血型食疗，以清淡营养为主；保温和，防风寒，多进行有氧运动，增强体质，提高免疫功能；保持乐观的精神，多听胎教音乐，以德行胎教，以静乐养胎。约经半个月调治，症方痊愈。

中风辨证论治

中风，又名卒中。因起病急骤，症见多端，变化迅速，与风性善行数变的特征相似，故以"中风"名之。本病是以猝然昏仆，不省人事，伴口眼㖞斜、半身不遂、语言不利，或不经昏仆而仅以㖞僻不遂为主症的一种疾病。

有关中风的记载，始见于《黄帝内经》。对卒中、昏迷有仆击、大厥、薄厥等描述；对半身不遂有偏枯、偏风、身偏不用、痱风等描述。

（一）病因病机

中风的发生，主要原因是平素气血亏虚，与心、肝、肾三脏阴阳失调有关。加之忧思恼怒，或饮酒饱食，或房事劳累，或外邪侵袭等诱因，以致气血运行受阻，肌肤筋脉失于濡养；或阴亏于下，肝阳暴张，阳化风动，血随气逆，夹痰夹火，横窜经隧，蒙蔽清窍，形成上实下虚、阴阳互不维系的危急证候。归纳为四个方面：积损正衰；饮食不节；情志所伤，五志过极；气虚邪中。

总之，中风之发生，病机虽较复杂，但归纳起来不外虚（阴虚、气虚）、火（肝火、心火）、风（肝风、外风）、痰（风痰、湿痰）、气（气逆）、血（血瘀）六端，其中以肝肾阴虚为根本。此六端在一定条件下，互相影响，互相作用，突然发病。有外邪侵袭而引发者称为外风，又称真中风或真中；无外邪侵袭而发病者称为内风，又称类中风或类中。

临床上，本病以内因引发者居多。

（二）类证鉴别

本病应与痫证、厥证、痉证相鉴别。

中风：昏迷时可见口眼㖞斜，半身不遂，清醒后多有后遗症。

痫证：昏迷时四肢抽搐，多吐涎沫，或发出异常叫声，醒后一如常人。

厥证：昏迷时多见面色苍白，四肢厥冷，无口眼㖞斜、手足偏废，亦无四肢抽搐等症。

痉证：项背强直，四肢抽搐，甚至角弓反张，或见昏迷，但无口眼㖞斜及半身不遂。

此外，《伤寒论·太阳病》所载的以发热、恶风、汗出、脉浮缓为主症的中风，属外感表虚之证，与本篇名同实异，不属于本病范畴。

（三）辨证论治

本病的发生，病情有轻重缓急的差别，轻者仅限于血脉经络，重者常波及有关脏腑，所以临床上常将中风分为中经络和中脏腑两大类。中经络，一般无神志改变而病轻；中脏腑，常有神志不清而病重。

1. 中经络

一般来说，中经络者病情较轻，主要表现是口眼㖞斜，口角流涎，语言不利，很少出现半身不遂。

（1）络脉空虚，风邪入中

症状：肌肤不仁，手足麻木，突然口眼㖞斜，语言不利，口角流涎，甚则半身不遂，兼见恶寒发热、肢体拘急、关节酸疼等症。苔薄白，脉浮数。

治法：祛风、养血、通络。

处方：大秦艽汤加减。方中秦艽、羌活、防风、白芷、细辛解表祛风；地黄、当归、川芎、赤芍养血行血，取"血行风自灭"之意；白术、茯苓健脾祛湿。无内热者，可去生石膏、黄芩，加白附子、全蝎以祛风痰、通经络。若有风热表证者，可去羌活、防风、当归等辛温之品，加桑叶、菊花、薄荷以疏风清热。若呕逆痰盛、苔腻脉滑者，可加地黄、南星、橘红、茯苓以祛痰燥湿。若手足麻木、肌肤不仁者，加茯苓以通利经络。年老体衰者，加黄芪以益气扶正。

（2）肝肾阴虚，风阳上扰

症状：平素头晕头痛，耳鸣目眩，少寐多梦，突然发生口眼㖞斜，舌强语謇，或手足重滞，甚则半身不遂。舌质红或腻，脉弦细数或弦滑。

治法：滋阴潜阳，息风通络。

处方：镇肝息风汤加减。方中白芍、玄参、天冬滋阴柔肝息风；龙骨、牡蛎、龟甲、代赭石镇肝潜阳；重用牛膝引血下行；天麻、钩藤、菊花可增强平肝息风之力。痰热较重者，加胆星、竹沥、川贝母，以清化痰热。心中烦热者，加栀子、黄芩，以清热除烦。头痛较重者，加羚羊角、石决明、夏枯草，以清息风阳。失眠多梦者，加珍珠母、龙齿、夜交藤、茯神，以镇静安神。

2. 中脏腑

中脏腑的主要表现是突然昏倒，不省人事。根据正邪的情况，有闭证和脱证的区别。闭证以邪实内闭为主，属实证，急宜祛邪。脱证以阳气欲脱为主，属虚证，急宜扶正。闭证、脱证均为危重病症，治法不同，所以必须分辨清楚，以便正确进行临床救治。

临床以闭证较为多见，脱证较少见，但是闭证与脱证可互相转化，又可同时并见。闭证治疗不及时或误治或正不胜邪，可转为脱证。脱证经过治疗，正气渐复，症状逐渐消失，亦可有好转之机。

（1）闭证

闭证的主要症状是突然昏仆，不省人事，牙关紧闭，口噤不开，两手握固，大小便闭。根据有无热象，又有阳闭和阴闭之分。治疗闭证，可同时配合针灸疗法，收效更快。

①阳闭

症状：除上述闭证的主要症状外，还有面赤身热，气粗口臭，躁扰不宁，苔黄腻，脉弦滑而数。

证候分析：肝阳暴张，阳升风动，气血上逆，夹痰上火，蒙蔽清窍，故突然昏仆，不省人事。《素问·调经论》说："血之与气，并走于上，则为大厥。"风火痰热之邪，内闭经络，故见面赤、身热、口噤、手握、气粗、口臭、便闭、苔黄腻、脉弦滑数等症。

治法：清肝息风，辛凉开窍。

处方：先灌服（或鼻饲）局方至宝丹或安宫牛黄丸，以辛凉透窍，并用羚羊角汤加减，以清肝息风，育阴潜阳。方中羚羊角为清肝息风的主药；菊花、夏枯草、蝉衣使火降风息，则气血下归；龟甲、白芍、石决明可育阴潜阳；丹皮、生地黄可凉血清热。抽搐者，加全蝎、蜈蚣、僵蚕。痰多者，加竹沥、天竺黄、胆南星。痰多兼昏睡者，加郁金、石菖蒲，以增强豁痰透窍之力。

②阴闭

症状：除上述闭证的主要症状外，还有面白唇暗，静卧不烦，四肢不温，痰涎壅盛，苔白腻，脉沉滑缓。

治法：豁痰息风，辛温开窍。

处方：急用苏合香丸，温开水化开灌服（或鼻饲），以温开透窍，并合涤痰汤煎服。方以半夏、橘红、茯苓、竹茹燥湿化痰，石菖蒲、胆南星开窍豁痰，枳实降气以利风痰下行。另外，可加天麻、钩藤以平肝息风。

（2）脱证

症状：突然昏仆，不省人事，目合口张，鼻息微，手撒肢冷，汗多，大小便自遗，肢体软瘫，舌痿，脉细弱或脉微欲绝。

治法：益气回阳，救阴固脱。

处方：大剂参附汤合生脉散。方以人参、麦冬、五味子大补气阴，附子回阳救逆。如汗多不止者，可加黄芪、龙骨、牡蛎、山萸肉以敛汗固脱。

（四）后遗症的治疗

中风经过救治，神志清醒后，多留有后遗症，如半身不遂、言语不利、口眼㖞斜等，要抓紧时机，积极治疗，同时配合针灸、推拿等综合治疗法，并适当锻炼，以提高疗效。

1. 半身不遂

（1）气血瘀滞，脉络痹阻

由于气虚不能运血，血不能荣，气血瘀滞，脉络痹阻，而致肢体不能用。在症状上除半身不遂、肢软无力外，还伴有患侧手足浮肿，语言謇涩，口眼㖞斜，面色萎黄或暗淡无华，苔薄白，舌淡紫或舌体不正，脉细涩无力等。治宜补气活血、通经活络。

方用补阳还五汤加味。本方重用黄芪补气，桃仁、红花、当归、赤芍、地龙养血活血化瘀，加全蝎、乌梢蛇、川牛膝、桑枝、地鳖虫、川续断等，增加通经活络之力。小便失禁者，加桑螵蛸、山萸肉、肉桂、益智仁、五味子等补肾收涩之品。下肢瘫软无力者，加桑寄生、鹿筋等补肾壮筋之品。上肢偏废者，加桂枝以通络。患侧手足肿甚者，加茯苓、泽泻、薏苡仁、防己等淡渗利湿。兼见语言不利者，加郁金、石菖蒲、远志以祛痰利窍。兼口眼㖞斜者，加白附子、全蝎、僵蚕等以祛风通络。肢体麻木者，加陈皮、半夏、茯苓、胆南星以理气燥湿而祛风痰。大便秘结者，加火麻仁、郁李仁、肉苁蓉等润肠通便。

（2）肝阳上亢，脉络瘀阻

由于肝阳上亢，火升风动，气血并逆于上，络破血溢，经脉阻塞，而致半身不遂。患侧肢硬拘挛，兼见头痛头晕，面赤耳鸣，舌红绛，苔薄黄，脉弦硬有力。治宜平肝潜阳、息风通络。方用镇肝息风汤或天麻钩藤饮加减。

2. 语言不利

（1）风痰阻络

风痰上阻，经络失和，故舌强语謇，肢体麻木，脉弦滑。治宜祛风除痰、宣窍通络。方用解语丹。天麻、全蝎、胆南星、白附子等可平肝息风祛痰，远志、石菖蒲、木香等可宣窍行气通络，羌活祛风。

（2）肾虚精亏

肾虚精气不能上承，故音哑失语，心悸，气短，腰膝酸软。治宜滋阴补肾利窍。方用地黄饮子，去肉桂、附子，加杏仁、桔梗、木蝴蝶，以开音利窍。

（3）肝阳上亢，痰邪阻窍

方用天麻钩藤饮或镇肝息风汤，加石菖蒲、远志、胆南星、天竺黄、全蝎，以平肝潜阳，化痰开窍。

3. 口眼㖞斜

口眼㖞斜，多因风痰阻于络道所致。治宜祛风除痰通络。方用牵正散。白附子祛风化痰通络，僵蚕、全蝎息风化痰镇痉。本方散剂吞服较汤剂疗效佳。口眼瞤动者，加天麻、钩藤、石决明，以平肝息风。

【小结】

综上可知中风一病，病机较为复杂，常涉及心、肝、肾、脾及经络、血脉。其病因以内伤积损为主，即脏腑失调，阴阳偏胜。真中，由脉络空虚，风邪入中经络引起；类中，由阳化风动，气血上逆，夹痰夹火，流窜经络，蒙蔽清窍而成。《金匮要略·中风历节病》云："寸口脉浮而紧，紧则为寒，浮则为虚，寒虚相搏。邪在皮肤，浮者血虚，络脉空虚，贼邪不泻，或左或右，邪气反缓，正气即急，正气引邪，㖞僻不遂。邪在于络，肌肤不仁。邪在于经，即重不胜。邪入于腑，即不识人。邪入于脏，舌即难言，口吐涎。""夫风之为病，当半身不遂，或但臂不遂者，此为痹。"

本病多见于年迈之人，年逾四旬后，阴气自半，气血渐衰，偶因将息失宜，或情志所伤等诱因，有如巍峨大厦而基础不固，一遇大风则颓然崩倒。一旦发病，大多难于治疗。尤其是卒中昏迷，预后不佳。后遗症往往不能在短期内治愈，且有复中的可能。如复中，病情重者则预后更差。因此，在未发之前，如有中风预兆，必须加强防治。《卫生宝鉴·

中风门》说："凡人初觉大指次指麻木不仁或不用者，三年内有中风之疾也。"《症治汇补·预防中风》说："平人手指麻木，不时晕眩，乃中风先兆，须预防之，宜慎起居，节饮食，远房帏，调情志。"故临证时，对年龄在四旬以上，经常出现头痛、眩晕、肢麻、肉𥆧、一时性语言不利等症者，要多加留意，此多属中风先兆。平时要注意生活调摄，同时针对病因病机辨证论治，适当锻炼，以增强体质，提高防治效果。

产前风（子痫）辨证论治

1. 病因病机

本病往往由"子晕""子肿"治疗不及时发展而来，其病机为肝风内动或痰火上扰。

2. 诊断要点

子痫在产前、产时或产后均可发生，临床以产前子痫较为常见，其次是产时子痫，往往有轻重程度不同的子晕病史。

本病在抽搐发作前常有头痛、眼花、胸闷、目昏等症，血压显著升高，可达 180/100mmHg。子痫发生时，水肿和蛋白尿进一步加重，小便短少，甚或尿闭。

3. 辨证论治

本病为危急重症，一旦发作，以息风、安神、镇痉为要，并进行中西医结合抢救。

（1）肝风内动

症状：妊娠后期，面色潮红，心悸烦躁，突发四肢抽搐，甚则昏不知人，舌红，苔薄黄，脉弦滑数。

证候分析：肾精不足，肝阳上亢，则面色潮红。心火偏旺，则心悸而烦，热扰神明，则昏不知人。风火相扇，筋脉挛急，则手足搐搦。舌红，苔薄黄，脉弦滑数，均为心、肝二经热极生风之候。

治法：平肝息风。

处方：羚角钩藤汤。

组成：羚羊角（后入），钩藤，桑叶，菊花，贝母，鲜竹茹，生地黄，白芍，茯神，甘草。

方中羚羊角、钩藤平肝清热，息风镇痉；桑叶、菊花清肝明目；竹茹、贝母清热化痰；生地黄、白芍养阴清热；茯神宁心安神；甘草缓急和中。全方共奏平肝育阴、息风镇痉之效。

（2）痰火上扰

症状：妊娠晚期，或正值分娩时，猝然昏不知人，四肢抽搐，气粗痰鸣，舌红，苔黄腻，脉弦滑。

证候分析：心肝热盛，灼津伤液，炼液成痰，痰火上扰清阳，则昏不知人，气粗痰鸣。痰阻经脉，精血输送受阻，肝失濡养，肝风内动，则四肢抽搐。舌红，苔黄腻，脉弦滑，乃属痰热内盛之证。

治法：清热，豁痰，开窍。

处方：牛黄清心丸（《痘疹世医心法》）加竹沥。

组成：牛黄，朱砂，黄连，黄芩，栀子仁，郁金，竹沥。

方中牛黄、竹沥清心化痰开窍；黄连、黄芩、山栀清心肝之热；朱砂安神镇惊，佐郁金开心胸之郁，使气通利，经脉畅，则痰热除，抽搐止。

4. 典型病例

【病例一】

刘某，26 岁，1983 年 5 月 22 日初诊。怀孕八月余（第一胎），头晕目眩，下肢浮肿，血压 140/100mmHg，尿闭。曾用健脾平肝之法，头晕稍减，浮肿稍退，但血压未降（150/100mmHg），口苦而渴，咽干，夜寐不安，舌质红，苔薄有刺，脉弦滑数。证属胎火上扰，引动心火内炽，肝阳偏亢。治以泻肝清火。

处方：当归身 15 克，龙胆草 4.5 克，丹皮 9 克，炒山栀 9 克，沙参 20 克，生地黄 12 克，白芍 9 克，钩藤 12 克（后下），白蒺藜 12 克，子黄芩 15 克（先入），茯苓 9 克，天山藤 30 克。2 剂。

1983 年 5 月 26 日二诊：血压 120/60mmHg，头晕已好转，下肢浮肿减退，口苦且渴，鼻衄寐艰，舌质红，舌尖有刺，苔薄，脉弦滑数。证属肝阳渐平，胎火未敛。前方有效，毋庸更张。守方，加白茅根 30 克，1 剂。

1983 年 5 月 27 日三诊：血压 128/78mmHg。善后调理方：白茅根 30 克，子黄芩 10 克，5 剂。煎水送服纯西瓜炭（专利方）。饮食以清淡营养为主，禁食麻辣烧烤油腻之品。

【病例二】

陈某，28 岁，农民，1986 年 6 月 15 日初诊。预产期已过，住院待产，6 月 15 日下午四时突发抽搐，两目上翻，人事不知而厥，舌尖红绛，脉弦数而细。

诊断：子痫。

辨证：阴虚阳亢。

治法：育阴潜阳，镇肝息风。

处方：先将铁秤锤烧红入醋，就鼻熏之，稍得安静，口不紧咬，再投下方，煎服。①西瓜汁 100 毫升，梨汁 50 毫升，送服冬瓜炭（祖传方）。②羚羊角 2 克（磋沫吞服），生地黄 30 克，麦冬 10 克，牛膝 10 克，生白芍 12 克，紫石英 10 克，沙参 10 克，川贝母 10 克，菊花 10 克，僵蚕 10 克，玉竹 10 克，女贞子 20 克，山药 20 克，当归头 15 克。

医嘱：每四小时服头煎药。

服药后，渐次停止搐搦，人事渐清醒，天明分娩，母子平安。

惊风辨证论治

惊风是小儿时期常见的一种以抽搐伴神昏为特征的证候，又称"惊厥"，俗名"抽风"。任何季节都可发生，1~5 岁的小儿多见，年龄越小，发病率越高。其病情往往比较凶险，变化迅速，威胁小儿的生命。

惊风的症状，临床上可归纳为八候，即搐、搦、颤、掣、反、引、窜、视。八候的出现，表示惊风已在发作。但是，惊风发作之时，八候不一定全部出现，发作时的急慢强度不一定相同。发病有急有缓，证候表现有虚有实，有寒有热。凡起病急骤，属阳属实者，统称"急惊风"；病久中虚，属阴属虚者，统称"慢惊风"。

1. 急惊风

（1）病因病理

外感时邪，暴受惊恐，内蕴痰热。

（2）辨证论治

急惊风虽来势急骤，但在惊厥发作之前，常有发热、呕吐、烦躁、摇头弄舌、时发惊啼或昏迷嗜睡等先兆症状，但为时短暂，不易察觉。发病时的特点：身体壮热，痰涎壅盛，四肢拘急，筋脉牵掣，项背强直，目睛上视，牙关紧急，唇口焦干，抽搐昏迷，常与痰热并见。

（3）治法

急惊风的治疗，以清热、豁痰、镇惊、息风为主。

2. 慢惊风

（1）病因病理

急指骤然发作，慢乃渐次转成慢。因此，慢惊风多见于大病或久病之后，或因急惊风治疗不愈，正气暗伤，邪气留恋，以致虚风内动，筋脉拘急，辗转而成。亦有因幼儿体弱，或脾肾素虚，病后形成慢惊风者。

（2）辨证论治

慢惊风一般属于虚证，多起病缓慢，时抽时止，有时仅表现为摇头，或面部肌肉抽动，或某一肢体抽搐，面色苍白或萎黄，精神疲倦，嗜睡或昏迷，体温不高，甚则四肢发冷。由于形成的原因不同，因而在症状上亦有所差异。既有虚寒、虚热之分，亦有虚中夹实之别。

（3）治法

慢惊风的治疗，重在治本，以温中健脾、温阳逐寒、育阴潜阳、柔肝息风为主。

总之，惊风一病，不管是急惊风还是慢惊风，如果治疗不当，留下后遗症，会影响青少年时期的学习，可能会发生癫狂或自闭症，轻则并发多动症、心理障碍性疾病，中年时期胆小怕事，可能会发生心悸、抑郁症、顽固性头痛、顽固性失眠等。

痰饮辨证论治

中医论痰诊病

痰，既是病理产物，又是一种致病因子，而痰证则是一类独具特点的病证。

痰饮，指体内水液输布运化失常，停积于某些部位的一类病证。痰，古作"淡"，形容水的淡荡流动。饮，水也，故亦称为"淡饮""流饮"。广义的痰饮为诸饮的总称，狭义的痰饮为其中的一个类型。

《金匮要略·痰饮咳嗽病》："问曰，夫饮有四，何谓也？师曰：有痰饮，有悬饮，有溢饮，有支饮。问曰：四饮何以为异？师曰：其人素盛今瘦，水走肠间，沥沥有声，谓之痰饮。饮后水充在胁下，咳唾引痛，谓之悬饮。饮水流行，归于四肢，当汗出而不汗出，身体疼重，谓之溢饮。咳逆倚息，短气不得卧，其形如肿，谓之支饮。"

（一）类证鉴别

痰、饮、水、湿同出一源，俱为津液不归正化，停积而成。分别言之，源虽同而流则异，各有不同的特点。从形质而言，饮为稀涎，痰多厚浊，水属清液，湿性黏滞。从病证而言，饮之为病，多停于体内局部；痰湿为病，无处不到，变化多端；水之为病，可泛滥体表、全身。从病理属性而言，饮主要因寒积聚而成，痰多因热煎熬而成，水属阴类。由于致病因素不同，而有阳水、阴水之分，湿为阴邪，但无定体，可随五气从化相兼为病。合而言之，因四者源出一体，在一定条件下又可相互转化，故历来医家著作中有"积饮不散，亦能变痰""停水则生湿"的记载。

1. 痰与涕

痰黄黏稠，坚而成块，多因热邪煎熬津液之故。

痰白而清稀，或有灰黑点者，属寒痰。因寒伤阳气，气不化津，湿聚为痰之故。

痰清稀而多泡沫，多属风痰。因肝风夹痰，上扰清窍，往往伴有面青眩晕、胸闷或喘急等症。

痰白滑而量多，易咯出者，属痰湿。因脾虚不运，水湿不化，聚而成痰，故量多而滑利易出。

痰少而黏，难于咯出者，属燥痰。甚者干咳无痰，或有少量泡沫痰，亦属肺燥。因秋燥伤肺所致。

痰中带血，色鲜红者，为热伤肺络。临床以阴虚火旺者多见。若咳吐脓血腥臭痰，或吐脓痰如米粥者，属肺痈。因热邪犯肺，热毒久蓄，肉腐成脓而致。

鼻流浊涕属外感风热，鼻流清涕属外感风寒。久流浊涕不止者为鼻渊。

2. 涎与唾

口流清涎者，因脾冷；吐黏涎者，因脾热。

口中涎多，多见于脾胃虚寒；口中涎黏，多见于脾胃积热。

涎自口中流出而不自知，睡则更甚者，多属脾气虚，不能收摄。

小儿胃热虫积，多见流涎。

吐出多量泡沫，多为胃中有寒，或有积冷，或有湿滞，或有宿食。

多唾，可见于肾寒、肾虚证。

（二）痰饮的生成

个人认为，外感六淫是痰饮生成的主要因素，也与内伤七情、酒食过量等有关。

1. 六淫致痰

风寒外袭，内舍于肺，影响肺之气化，肺津不布，凝而为痰。以风为主者，痰质清稀而多沫；以寒为主者，痰质稍稠而色白。

暑热外邪外袭，内灼阴津，津凝为痰。其痰质胶黏成块，难以咯出。

湿邪外袭，殃留胃肠，可致恶心、纳呆、肢体困重、肠鸣辘辘、泻痢不爽；痰注四肢，可致肢体酸痛、重着肿胀等。

一般说来，痰生于六淫者，除以咳嗽为主症外，多兼外感表证，或恶风怕冷，鼻塞流涕；或发热汗出，口渴咽痛；或口干咽燥，皮肤皲裂。

2. 七情致痰

若情志不遂，肝失疏泄，气机郁滞，日久化热，热邪内炽，津受煎灼，凝炼为痰；若思虑过度，脾胃呆滞，运化失职，水津停蓄，聚而为痰；所愿不遂或心事过重，暗耗心阴，心火亢盛，炽津成痰；过度悲伤，损及肺气，肺失宣肃，水津不布，停聚为痰。

一般说来，七情所生之痰，多为无形之痰，其致痰过程，大多先由某种特殊情志损伤相应脏腑，影响某脏腑的气化功能，进而变生痰饮。故七情所生之痰，一般都伴有受损脏腑的相应症状。

3. 酒食致痰

过量饮酒，或以酒为浆，或嗜饮如命，一则酒可内生湿热，湿邪内盛，受热邪煎熬成痰；二则酒可损伤脾胃，使运化失职，水津不布，停聚为痰。

暴饮暴食，或饮食自倍，或饥饱无时，损伤脾胃，使运化失职，饮食停滞成痰；恣食肥甘厚味，内生湿热，久而凝聚成痰；贪凉饮冷，中阳受损，清气不升，水饮不化，水饮与浊物，混聚中焦，酿生痰饮。

以上三种因素影响了脏腑功能紊乱而生痰。所以说，脾为生痰之源，肺为贮痰之器，肝为风痰之窠，肾为生痰之根，心痰易蒙神明。

痰饮生于五脏的临床表现是：

生于脾者，名曰湿痰。症见四肢倦怠，或腹痛肿胀，泄泻，其脉缓。形肥体胖之人多患此证。

生于肺者，名曰燥痰。症见咽干口燥，咳嗽，喘促，毛焦，而色白如枯骨。

迷于心者，名曰热痰。症见怔忡，癫狂，梦寐奇怪，其脉洪。

聚于肾者，名曰寒痰。症见足膝酸软，腰背强痛，肢节冷痹，骨痛。

动于肝者，名曰风痰。症见眩晕，头风，眼目瞤动，干涩，耳轮瘙痒，胁肋胀痛，左瘫右痪，麻木蜷跛奇症。

（三）痰饮的性质、运行及排泄

痰饮者，津液凝聚之变也，与湿同类，属阴邪，易困阳气，阻滞气机。痰饮一旦形成，一部分通过人体的"变化"作用，逐渐消除（或消散）；一部分则蓄留体内，酿成百病之祸端。

其属饮者，多停积于肺和胃肠，可随口鼻略吐而出，或从大便排出。其属痰者，性滑利，可渗润于血脉之中，随气血运行，流动不测，上至巅顶，下至涌泉，随气升降，外而皮肉经隧，内而五脏六腑，无处不到，犹如"云雾之在天壤，无根底，无归宿，来去无端，聚散靡定"。

（四）辨明痰饮的分类主证

1. 从形态来分

从形态来分，分为有形之痰和无形之痰。

有形之痰：经口鼻咯吐而出的有形之痰。

无形之痰：渗润于血脉，藏于经隧之中的无形之痰。

2. 从质来分

从质来分，分为痰和饮。前者稠浊，后者清稀。

3. 从生痰原因来分

一曰风痰：虚邪贼风乘虚而入，多致瘫痪奇症，症见头痛、眩晕、闷乱昏糊、抽搐挛急等。

二曰寒痰：冷痰也，症见骨痹，四肢不举，刺痛，以无烦热、凝结清冷为特点。

三曰湿痰：症以身重而软、倦怠困弱为特点。

四曰热痰：火痰也，多烦热燥结，头面烘热，或眼烂喉闭，癫狂嘈杂，懊侬怔忡，其色亦黄。

五曰郁痰：邪郁于心肺，久则凝滞成痰。滞于胸膈，稠黏难咯，多毛焦，咽干，口燥，咳嗽喘促，色白如枯骨。

六曰气痰：七情郁结，痰滞咽喉，形如败絮或如梅核，咯之不出，咽之不下，胸膈痞闷。

七曰食痰：饮食不消，或夹瘀血，遂成窠囊，以致痞满不通。

八曰酒痰：因饮酒不消，或酒后多饮茶水所致。但得酒，次日即吐，饮食不美，呕吐酸水。

九曰惊痰：因惊而生，痰结成块，在胸腹发则跳动，痛不可忍，或发癫。临床上妇人多见此证。

（五）痰与气血津液的关系

1. 痰与气的关系

（1）气能生痰

气是脏腑功能活动的体现，其元气更是温煦和激发脏腑功能活动的原动力。元气愈充，脏腑功能愈强盛。若元气衰弱，脏腑不健，气化无力，水液代谢失常，则聚而生痰，故曰"气能生痰"。

（2）气能行痰

气是水液及血液运行的动力，气行则血行，气行则水行。痰饮与血水同属液性，且痰饮一旦形成，其无形之质多渗润于血脉之中，在气的推动下可周流运行全身，无处不到，故曰"气行则痰行"。

（3）气能化痰

精、气、血、津、液在人体内的新陈代谢及其相互转化，是通过气化作用来实现的。如果气化作用失常，则影响整个物质的代谢过程，尤其是影响气、血、津液的生成和输布，影响汗液、尿液和粪便的排泄，从而变成痰饮。反之，若气化旺盛，一则水液代谢正常，痰邪无由变生；二则既生之痰饮也可随代谢作用的加强而消失，故曰"气能化痰"。

2. 痰与血的关系

痰属液性，与血同类，其滑利之性渗润于血液中，可随血流动，其胶黏之性附着于脉管壁上，可影响气血的运行，成为瘀血的致病因子。

3. 痰与津液的关系

津液是生成痰饮的物质基础。津液代谢失常，或凝而成痰，或聚而为痰，或灼而生痰。故善治痰者，必以调节津液代谢为先。

（六）痰与其他病邪的关系

1. 痰湿同类

痰、湿俱为阴邪，湿为形成痰饮的基本条件，痰乃湿邪的凝聚状态，故化痰必先除湿。

2. 痰热互恋/痰火互结

火热之邪易伤气耗津，津液受煎，炼而为痰，故火热邪气为酿生痰邪的重要致病因子。痰乃阴津的凝炼状态，正如古人所云："痰即有形之火，火即无形之痰。"热痰一旦形成，其胶黏之性，极易与热邪胶合黏结，互恋难分，故有"痰热互恋""痰火互结"之说。且痰随火而升降，火引痰而横行。鉴于此，治疗因热（火）致痰时，必须先清热降火，以断生痰之因。而在清热降火时，必须注重化痰、涤痰，有形痰浊得以涤除，火热之邪无物可恋，则易清易息。

3. 寒凝痰滞

寒为阴邪，寒邪袭肺或寒邪直中肠胃，或素体阳虚，寒邪内生，均可困阳气，使湿凝水，变生痰饮。因寒主凝滞，性收引，故因寒邪所生之痰，大多停聚、凝滞于某一局部，表现为局部疼痛、冷厥不仁等。

4. 痰久必瘀

痰为阴质之邪，易渗润于脉中而随血运行，其胶黏之性决定了它极晚沉积，附着于血管壁上，从而阻塞脉道，障碍血行，形成瘀血。也就是说，痰邪停滞日久，必致瘀血，而瘀血一旦形成，反过来又可影响水液代谢，使水湿停聚，变生痰饮，或加重痰饮。鉴于此，临床上对于痰邪停蓄日久的病证，要注重化瘀；对于瘀血严重的病证，亦要兼而化痰。

5. 风鼓痰涌

在热性病的发病过程中，热势亢盛，往往引动肝风，出现四肢抽搐、目睛上吊、角弓反张等动风之症。同时，由于高热，炼津为痰，痰热互结，蒙蔽心窍，亦可兼见神志昏迷或昏糊，或胡言乱语，或舌强言謇等热扰心包、痰蒙神明的病证。在脑中风的发病过程中，亦表现为风痰相兼，且风愈亢，而痰愈深、愈盛。以上病理现象，临床上称为"风鼓痰涌"。

（七）中医治痰饮的总则

中医治疗痰饮，当以化湿为原则。因痰饮总属阳虚阴盛、本虚标实之证，故健脾、温肾为其正治，发汗、利水、攻逐属治标的权宜之法。待水饮渐去，仍当温补脾肾，扶正固本，以杜水饮生成之源。勿忘治痰先理气，气行痰自移；治痰必活血，血散痰自消。其次注意痰火、瘀虚，均属于病理产物。

西医论痰诊病

（一）痰的概念及产生

痰液是肺泡气管、支气管和肺泡分泌物的混合物。显然，西医学所论之痰，属于狭义之痰。

痰液的产生，借助于支气管黏膜纤毛上皮细胞的纤毛运动、支气管肌肉的收缩及咳嗽的冲动，将呼吸道内的分泌物排向口腔而实现的。正常支气管黏膜的杯状细胞和黏液腺分泌少量黏液，使支气管保持湿润，当咽喉、气管、支气管或肺因微生物、化学物质、物理作用、过敏因素等而发生炎症时，黏膜充血、水肿，黏液分泌增多，毛细血管壁通透性增强，浆液渗出，渗出物（红细胞、白细胞、游走细胞、纤维蛋白等）与黏液等混合而成痰。

在肺淤血或肺水肿时，肺毛细血管有大量浆液漏出，也可引起咳嗽与咳痰。

（二）西医辨有形之痰识病

1. 辨痰量多少

正常人很少有痰。痰量异常增多，可见于下列疾病：支气管扩张；肺脓肿；支气管炎合并肺感染；肺结核空洞；脓胸或膈下脓肿破入支气管时；支气管胸膜瘘。

2. 辨痰的颜色

正常人或呼吸道黏膜有卡他性炎症时，痰液呈无色或灰白色黏液样。在病理情况下，痰色常有如下改变：

（1）黄色

此为脓性痰，表示呼吸系统有脓性感染。

（2）绿色

此见于肺部绿脓杆菌感染，也可见于干酪性肺炎和慢性支气管炎。

（3）红色或棕红色

表示痰内有血液或血红蛋白，可见于肺癌、肺结核、支气管炎。急性肺水肿的患者，其痰常呈粉红色泡沫状。

（4）铁锈色

此是大叶性肺炎的特征，也可见于肺梗死等情况。

（5）棕褐色

此见于阿米巴肺脓肿，多由阿米巴脓肿漫延而来。

（6）烂桃样

这种痰是由肺坏死组织分解所形成，见于肺吸虫病。痰的显微镜检查可发现该虫卵。

3. 辨痰的气味

正常人的痰液无特殊臭味。若痰味咸，色黑，呈块状，多提示呼吸道某局部有慢性炎症；痰量多，味腥而臭，常见于肺脓肿；痰呈绿色而臭，提示有厌氧菌混合感染；若痰液恶臭，色红，多是肺癌晚期。

4. 辨痰的性状

（1）黏液性痰

质黏稠，无色透明或稍白，多见于支气管炎、大叶性肺炎的初期和支气管哮喘等。

（2）浆液性痰

稀薄而有泡沫，是肺淤血时毛细血管的液体渗入肺泡所致。

（3）脓性痰或黏液脓性痰

痰呈黄色或褐色，大量黏液脓性痰有分层现象，即上层为泡沫，泡沫下为脓性成分，中层为混悬黏液，下层为坏死组织，称为"分层痰"。多见于支气管扩张或肺脓肿。

（4）混合性痰

指上述两种或三种痰的混合，可有浆液黏液性、浆液黏液脓性、黏液脓性等。

（三）免疫与痰浊的关系

李以义认为，免疫和痰密切相关。其一，在人体免疫活性细胞及其活动过程中，任何一个环节的故障，都可从免疫细胞的结构、机能、相互关系的协调，以及杀灭靶细胞等具体活动中形成痰浊，进一步引发其他相关性疾病。故必须在免疫系统的生理活动中，看到痰浊形成的因素，从而协调发挥其正常的机能活动，防止酿成痰浊的条件形成。其二，在人体非特异性免疫和特异性免疫应答活动异常中可能形成痰浊。前者，最典型的表现是在细胞吞噬方面；后者，在特异性细胞免疫中，免疫复合物因其大小、性质、浓度的改变，或因机体的清除功能不佳，沉着于某些器官组织，引起新的病变，如肾小球肾炎、类风湿关节炎、红斑狼疮等。

（四）细胞与痰浊的关系

个人认为，细胞任何结构和功能发生异常，其本身就会形成痰浊。任何生命活动中，不正常生化反应的代谢产物合成的物质都可能与中医的痰浊有关。细胞表面的结构和功能，几乎在所有的细胞中起着非常重要的作用。在一定程度上可以说，细胞表面的各种受体、酶的活性及通透性正常与否，是区别该细胞是生理性还是病理性，甚至是完全变成痰浊的重要标志。细胞表面结构，特别是质膜，在痰浊形成中起主要作用。质膜的主要功能，主要体现在物质运输、代谢调控、细胞识别及细胞膜受体方面。此外，细胞的自然衰老，也可使细胞功能减退，逐步形成痰浊。总之，痰作为一种病理产物，又可视为一种致病因素，可无孔不入地渗透到机体的各个脏腑、经络。细胞是构成机体的基本单位，它既与外界保持协调一致的联系，又在内部"自成一统"，以其独特的结构、形态机能等来完成生命所必需的物质代谢、发育、繁殖分裂、运动、联络、遗传和进化等基本生命活动。这些生命活动都是有规律的，任何内外因素的影响违背了这个规律，都可能在细胞内的生命活动中形成"痰浊"。

（五）血液流变学异常与痰浊的关系

临床治疗发现，血液在流动过程中，其特性的不稳定及成分的变化，影响其速度、流向、方式、程度和性质的改变，可能与"津液不循常道便成痰浊有关"。血小板的聚集性、黏附性和释放功能呈病理性改变时，就必然影响血液的正常流态；红细胞压积过高，聚集性增强，变形能力低下，造成血黏度增加，使血液运行失常。由于血黏度增加，微循环亦发生障碍，甚至出现微血栓，这是痰浊在血液流变中形成的结果。另外，当代的医疗实践，使许多医家注意到痰浊与脂代谢异常的关系。实际上，无论是高脂血症中的哪一型，一则直接增加血浆黏度，使脂质沉积于血管壁上而生成痰浊；二则可直接作用于血管中的轴流成分，导致微小血栓的形成，而致痰瘀互结。

（六）微量元素与痰浊的关系

临床实践证明，微量元素不足和过多，均容易使机体产生痰浊。因为许多微量元素是酶的激活剂或直接参与其代谢，这些元素的不足，常常促使酶的活性下降、功能失常及一些载体的功能障碍，而致阴阳平衡失调。阳虚则气血运行无力，阴虚则煎熬津液，而致津液失去常道成痰。如与缺碘有关的地方性甲状腺肿、缺铁性贫血，以及被认为与钡过多有关的大骨节病等，都属此类。总之，必需微量元素的缺乏或过多，有害微量元素的不断积累，都与痰浊的发生有关。

（七）淀粉样蛋白与痰浊的关系

吴昌国指出，淀粉样蛋白的来源是降解后的免疫球蛋白，当这种代谢产物在组织中沉着时，病理上会出现一些嗜红性的玻璃样无定性的细胞外物质，称为淀粉样变性。从其形成原因、存在状态和临床表现看，淀粉样变颇似中医的"痰"或"痰湿"证。淀粉样变性，既可原发，也可继发于许多疾病的病理过程。原发性多见于中年或中年以上的病人，它是随着年龄的老化而代谢产物堆积的结果，从这一意义上说，是继发于衰老。继发者，多见于慢性感染、慢性溃疡性病变、慢性骨髓炎、慢性脓肿、慢性肾盂肾炎等，在长期而连续的慢性抗原刺激下，机体细胞免疫低下而出现体液免疫亢进。过多的免疫球蛋白的产生，必然导致多量的免疫球蛋白的代谢产物，这是形成淀粉样蛋白的物质来源。淀粉样蛋白在细胞外组织间隙中，多见于心肌、舌、胃肠和小血管壁的中层。此物质一旦形成，即脱离生命状态而成为"异物"，干扰正常的细胞功能，阻滞细胞间的信息传导。这和中医所说的"痰阻经络之中，妨碍气血运行"的理论不谋而合。淀粉样变性存在于心肌、胃肠道和舌等组织时，可见心律不齐、传导阻滞、充血性心力衰竭、呼吸不良、巨舌症等，临床常表现出"脾气虚"的症状。一些慢性脓疡、慢性炎症，常常以"温阳化痰"法（诸如阳和汤等）取效，即为明证。

（八）异常糖类、 糖复合物与痰浊的关系

有些学者认为，中医所谓之痰，即是较稠浊黏腻乃至胶凝的、多余地产生、累赘地存在的有害物质。其本质主要有五部分：①异常的糖类物质（包括异常的单糖及其衍生物、寡糖、多糖）和糖复合物。②过多异常沉积的脂蛋白等脂类物质。③结核病之干酪样变物质，可能部分亦属脂蛋白类。④一些异常增殖的细胞、组织。⑤其他。这几个部分中，当以异常的糖类和糖复合物为首要。在不少疾病过程中产生和起作用的痰，不同程度地亦为异性蛋白，如慢性支气管炎症、甲状腺功能亢进、动脉粥样硬化、卵巢囊肿及其他各种囊肿、某些肿瘤（特别是黏液瘤）、黏液性水肿、带下症、肾小球肾炎、系膜增生性肾炎等。另外，推测癫痫，特别是神经分裂症（如吐或泻下之痰浊、顽痰）等病，似乎是因异常糖复合物产生后，直接或间接地影响了大脑的代谢及功能。

邹世洁在脾虚证本质研究的基础上，提出关于"脾虚-痰湿-黏液"关系的假说，认为吸收、消化、生殖道的黏液腺（包括混合液）、黏液细胞黏液分泌功能的异常，是脾虚有形痰湿证的病理实质之一。黏液分泌功能的异常，导致黏液功能（如保护黏膜）的异常，成为脾气虚证的重要发生机理。上述关系的假说，从黏液的物理特性看，符合湿为阴邪，其性重浊、黏滞的性质。黏液的主要成分是糖蛋白，有黏液细胞型、细胞外衣型、细胞外间质型三种类型。不同类型的黏液分布有一定的规律，而其病理性改变不仅导致其作用异常，更反映了其相关组织器官的病理

改变及其他指标（如酶、血型物质）的变化。这一假说可概括机体不同部位病变的共同病理变化符合这些病变的脾气虚异病同证的诊断。

（九）脂代谢与痰浊的关系

高脂血症可视为痰证，而血浆脂质即是"微观之痰"。高脂血症主要是血浆中胆固醇和甘油三酯等含量增高，这些物质的来源主要是动物油脂和卵黄。多进荤食、卵黄之类是造成此症的重要原因之一。而中医学认为，过食肥甘厚味易生痰浊。此外，随着年龄的增高，血浆胆固醇及甘油三酯也将增高，而中医学则认为年老气衰，气血津液运行迟缓，津液凝聚为痰，亦即"痰之化无不在脾，而痰之本无不在肾"（《景岳全书》）。高脂血症早期可无症状，有些只表现为形体肥胖，但实际上已发生内在病变，如血黏度增大，血行迟缓，动脉壁因脂质沉着而变性，到后期影响心、脑，出现一系列病变。

综上所述，痰浊的本质，总体说来是指那些在人体生理过程或病理变化过程中，应当排出体外而未排出，从而在体内堆积起来的代谢产物或病理产物，以及虽属正常范畴但过量蓄积的物质。痰属有形的客观存在，但之所以有"有形之痰"与"无形之痰"的说法，主要是基于感官认知能力的限制。但在目前的条件下，探讨并揭示某些"微观之痰"的本质，并不是不可能的。

典型病例

古医籍曰："顽痰怪症皆由痰作祟。"又曰："见痰不治痰必治痰根源。"这两句古训明确告诉后代医家在临床治疗时，遇到难治的病与稀奇古怪的毛病，都要考虑其背后有着高深莫测的病因与病机。如三高症（高血压、高血脂、高血糖）、肿瘤、心脑血管疾病、精神病、癫狂、痫证、抑郁症、类风湿、痛风等怪象体征，用常规治疗无效时，一定要考虑它们的病因与病理产物，多因"痰饮""瘀血"或虚火、实火等所致。如能找到疾病的根源，治疗时就得心应手了。

下面介绍几则典型病例，侧重辨证，包括痰、火、气、瘀等方面。

【病例一： 痰气结胸， 蒙蔽清窍】

1976 年 9 月 10 日遇到一个病人，范某，女，38 岁。发病以来一直昏迷，已经 8 天了，到医院检查找不到病因，医生无法用药，只是打点滴（输营养药）。病人面色潮红，牙关紧闭，脉象洪兼滑疾。我点一下她的合谷穴，她有反应。我心中就明白了，属于"痰气交阻，痰迷心窍"的病证。我点了她的膻中穴、气海穴、中脘穴、神阙穴、关元穴，推动任脉气血的运行。我让其家人把她扶坐起来，右手点天突穴，左手在她背部点大杼穴，"啪啪啪"用力点几下，瞬间她咔的一声吐出一大口黏痰。紧接着我又用右手在她背上重拍几掌，她又吐了好几口脓痰，之后便苏醒了。我给她喝了几口白开水，她可以讲话了。我又给她点按内关穴，调节一下心率，然后又给她喝半碗糖水。20 分钟后，我问她饿不饿，她说很想吃东西。我告诉她的家人，做饭别放肉食，从现在开始，一天内都吃素食，不吃麻辣凉的东西。我给她开了处方，用二陈汤加减，7 剂。7 天后换方，加味逍遥散化裁，病愈。

【病例二： 痰阻心络】

陈某，男，46 岁。每天夜间 23 点（子时）心悸难受，心电图、超声波血液流变图都正常。我诊为"痰阻心络"，予生脉散合涤痰汤，7 剂。服 3 剂后即好转，坚持服用 4 剂而愈。

【病例三： 痰火扰心】

1978 年 10 月 11 日遇到一个病人，李某，男，67 岁。两个月前感冒发烧，住院治疗半个月，高热已退。但现在心烦意乱，一到晚上不睡觉。10 天前，夜里出去乱走，拿棍子乱打，打打树，打打墙，还打东西。后来找医生开了安眠药，吃后就不能走了，也不跑了，就是不睡觉，躺在床上骂人，大喊大叫。我给老人诊脉，此属感冒后期郁热未退，肺胃余热，导致脾失运化，生痰饮而致"痰火扰心"。我给他开方，以清热化痰、芳香开窍、安神为治疗大法。服药两剂可安稳睡觉，随后变方三剂，即愈。

其实，这种老人的痰火扰心证与小儿夜啼是一个道理，治疗方法亦同。

【病例四： 癫痫并发肺性脑病】

李某，男，12 岁。1983 年 4 月 5 日来诊。患者原有癫痫，近几天发作比较多，昨晚发作到现在还没醒来。诊脉后感到孩子危险，神志不清，抽搐，口流痰涎，二便失禁，舌苔黄腻，脉弦滑数，此为肺性脑病。我告诉患者家属，这里条件简陋，赶快送去大医院治疗，但患者家属坚持让我治疗。我先给患者肌肉注射 1 号与 2 号牛黄醒脑针注射液，随后进行中西医结合治疗。

西医治疗：以消炎、抗病毒药物等支持治疗与对症治疗。

中医治疗：以涤痰息风、清肝泻火、肃肺化痰、开窍定痫为法。予以定痫丸、龙胆泻肝汤合涤痰汤，加减变通后实施并用。配合服用安宫牛黄丸，每天 1 粒。

三天后，患者清醒过来，出院后开方善后调理，以定痫丸合涤痰汤加减，小剂量巩固三个月而愈。

【病例五： 瘿瘤之气郁痰阻】

周某，男，45 岁，1999 年 3 月来诊。颈前正中两侧有肿物，大小约 3cm×3cm，质软，不痛，颈部自觉发胀，时常胸闷，善太息，有时胸胁窜痛，时常情绪波动，舌苔白，脉弦滑有力。

辨证：瘿瘤之气郁痰阻。治法：理气解郁，化痰消瘿。木香、陈皮疏肝理气；昆布、海带、海藻、海螺蛸、海蛤壳可化痰软坚，消瘿散结；香附、郁金理气解郁止痛；射干、木蝴蝶、牛蒡子、桔梗利咽消肿。配合练习有氧功法，15 天后瘿瘤消了一大半。中药方更换变通后，鼓励其继续练习有氧功法，以善后调理。

【病例六： 乳腺癌之痰饮气血互结】

杜某的妈妈，67 岁，2006 年 8 月 3 日来诊。乳腺癌转移到肝脏，患者家属让我别告诉她是癌症，说是"乳腺长疮，开刀排脓就好了"。患者家属主要是想通过这次诊病，让患者心灵放松一下。

我给她诊脉、望舌后，又看看乳房，的确有一个 5cm 大小的硬块。我告诉患者："根据你的脉象，你以前性格太直，年轻时急性格，经常生气，中年后有慢性咽炎，还经常胸闷、烦躁、易怒。你的乳腺肿块也有好几年了，开始很小，有时有点痛，慢慢长大了，现在更大了。"老太太激动地说："你看得太对了，说得也太对了！"

我给患者点穴，调理宗气，疏通经络气血。我笑着对她说："我这次调理，主要是把气滞除掉了，里边这一小部分是血瘀，主要是气滞夹痰所致，等你手术后我还会继续给你调理的，放心吧！老太太，以后你会长寿的！"我给她写了治疗方案，中医治疗以疏肝理气、清热化痰、活血解毒为大法，配合练习有氧功法。从此，杜某的妈妈又回到健康快乐长寿的大道上了。

【病例七： 痰蒙心窍】

武某，3 岁，1993 年 2 月 18 日来诊。孩子一哭脸色发红，有点青紫，哭一会儿就哭不出声了，脸色发紫，口唇都是青的，也没有力气吃奶。医院诊断为先天性心脏病，手术费用太高，家属放弃治疗。只要一感冒发烧，三天五天也治不好，只有住院，一住就是二十多天，一年要住三五次。孩子的妈妈说："这孩子就是好的时候，咽喉里也有痰。"我诊察了孩子的指纹、面色、舌色，然后用听诊器听了心音与呼吸音。我给他开药：①西药，以抗病毒、抗感染、提高免疫功能为原则；②中药，以清心开窍、健脾补肾、肃肺化痰为主，配以食疗方——川贝母蒸梨，可以润肺化痰。15 天后复诊，孩子的病好多了。又开药方，以原方加减后，又加中成药牛黄清心丸与羚羊角粉，服用 15 天。

后来孩子也吃胖了，气色基本正常。我告诉患儿家属："药量减半，再服 10 天就可以停药了。以后每到换季，不管有无感冒，一定要找我看看。换季时吃 10 天中药，坚持一年。如果感冒了要立即来找我开药。"孩子三岁那年，感冒两次，不过按常规治疗，几天就好了；三岁半时，

第十八章 疗痼疾必慎守大法

459

孩子彻底好了，也吃胖了，身体属于正常发育；四岁到六岁时，每年春节都来给我拜年，没有异样。

中医学认为，此属先天不足、后天感染的风火相扇、痰气交阻的"痰蒙心窍"证。治疗时应当中西医结合，西医是对症治疗，中医是二补二泻法的平衡。二补是补脾肾，二泻是清心肃肺，因为五脏藏精气而不泄，它们在生理功能上互相支持，达到阴阳平衡。

善后调理："扶正气，抗病邪"，"正气存内，邪不可干"。

【病例八： 痰气结胸】

许某，男，20岁，2010年1月8日来诊。患者小时候体质不太好，时常感冒，十多岁时有时盗汗，经常早上起床后易咯黏痰，类似咽炎症状。一年前胸部有时闷痛，医院检查诊为结核性胸膜炎，西医予以对症治疗。4个月前突然胸痛难忍，喘气难受，胸片提示胸膜积水与气胸，需要立即手术。手术后还是疼痛，三个月内做了两次手术。手术后胸腔插的管子取不掉，天天排血水。

患者身材瘦长、鸡胸，实属结核体质。诊脉后望舌，又看了患者的各项检查单与胸片，重点还是痰气结胸，气血水互结。我告诉患者："这个病治好是有希望的，不过要做到五点。第一，不能熬夜。第二，远离电源。第三，不宜吃肉食，以素食为主。第四，注意保暖和休息。第五，好好练习有氧功法，按时服中药。"

治以开胸利气、理气化痰、健脾补肾、清肺解毒。一个月后，病情好转，胸腔插管已干净，已没有血水向外排出。取出插管两个月后，患者的身体康复了。诊后又给他开了一个月的中药，以调气和血、解毒化痰为主。一百天后病愈，寄来了感谢信。

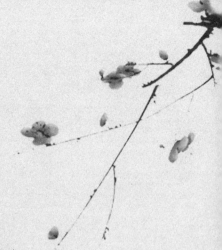

后记

感恩祖师赐教

祖师传授我岐黄文化及多部古医籍名著，丰富了我的医学知识和文化，开发了我的智能，特别是带领并教导我练习道医内丹功夫，打造正气，铸造精神，练就超凡的领悟力与想象力。

神农带领我尝百草，辨认中药的四气、五味、升、降、浮、沉，以及有毒、无毒之配伍应用。

李时珍为我讲解山野百草的效用，让我学会辨别中草药的真伪，教我炮制方法，将中药的微量元素进行分类，教会我利用冷药治怪病，研究怪药治绝症的药方。

扁鹊送我诊病仪器，教我洞察内脏的技巧，让我能够诊病重在精准，弥补现代医学诊病的不足之处。

华佗传授我特色治病的艺术，以同病异治、异病同治及同气相求为大法。

孙思邈送我中医药秘方及验方，价值千金。

诊病有纲领。临床实践发现，凡是无名之病、罕见病、奇难怪病，症状只是标，所有先兆症状都有很深的病因病源。这使我揭秘并掌握未病先兆、未病先防、既病防变、既变防逆的技能。

爱因斯坦把我引到粒子（分子、微子、中微子）的门口，让我明白了发病原因是无形干扰源，还教我辨认多种病毒的成分。

五教同光，易、医、道同春。儒释道送我东方三气，以清气、正气、和气为原则，治疗精神病以文调为大法，平衡阴阳为上策，治疗肉体恶病要武打。战恶病先斗心魔。上帝说，要感谢敌人，要爱护仇人，要拥抱对手。这让我开悟了治癌症的窍门：把癌细胞化敌为友。这种方法是利用毒花、毒草，以毒攻毒，还要加上和谐、和合等方法，并以此为原则。

笑佛赠我逍遥游翅膀，让我自由自在，开心快乐，因为微笑是免费的补药。

玉帝难得糊涂，忘了我是凡夫，热情陪我参观北斗空间站，让我看到神奇的银河系星际文明，看到太阳系星际有定律地运转。

我从事易、医、道工作50余年，忆初心，始于兴趣，走向专业，从技术到艺术，从研究到创新成果。我衷心感谢恩师们培育我，让我有精灵般的大脑，超凡的智慧，可以看到大宇宙与人体宇宙的每一个角落，明白大自然界六气与人体生命的密切关糸。

自从千禧年龙春开始，我用双脚丈量着人类生命流淌的长河，栖息着人体真气的龙火在延烧。我正在指点弟子们攀登智慧天堂的台阶。我相信，未来的世界属于我的弟子们。我们的宏愿是造福于民，造福宇宙！

杨峰

2016 年 12 月 3 日午时

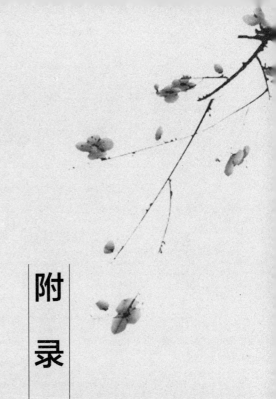

附 录

附录1 中医特色诊断与治疗

——杨氏堂后继有人

杨氏堂第十代传人杨士东已经成长起来。杨士东，男，35岁，执业医师，中西医全科医生，自幼与祖父杨月琴生活在一起，祖父是安徽省主任中医师，祖父对他以传统家教培养，同时辅导他通读经典，熟背中药、方歌等经典诗赋。

杨士东青年时期就读于安徽中医学院，毕业后在利辛县第二人民医院中西医内科工作，两年后其父杨峰把他调到杨氏堂阜阳市惠泉医院，言传身教，精心培养，把祖传方与自己创新的技术传授于他，指导其以中医、西医、有氧功法相结合，运用于临床实践。近八年来，杨士东在祖父与父亲的指导下，治疗了几千例疑难病与顽固性疾病，受到病人的尊重，收到感谢信30多封，锦旗与赠匾20多面。病人的敬意，是他坚守在医疗岗位上努力拼搏的动力。

下面是杨士东医生以"继承不泥古，创新不离宗"为原则，结合八年的临床工作经验总结出来的杨氏堂诊治疾病的特色。

（一）杨氏堂诊治疾病的五个特色

1. 治未病——未病先知，有病早治

中医学认为，治未病是未病先防，既病防变，既变防逆，逆则亡也。

告诫病人不治已病治未病，不要临渴而掘井，斗而铸锥，不亦晚乎？

《黄帝内经》云："虚邪贼风，疾如风雨，善治者，治皮毛，其次治肌肉，其次治筋骨，其次治六腑，其次治五脏，治五脏者半生半死也。"说明病轻者易治，新病易治，旧病、重病难治。未病先防，有病早治，早恢复健康。

人体是一个有机的整体。人体好似一座房子，或像一台机器，又像一台计算机，人体内本来就有着严密的"收发器"与"报警器"。"收发器"，既收到好的信息也收到坏的信息。如果收到好信息，人自感高兴、喜悦，生活与工作都是积极向上的态度。如果经常收到不好的信息，心情会消极、低沉、沉迷或失望等，日久内环境系统紊乱，引发某脏器功能下降或失职。疾病未发生之前"报警器"频频发出信号，这个信号就称"病先兆"，即未病先知。然而，人体免疫系统有着强大的抗病能力，因此往往掩盖了疾病的潜在信号，就好像十字路口已经亮起了红灯，有人还是掉以轻心地往前走。因此，一旦发现疾病，已经步入晚期，以致失去最佳的治疗时机。例如：自汗多要补钾、补铬；头发稀疏发黄要补铁；走路膝盖无力要补钙；上臂皮肤起鸡皮疙瘩，提示缺乏脂肪酸；视物昏花，提示脑细胞缺氧；近视眼、斜视眼，提示视神经细胞缺氧……

癌症先兆：早上起床后，咽喉发干、发黏，第一口咯痰带血等，警惕鼻咽癌；原有乳腺肿瘤，突然皮肤改变，像橘子皮样，警惕乳腺癌；妇女白带异常，性交时有痛感，性交后阴道有血丝，警惕子宫颈癌；突然大便形体变化，大便色呈酱色，警惕直肠癌；有时呛咳、低热，胸背有时隐痛，警惕肺癌；厌食、乏力、腹胀、右胁肋常闷，警惕肝癌；食欲减退，上腹时常隐痛，不明原因腰背痛，警惕胰腺癌；咽干燥、胸前后时常隐痛，后发吞咽滞留感，警惕食道癌；面色萎黄，时有皮肤瘀点，半年后鼻出血，夜晚低热，下肢肌肉疼痛，警惕血癌……

大病与疑难病的先兆，一般可在病前 1~3 年出现不完全的信号。另外，同源器官、一源二歧或多歧的器官，病先兆症状（信号）基本相似，诊断时注意分辨。如神经系统与经络系统同源；汗腺、乳腺与甲状腺同源；肾上腺与性腺同源；肝、胆、胃同源。好似五脏与六腑一样，它们之间是一脏一腑的络属关系，如同一阴一阳、一表一里的关系。例如，肠癌发生前两年左右易感冒，时常打喷嚏，皮肤易过敏，一年后大便出现异常等，因为肺与大肠是阴阳表里关系。临床治疗肺病时，要注意清大肠，可提高疗效。

有关各系统疾病的先兆很多，还有全息先兆、梦先兆、气象先兆等。我们的宗旨是：盛世良方，预防为主。杨氏堂对养生保健很重视，著有《养生益寿》《传统养生的科学性》《人体生命奥秘》等书，让更多的人明白人与自然界的关系，未病先防，有病早治，可享天年而度百岁。

2. 中医特色诊断

中医特色诊断，主要是综合中医、西医的诊断方法，以及特殊的诊断方法或方式，弥补现代仪器诊断的不足（不能定性、定位、定名的一类病症）。古人云："无名的病难治，有名的疮难治。"所谓"无名的病"，指病人感觉有病，发作时非常难受，痛苦万分，可是到很多大医院检查却一切正常。通过望诊与脉诊相结合进行中医特色诊断，可以推测出无名之病。

望诊与脉诊主要是针对亚健康人群的症状，四诊合参，辨证论治。例如，分析抑郁症、顽固性失眠、眩晕等的病因和病机转变，对疾病进行辨证分型，明确诊断后再施药。望诊可根据神态与望舌，推测体质的阴阳属性，气血的偏盛偏衰状况。脉诊可测知心脏的盛衰，推测疾病的预后和转归。尤其是注意分辨真寒假热证与真热假寒证，以及格阳与格阴的诊断和定性。此外，对于罕见怪病的诊断，也有自己的特色。古人云："要知患者生死，须详脉之有灵。"

脉诊可测知人体生、长、壮、老、已的情况。生机脉象察四季：脉搏的脉律，春脉玄、夏脉洪、秋脉毛、冬脉石。败象脉，根据心脏的搏动力与动止，推测发生疾病的时间及因心跳停止而死亡的时间。"善诊者察色按脉，先别阴阳，谨察阴阳所在而调之，以平为期。"主要察脉律的动止："五十动不止身无病，数内有止皆可病，四十一止即三年，三十一

附

录

469

止二年应，二十一止即一年，数内有止看暴病。"

以上望诊与脉诊是古今传统医学独特的诊病方法。现代的中医学生，需有明师带教和多年临床的反复实践，方可知矣！

3. 中医特色治疗

中医特色治疗，以中医、西医、有氧功法相结合治疗疑难杂症，收到良好的疗效。特点是：运用西医对症治疗以治标，中医辨证治疗以治本，有氧功法调和正气，标本同治，同病异治。

（1）治疗肝病

治疗肝病，采用西医对症治疗及支持疗法，即抗毒消炎、保肝护肝等治疗；中医治疗以疏肝利胆、清热解毒、健脾扶正为大法，兼以清心补肾，以防变化，提高免疫功能，预防感染。标本同治，以有氧功法善后调理，推动三焦功能，增强气化功能，排出毒气，培补元气，防止复发。

（2）治疗肾病

治疗肾病，采用西医对症治疗，以及利水消炎、补充微量元素等支持疗法，肾病严重者则进行透析；中医治疗以整体观念、辨证论治为原则。

首先要明确五脏六腑的生理功能，"五脏藏精气而不泄，六腑传化物而不藏"，它们在生理功能上相互支持。所以，治疗肾病，首先要调和脏腑。通过辨证后，明确表、里、虚、实，在施方用药时，以主药治主症。其次，还要配以臣药与佐药，按五行辨证施治。例如：根据"肾属水，肺属金，心属火，脾属土，肝属木"，可以运用泻南补北法（清心补肾）、金水两调法（肃肺补肾）、抑水滋水法（养肝柔肝补肾）、先天不足以后天滋补法（健脾和胃通肠而补肾）。

如果脾、肾两脏虚弱，水肿未消，主要是脾、肺、肾三脏亏虚，属于肺虚则肺不化气而化水，脾虚则土不制水而反克，肾虚则水无所主而妄行。

在施方用药时，一定要侧重调补之脏，观察临床症状。腰以上肿，当宣肺发汗；腰以下肿，当温阳补肾利小便，升阳健脾乃愈。最终达到脏腑功能和谐，肾血流量增加，免疫功能上升，升清降浊，化湿排毒，扶正不留邪，邪去元气生的目的。

（3）治疗时因人而异

利用有氧功法与食疗方法，扶助正气，提高细胞灌氧量，延缓细胞衰老。由于体质不同、血型不同，治疗时要因人而异。比如：人体就像一台车，外观上看都是车，可是用的油不一样，有的车用燃气，有的车用汽油、柴油、煤油，还有的车用电池等。

人体有胖、瘦、高、矮之分，体质有特异、差异、变异等。血型就更不一样了，有 A 型血、B 型血、O 型血、AB 型血等。所以，用药要注意分类，吃东西要定食谱。

中医特色治疗，要注意整体观察。治疗前明确病因，掌握病机，把握疾病性质、深浅度。治疗时要分型、分化、分步、分层治疗。治虚不忘实，治实不忘虚（大实有羸状，至虚有盛候）。双管齐下，标本同治。特殊情况下，运用"同气相求"的方法，方可完美也！

4. 中药选材与炮制

当前，国家重视中医药的发展。可是，学习中医理论易，进入临床运用难。古语说："中药不明，医道不成。"这里有一首学习中草药的歌诀："诸药之性，各有奇功。温平寒热，补泻宣通。君臣佐使，运用于中。相反畏恶，立见吉凶。"歌诀明确指出中药的性味、功效、配伍、相反等，按此法学习，方便快捷。

关于中药的选材，一定要明白中药的产地，称道地药材。它们生长的地方、土质不一样，中药性味的质量不同，功效就更不一样了。例如，四川的黄连称川黄连，山西、甘肃的黄连称水黄连。两者看上去样子差不多，实际上所含的黄连素相差 5～10 倍。产于江南和产于江北的夏枯草，其含钾量差别很大。

再如，同样产地的当归，入药时选用的部位不同，效果也大不一样。当归性温，是补血药。当归头生血，用于心肌缺血；当归身养血，用于肝血不足；当归尾破血，用于瘀血肿瘤；全当归活血，用于活血化瘀、通便活络、抗风湿等。

另外，中药有多种炮制方法，也有不同的入药方法。例如，中药有生用、炒用、食用、入药浸泡、醋泡、酒泡等。又如，生姜与大葱都常用于食疗，作为中药，它们都属于辛温解表的药物。俗话说："常吃萝卜姜，不要医生开药方。"实际上要注意，阴虚燥热体质者不可吃生姜。"生姜性温，通畅神明，痰嗽呕吐，开胃极灵"，生姜是呕家圣药，但必须运用于风寒束肺的咳嗽。如果是肺炎咳嗽、胃炎、胆囊炎、脑炎等热性病引发的呕吐，万万不可用之，因为其性温味辛，助火上火也。此外，干姜入附子回阳汤，姜皮入五皮饮治水肿，对风水、皮水、生理性水肿等有效；姜汁入半夏汤可化痰饮；大青龙汤与小青龙汤都离不开姜。姜炭又称炮姜，可入生化汤，是产后第一方；入少腹逐瘀汤与血府逐瘀汤，可温经活血、化瘀消肿等。

中药的制法繁多，有水制、水火同制、酒制、醋制、土制等。特别是有毒类中药，如植物类、动物类、矿石类等，炮制可把小毒升为大毒，也可把剧毒减为大毒，把大毒改为微毒。入药时没有达到中毒量却能达到治病的目的。

总之，合格的中医师不仅要深研中药炮制和入药的方法，还要掌握不常用的冷药、怪药的性味及所含的微量元素，总结经验，知故而更新，才能迎接新的挑战，治疗疑难杂症甚至癌症。

5. 祖传方的升华

古人云："经方治病，效如桴鼓。"对于顽固性头痛、失眠、抑郁症、妇科病、儿童怪病等疑难杂症，运用经方治疗，收到了良好的疗效。杨氏堂申报国家知识产权局中药发明专利，目前已经成功五个。其中包括治疗艾滋病的发明专利，此方化裁（变通）也可用于癌症的治疗。

古人云："老方子不治少病。"老方法真的不治新病吗？这句话只说对了一半。对的是：老方子是基础，是平台，如果没有基础与平台，发展是很困难的。不对的是：现代人生活水平提高了，工作压力大了，同时人体一代一个演变，是一个演化过程，基因在演变，体质在变异，大自然界也在变异。由于空气、水源的污染，化学剂与激素类的催化，人的体质在下降，发病率增高，治愈率降低。由于化学药品的残留、毒素的伤害，慢性病的发病率逐渐上升。所以施方用药时，要根据人的体重、体质、性别、年龄、血型来配方，不能用原方、老方、固定方来治病。正如量体裁衣，才是明医治病的真谛。

近年来，我治疗妇科杂病颇有心得，主要是做好了对症用药。妇科杂病分为经、带、胎、产四大类。产前病（孕妇病症）治疗起来较为复杂。治疗孕妇病症勿忘保胎，养胎勿忘治病，必须双管齐下，可化裁为多个方法。

孕妇感冒的治疗是一个大难题。孕妇感冒了不敢吃药，实在严重得受不了时，才能吃药、打针。病愈了，又特别担心西药的副作用会影响胎儿，怕胎儿畸形或智力低下，最后只好忍痛堕胎。所以，我们下决心解决这一难题，把祖传方组合、升华，命名为"孕妇感冒冲剂"，已上报国家知识产权局，专利号：200710089970.3。

孕妇感冒属于中医"妊娠病"中的"子嗽""伤寒"等范畴。妊娠病不但影响孕妇健全，还妨碍胎儿的发育，甚至导致流产，故必须注意平时的预防和发病后的调理。妊娠病多因阴血不足，脏腑气血偏盛，孕后复感外邪，伤及脏腑、气血，导致阴阳不足，冲任失调，胎儿失养。

治疗原则："安胎"与"治病"并举。安胎要以补肾培脾为主。补肾为固胎之本，培脾乃益血之源，本固血充则胎可安稳。若母体有病，则当先祛病或适当辅以补肾培脾，病去则胎安。若胎气不正，胎堕难留或胎死腹中者，则安之无益，宜从速下胎，以保母体健康。

用药禁忌：凡峻下、滑利祛痰、破血、耗气、散气，以及一切有毒药品，都应慎用、禁用。但在病情需要的情况下，可适当选用。所谓"无故无殒亦无殒"，唯须严格掌握剂量，"变其大半而止"，以免伤胎，损其体质。

孕妇感冒冲剂的研究是以妊娠病的理论为指导，通过临床症状的治疗、实践经验而发明的。此方以养血、清热生津、解毒散风为主，从上百种中药中精选出十二味中药，分两组，以君、臣、佐、使的原则配伍精研而成。

防治孕妇感冒，还要学会区分"伤风"与"伤寒"。"伤风有汗寒无汗"，"伤风恶风，伤寒恶寒"，即明确是表虚证还是表实证。此外，还要参考伤寒六经病证，重视三阴证的变化规律及症状的区分。勿忘"治风先治血，血行风自灭"，"无痰不咳嗽"，"见痰不治痰，必治痰根源"。以"治痰先理气，气行痰自无"为大法，达到补肾、健脾、清肺、护肝、安胎之目的。

我的医德和医术除得益于国家的培养外，还得益于祖父辈的言传身教。祖父杨月琴今年已九十高龄，仍每天坚持看书学习，练习有氧功法，每周还要两次到我科室坐诊，看几个病号，老人家面带微笑，热情、诚心地为患者服务。更重要的是：老人家观察我坐诊的形象、医德医风，要求我按照孙思邈《大医精诚》的精神，处方用药要准确，指导我经方的使用，注意配伍的规范性。他常说的话是："积德无人见，存心有天知。"老人家用心良苦，鼓励我努力学习，更好地为患者服务。

"苍龙日暮还行雨，老树春深更着花。"最后，我以一句顺口溜，赠予热爱中医的同仁们："中医古老又新颖，精选升华繁课程；诚拜明师抓纲领，临床治病有秘宗；天人合一知识广，阴阳五行哲理通；明师丹道开仙掌，信息诊断遥视功；仙术神奇六根通，一目了然诊病明；破译人体大奥秘，宇宙密码掌握中；以法统方方守法，理法方药如用兵；古方冷药治怪病，弘扬国粹度众生。"

（二）一位乙肝患者写给杨士东医生的感谢信

以下是一位乙肝患者写给杨士东医生的感谢信：

我叫邢永燕，女，现年 26 岁，家住阜阳市西关大街 14 号。在此我对您的妙手回春的医术深表感谢。您的德艺双馨的医术让我获得第二次生命。

在我 19 岁那年，我怀揣着大学录取通知书准备奔赴知识的殿堂。可就在入学前的体检中，我发现自己身患乙肝且是"大三阳"，这种病有高度的传染性，严重的后果就是肝癌，我被这一结果打入深渊。我的家人为我四处求医，包括省市大医院的专家均表示乙型肝炎只能控制病情，减轻症状，不可能彻底治愈。多家专家的诊治结果让我万念俱灰，但我也心存侥幸，茫茫大千世界，中华五千年的文化积淀，难道连乙肝病也不能治疗吗？就在我绝望之际，妈妈从一位名叫张丽的朋友口中得知，阜阳市惠泉社区服务站（杨氏堂）的杨士东医生，医术高超，又是祖传名医的后人，曾采用中西医结合的方法治愈一大批疑难病患者。我和妈妈抱着试试看的心态到杨医生那里就诊。我一进入惠泉社会服务站，便被站内古朴的装修吸引，看到温和慈祥的杨医生，便让人心定气爽、倍受鼓舞。杨医生您亲自为我望闻问切，四诊合参，果然不同凡响，您对我的病因、症状及疾病的转归做了深刻的阐述，并为我制订了周密的治疗方案。苍天不负有心人，在坚持服用了三个月的中药后，我又到阜阳市人民医院检查，检验的结果让我大喜过望，我的肝功能不仅正常了，"大三阳"也已全部转阴。

现在我已结婚，并怀上了心爱的宝宝。在此，我再次感谢杨士东医生，是您让我拥有了健康的身体，是您让我有了幸福美满的婚姻，是您让我享受了天伦之乐！特写此信致杨医生，以深表我对您衷心的谢意。

感谢人：邢永燕

2010 年 7 月 25 日

附录 2　一代名医济苍生

——访安徽省阜阳市杨峰医师

朴实而不落俗，技高而不矜持，重医德从点滴做起，对患者不辞辛苦，这是杨峰医师给人的第一印象。

出身于杏林世家的他今年 53 岁，现任安徽省阜阳市自然医学研究会会长和阜阳市杨氏扶元堂医院院长。他从事医务工作 35 年来，牢牢树立"济世为怀，心系百姓"这一神圣信念和追求，用一片赤诚之心倾情为广大患者服务，用自己的辛勤付出换来了成千上万患者的健康和生命，赢得了"好医生""名医师"的称谓和赞誉。他怀抱着为振兴祖国的医疗事业奉献青春的远大理想，拼搏攻关，开拓奋进，在行医的征途中获取非凡业绩，闯出一片新天地。现今的他，系中国中医药学学会会员，受聘为国际传统医学研究会理事会员，成为全球执照中医师联合会会员，入录在世界名中医之册。他撰写的学术论文在国际学术会议上交流并获奖，他精湛的医术和高尚的医德为患者广为传颂，他敢为人先勇破禁区的精神和做法，以及他求奋进创辉煌的感人事迹在社会上广受推崇、广为传扬。

（一）立志从医苦攻关

杨峰医师 13 岁开始学医。他立志从医，其决心和志向是在逆境中确立的。他学医行医期间，正值"文革"时期。在那个紧抓阶级斗争讲阶级成分的年代，当时在老家利辛县胡集公社卫生院当医生的祖父和父亲，就想让他继承祖业也学中医，干医生这一行。自幼受祖父和父辈的熏陶，耳濡目染，使他从心眼里喜爱医生这个行业。当祖父和父亲把这一决定告诉他时，他欣喜万分，一蹦三跳。为了表明志向和信心，他把宋代文学家、医生范仲淹所说的"不为良相，愿为良医"这句名言作为座右铭，激励自己好好从事治病救人这一崇高的职业。

多年来，他在祖父和父亲的殷切教诲和面传指导下，坚持边学习边工作边实践，先后精读了《黄帝内经》《伤寒论》《金匮要略》《温病条辨》《本草纲目》《医林改错》《医宗金鉴》等一大批中医经典书籍，并结合自己的临床实践，写下了大量的病案记录和读书笔记。杨峰的祖父杨敬典，是享誉安徽省的现代著名老中医之一，父亲杨月琴在安徽省皖北的阜阳市和亳州市一带也是一位享有崇高声誉和威望的高级中医师。他们对杨峰学医真传实教，严格要求。比如，头天晚上讲的中医基础理论，教的《汤头歌诀》及《王叔和脉学》，第二天早上就让杨峰背诵给他们听，或叙述出相关内容。杨峰丝毫不敢懈怠偷懒，学习攻关竟达到了如痴如醉、废寝忘食的境界。家中没有暖瓶，背医学书籍背渴了，他就去喝凉水。有时上厕所，他也带着火柴和煤油灯，到了厕所里擦着火柴点亮煤油灯抽空继续背中医学和中医药书籍。早上一早就到野外背，白天参加生产队里的集体生产劳动，休息时就跑到一边背。在挖河工地上，爬坡时使劲拉车，返回时有歇息的时间就小声背。他还把中医药、中医学歌诀记在墙上，趁在打席编筐时的空隙时间抓紧背。只要时间和条件允许，他走着坐着都背。他还悄悄地用当时流行传唱的《东方红》和《大海航行靠舵手》等歌曲的曲谱，将中医学、中医药知识填词来咏唱，以加深记忆便于背诵。

通过多年的背诵，结合自己的医疗实践加以揣摩，医林先贤的论著烂熟于胸，先人的智慧已融入他的头脑之中。如今，杨峰医师在诊病治病时，中医典籍中的相关论述往往脱口而出，无论是各种疑难杂症，还是令人闻之变色的癌症，他都能从容应对，得心应手。杨峰曾随父亲学大内科病 3 年。在这 3 年中，深得父亲的行医经验和心得的真传。但父亲对他影响最大的是：杨氏家传中医渊源深厚，但父亲并不故步自封；中医虽然博大精深，但他没有门户之见。在此期间，他先后让杨峰拜了 8 位老师，其中有中医也有西医，有化验师和针灸师。杨峰以开放的心态博采众长，提出并实践用中西医和自然疗法三结合的方法攻克疑难杂症和绝症的胸怀，都折射出父亲对他的影响。

为方便自学，他每年都坚持自费订阅《健康报》《中国医药报》《中华医学杂志》等 10 余种医学报刊。与此同时，他还参加了函授教育并赴外地医学院校脱产学习了 3 年。他系统地学习了有关中医和西医基础理论知识方面的 21 门课程，学习了医学专业大学本科教材。由于他勤奋努力，刻苦钻研，加之他医疗作风严谨，临床实践经验丰富，医疗技术精湛，成就了他在医疗领域的影响力和地位。他自 1966 年开始学医、1971 年开始行医以来，不断取得喜人的进步和丰硕的成果。1989 年，他参加全省中医系统自学成才考试考出了优秀成绩，达到了中医师水平。1990 年，他被聘任为中医师。1991 年，利辛县中医院任命他为该院中医科主任。他通过函授和脱产学习，获取了安徽省中医学院颁发的医疗专业本科文凭。1992 年，他被安徽省卫生厅聘为中医副主任医师。35 年来，他精读古典医籍多达 30 余部，参加国际中医药研讨交流会 5 次，他的科研成果受到与会专家的高度评价。他撰写了《传统医学疗法》和《医学养生保健》两部医学书籍，在国内外医学学术刊物上发表了 36 篇学术论文，有 3 篇学术论文荣获卓越医生学术奖。他被香港《中华医药报》聘为高级撰稿人，还曾多次与美国、日本、韩国及中国香港的医界泰斗人物共同探讨世界医学难题，使他在全国乃至世界医学领域获得了更为广泛和更大的影响。

（二）业精于勤克顽症

杨峰在从事医疗工作后不久，就对防治各种疑难杂症问题加以关注和思考。他心想：为什么现代快速发展的医学对此束手无策？难道就不能寻求一种有效的治疗方法吗？此后他亲身经历过的一件事，使他对防治各种疑难杂症有了信心和激励。1976 年 9 月 15 日，利辛县胡集公社李赵大队第三生产队 48 岁的女社员司某在外地一家大医院查出患了肺癌，其丈夫李某打听到杨峰医师会治一些怪病杂症，去请杨峰给其妻治病。杨峰依据祖传治肺痨、肺痈的方子，结合西医疗法，试着给司某治疗。哪料想，这事受到时任胡集公社干部司某弟弟的阻拦。司某的儿媳妇也是一位医生，她将这事告诉了这位公社干部，这位公社干部说："癌症是不治之症，姐姐现在病入膏肓，常吐血沫子，谁都治不好，他杨峰有啥本事能治好这种病？"他想阻拦杨峰给他的姐姐治病，于是，他就找上门去，警告杨峰："你不要枉费心机啦！你要能治好俺姐姐的病，我叫太阳从西边出来。"此时，杨峰曾一度想中止给司某治病。由于司某的丈夫苦苦请求，杨峰就坚持着给司某治肺癌。治了半年时间，司某的病情竟有好转。又经巩固治疗，司某的癌症竟被治愈了。再到先前那家大医院复查，司某体检的各项指标都正常。杨峰医师把一个患绝症的病人从死亡的边缘上救回来的消息不胫而走，因此，他在家乡声名鹊起。一时间，四乡八邻的群众都来请他看病。神奇的医术使杨峰医师的名气广传远播，人们惊喜地说："咱这乡旮旯子里出名医了。"为此，司某夫妻俩千恩万谢，他的弟弟还特意登门向杨峰医师赔礼道歉，诚恳而又带着夸赞的口吻对杨峰医师说："太阳是不能从西边出来，可是你却有本事把俺姐姐的不治之症治好。照这样，你以后准会成为医疗专家。"

经历过这件事，杨峰医师更加认识了"没有金刚钻，不揽瓷器活"这一深刻道理，更加明白了身怀绝技和精湛医术的重要性和重大作用。他坚持继承不泥古，做到创新不离宗，广采民间大量的中医药方精选应用，把祖传医术与自己所学的病理、药理知识有机地结合起来，用其技高一筹的独特治疗方法，攻克了一个又一个疑难杂症，为广大患者解除了痛苦，带来了生活的新希望。家住阜阳市颍东区口孜镇化圩子行政村的青年农民季晓东，患了一种由肾虚受寒引起的只要生殖器痛头部立刻就痛的怪症。1983 年 7 月，他求杨峰医师为他诊治此病。杨峰告诉他这种怪病叫"奔豚"，给他开了两剂中药。服完两剂药后，身上就不疼了。1977 年 3 月，时任阜阳县口孜公社化圩子大队王会计 4 岁的儿子王二健因为阴囊下面擦破了皮，生了疔疮，患处颜色通红，大小约 0.3cm×0.3cm，黄黏水一分钟滴 30 多滴。没有别的好办法，家里只好用破棉套子给他擦垫。遭受疾病的折磨，孩子骨瘦如柴。杨峰医师告诉王会计，这是一种怪病，属漏症。他让患儿内服防风通胜散，外用黄龙丹，仅一个星期的时间就治好了。1995 年 6 月，蒙城县某局级单位一位干部的爱人武某，患了一种产后子宫不能收缩的怪病，浑身疼痛难忍，抽风抽搐，阵发性发作，就像得了感冒一样，心里特别难受。请杨峰医师诊治，诊为产后血虚感冒，即"瘀冒"。若治疗不及时，可危及生命。后来，患者服用杨峰医师开的中药后便逐渐好转了。阜阳市太和县李兴镇李兴集行政村有位 9 岁的男孩名叫亚雷，得了一种下肢疼痛难忍、不能站立的怪病。1995 年 5 月 18 日，亚雷的母亲带着他从老家乘客车来到利辛县中医院，含着泪向杨峰医师诉说了病情。原来，一年前亚雷下午放学回来，睡到半夜浑身发热，叫喊着两条腿痛得厉害。第二天找医生诊治，医生给亚雷打了针，又让他每天服解热止痛药。10 天后未愈，亚雷的母亲赶紧带着他到外地一家医院去看病。经化验，确认是风湿性关节炎。经对症治疗，时好时坏。亚雷的母亲又带着他到别的医院诊治，结果都没有治好。此后的半年时间里，亚雷的病情不但没有缓解，反而症状加重，不能下床走路，严重时不能站立。在绝望之余，听了当地一位曾被杨峰医师治好类风湿关节炎的老人的推荐，亚雷的母亲带着他来到利辛县中医院找到了杨峰医师。看着亚雷母子俩期待求助的目光，杨峰医师安慰母子俩："请放心，我有信心可以治好亚雷的病。"经过杨峰医师的精心治疗，又服用了杨峰医师配制的中药蠲痹壮督冲剂后，亚雷的怪病治好了。后经随访，未再复发。在给类风湿关节炎的病人诊治时，杨峰医师强调中医理论的辨证施治，一人一方，因人用药。他共收治 108 例类风湿病人，全部治愈。

对于攻克癌症这道世界医学难题，杨峰医师坚持不懈地探索、学习、研究和总结，以追求更佳的治疗效果。在平时的诊断中，他留意观察癌症患者在不同时期的表现，总结理论，寻找患者发生癌变的原因，结合临床及中医学理论，试用了几百种中草药剂治疗，并借鉴祖传医技，利用现代科学手段，终于在治疗癌症领域取得了突破性进展。现今，他积累了丰富的治疗经验，摸索出一套治疗癌症的方法，成为在其行医地区有影响且屈指可数的治疗癌症的专家。

杨峰医师曾立下宏愿，要为攻克各种危害人类健康的疑难杂症做一生的努力，要积极参与防治，为众多患者带来重生的希望，给广大的患者及家人带来全新生活的能力和对美好生活的憧憬。基于此，他全身心地致力于防治各种疑难杂症的医疗实践和学术研究。参与防治被称为"当代瘟疫"和"超级癌症"的艾滋病，他进行了深入的学习探讨和调查研究。他对现代艾滋病发生的病因、治疗方法和治疗动态广泛地涉猎、掌握、分析，为防治这种疾病积累了知识和经验，获取信息和方法。他从1997年开始，赴外地一些已经发现感染了艾滋病病毒的村庄，深入艾滋病患者的家中，与他们交谈，调查他们得病的原因，以及治疗所用的方法和经过。在此基础上，他熬过了多年的风雨寒窗，度过了许多个不眠之夜，探索并提出了以中医、西医和自然医学疗法三结合为原则的治疗艾滋病的医疗方法。他所提出的上述治疗原则和治疗方法，经临床实践和推广应用，大大提高了防治艾滋病的效果，在国内外引起了很大反响。杨峰医师在攻克疑难杂症的征途上又攀上了一个新的高峰。2001年8月26日至27日，由泰国卫生部泰中医学交流中心、中国南京中医药大学、美国国际医药大学、中国海内外中医药学术发展研究中心、世界大城市医药团体首脑协会、南非南部非洲中医药学会、香港国际中医药联合学会及香港国际中医风湿和骨病研究学会在香港联合主办世界疑难杂症会议及香港艾滋病会议，由香港特别行政区行政长官、此次艾滋病会议的赞助人董建华先生的夫人亲自主持开幕典礼，来自尼日利亚、南非和韩国等负责卫生、医疗、教育的官员及中国香港、中国澳门、内地的医务界人士百余人出席了大会。在这次大会上，杨峰医师交流了他撰写的关于防治疑难杂症的三篇学术论文《中西医结合按摩治疗股骨头坏死疗法简介》《中医药结合推拿按摩治疗类风湿性关节炎 146 例》《获得性免疫缺陷综合征的疗法并浅谈艾滋病的具体施法》，受到了与会者的极大关注和一致好评，其理论水平和学术造诣令与会的同行称道和仰慕。

（三）探索奥秘制良药

良医用良药，这是医家和患者的共识。为此，杨峰医师像个探宝人一样，在中医药学这个伟大的宝库中，一直在孜孜不倦地探寻着。为了配制出一些质量比较理想、疗效比较好的妙方良药，解除众多疑难杂症和重症患者的痛苦，他废寝忘食，呕心沥血，潜心研究，反复试验，消耗了大量精力，付出了很大的代价。为了研制治疗艾滋病疗效比较好的药物，他数十次到艾滋病病人家中，跟艾滋病病毒携带者、艾滋病患者交谈，询问他们的病情、用药和治疗情况，并根据询问调查获知的情况和资料来研制药方和配制药剂。为了研制治疗疔疮梅毒和癌症的良药，他去泰国毒蛇研究所取眼镜蛇的毒液。他远赴新疆南山查验蝎子的毒性，到天山研究雪莲和贝母的生长繁育及药性特点，到沙漠腹地阜北沙窝查问肉苁蓉、锁阳、四角蛇这些中药材提高人体免疫功能的特殊效用，并获知了小麋鹿与小公鹿在发情期的青春鹿茸这种药材，其补肾壮阳的效用是平常时期鹿茸的 40 倍。他去泰国毒蛇研究所研究五步蛇的妙用，获知用毒蛇液和带倒刺又可补肾壮阳的毒蛇鞭，辅之以穿山甲、土元、地龙这些中药材，可以以毒攻毒，对治疗无名肿毒、疔疮、类风湿关节炎（诸如关节僵肿、变形）、脊柱炎的效果良好，能搜风除剔，穿透经络。他跋山涉水，远赴缅甸、泰国与我国接壤的金三角地区，通过调查学习，获知用蜜蜂在金三角罂粟种植地区所采集到的花粉酿成的蜂蜜，治疗无名肿毒和疔疮的效果会好一倍。由于他深入的学习和广泛的吸取，不仅掌握和改进了配制中成药的技能和方法，而且所研制的中成药还有突破和创新。他炮制药物，能将大毒变小毒，能将有毒变无毒。大毒变小毒，如炮制蟾蜍，用酒精提取蟾蜍的精华，必须与牛奶一起熬制；如炮制砒霜，必须用红枣烧炼。用安宫牛黄丸与方剂一粒珠和上、下五虎方化裁，对治疗因高热、炎症、瘟病及病毒引起的48种病症有妙用。有毒变无毒，关键是配方。麻黄不过钱，过钱有麻烦。若让麻黄碱没有毒性，必须用石膏。生半夏、生南星，必须用榨取的姜汁来克制，方可去掉毒素，提高药效。用五月端午的韭菜加石灰，砸成泥以后晒干，称韭衣散，治刀砍斧剁的金刃外伤，疗效佳。砒霜与枣肉，加五种抗毒药物，通过五次加工炮制，名为走马牙疳散，可治疗舌癌、鼻咽癌和牙龈癌。通过实践和探讨，他总结出了冷药治怪症、怪药治绝症的炮制中药制剂的经验。用含有毒性的中草药，含有毒蛋白类的毒虫（如蚂蚁、蟾蜍、蝎子、毒蛇），矿石类的毒品（如白砒、红砒），通过炮制，同气相求，以毒攻毒，按照古代祖传方进行炮制，经试验，配成的药可以用于癌症的治疗。

20世纪60~70年代，正值"文革"时期。杨峰先是在胡集公社医院跟着祖父和父亲学徒行医。因为家庭出身成分不好，后被辞退回家，在杨湾大队当赤脚医生。当时广大农民缺医少药，上级就推行合作医疗政策，搞一根针一把草。也正是在那时，杨峰采集到很多中草药，并用传统中医疗法，给患病的社员们针灸，用中草药配制各种药剂为农民治病。好多次用的都灵验有效。从此，杨峰医师认识到并留心观察中草药的奥秘，开始自己动手用中草药配制各种药品和药剂。他以中医古籍《济阴纲目》中的提法和理论为依据，取祖传方之精华，另辟蹊径，选用纯天然中药材，研制出一种可以直接送到患处且吸收快、疗效佳的专治妇科杂症的药物"妇宝乐"。

近几年来，他在祖传方西瓜炭治疗水肿病的基础上，进行认真总结和深入研究，筛选了同功效的纯天然中草药一百多种，又经过精选浓缩、改进创新，研制成一种新药，并将其命名为"封髓新西瓜炭"。这种药增加了有特效成分的中药，补充了"西瓜炭"的原有不足之处。通过上千次的临床试验和多年的临床观察，这种中药制剂对治疗急慢性肾炎和肾病综合征有显效。利辛县第二人民医院对使用"封髓新西瓜炭"的患者进行了统计。自2001年至2005年，该院收治肾病综合征患者共712

例，使用封髓新西瓜炭进行临床治疗，治愈率达 82.12%，有效率达 96%；收治肾小球肾炎病人共 933 例，使用封髓新西瓜炭进行临床治疗，治愈率达 94%，有效率达 100%。经过多年的临床观察和使用验证，封髓新西瓜炭治疗肾病见效快，治愈率高，不易复发，能使肾病患者较快康复。其功效是：治实不忘虚，排毒而扶正。

他以中医学理论为指导，以临床实践为依据，使用纯天然中药材，运用"冷药治怪症，怪药治绝症"的思路，研制出一种治疗艾滋病的中药"复合扶正抗毒冲剂"。这种药剂祛邪而扶正，清毒而增元气，有杀原虫、抗病毒、抑制艾滋病病毒的复制、排除残留病毒、恢复免疫系统损伤、提高免疫系统功能的效用。他使用这种药剂分三期分别对 19 例人类免疫缺陷病毒感染期患者、33 例艾滋病相关综合征期患者和 17 例艾滋病病期患者进行诊治，这三种不同类型患者的治疗结果：总有效率分别为 94.7%、87.88%、76.47%。

杨峰医师发明研制的上述几种药物及其炮制方法，已向国家知识产权局申请发明专利。有关专利机构经审核评定，已确定受理其申请，并向他颁发了专利申请号。

他以中医学"整体观念""辨证论治""治病必求于本"的理论为指导，选用纯天然且高效低分子、易于透入骨质原膜的名贵动物及植物类中药材，研制出治疗类风湿关节炎及多发性骨质增生的药物"千禧蠲痹壮督冲剂"。经临床使用验证，用这种药治疗类风湿关节炎患者 379 例，治愈率达 63.12%，有效率达 96.58%；治疗多发性骨质增生患者 785 例，治愈率达 93%，有效率达 98.85%。使用这种中药制剂治病，治愈率高，不易复发，远期疗效好，比较经济，是激素类药物所不能比拟的。

（四）独创科学新疗法

杨峰医师不但精通中医学和中药学，擅长中医医术和医道，而且还精研有氧功法 40 余年。他自幼在祖父的指导下练习玉蝉吞津功和内丹术等功法。他坚持学习和研究历代名医应用医学功法的论述和经验，并做到理论和实践相结合，持之以恒地进行学习、探讨和创新发展。1995 年至 1998 年，他曾参加四届国际专业技法研究会，多次在会议上做了发言交流，并做了自我养生保健功的现场表演。

为了让这一疗法有益于社会，造福于人民，20 世纪 90 年代初，杨峰劝其大学刚毕业不久才参加工作的两个儿子杨雷和杨士东辞去公职，干起以家族成员为主体的民营医疗实业，并立下"以德为本，普济众生"的宏愿，走出家门，冲出国门，融入市场，辛勤打拼。杨峰带着两个儿子，入学会，搞科研，建机构，办医院，意欲大显身手，力求大展宏图。他们先后在安徽省阜阳市和亳州市的利辛县、广州市、青岛市、大连市和北京市等地的一些医疗机构受聘坐诊行医或自家设点行医，并经国家有关主管部门批准，先后设立了安徽省阜阳市自然医学研究会、安徽省阜阳市肾病专科医院、阜阳市杨氏扶元堂医院、阜阳市颍泉区惠泉社区医疗卫生服务站和中国（北京）国际传统医学研究会共五家医疗门诊和医疗研究机构。杨峰医师创研的用医学功法配合推拿治疗各类颈椎病的疗法，以及用医学功法防治各种神经病、慢性病和疑难病症的医疗方法，正向国家知识产权局申报发明专利，有的项目已经批准获取专利权，有的项目已被初步认可正待审批授权。

当今社会，许多人工作和生活压力大，身心健康受到一定的影响和损害。他们千方百计地寻求益心强身之法，重视防病治病，讲求多种途径、多种方法。科学新疗法中所使用的有氧功法，是一种利用人体的自身内部条件来健身益寿、防治疾病的养生方法，通过自我调整身心来发挥其独特的作用。这一科学新疗法，所采用的点穴推拿、经络导引等传统医学手法，有其科学的道理。多年来，杨峰医师多次进行理论研究和临床研究。他继承古老医学功法的精华，吸收现代医学各种功法和流派的长处，博采众家之长，并在此基础上，从理论研究、医法改进和治疗应用等方面加以改革创新。他应用这一科学新疗法，治疗了成千上万的病人。当他带着被治愈的乙肝患者（安徽省亳州市利辛县第一中学教师高其连）和被治愈的精神病患者（阜阳市颍东区老庙供销合作社会计夏某），到香港出席国际性的防治疑难杂症及艾滋病大会并在会上做现身发言时，与会者齐赞这一疗法"OK"。中医、西医、有氧功法三结合疗法的开创和应用，是杨峰医师多年从事医疗工作和进行医学功法研究的实践经验和研究成果的科学总结，是其全方位、多方面研究东方文化与传统养生文化的心血结晶，是其用汗水和智慧在科研和攻关征途上浇灌和铸造的新的里程碑。

（五）妙手丹心传佳话

杨峰从事医疗工作，在大队当过搞合作医疗的赤脚医生，在公社卫生院当过学徒医生和临时医生，在县中医院当过科室主任。及至此后，在安徽省阜阳市办医院、入学会，在广州市、大连市和青岛市受聘或设点行医，他都以高超精湛的医技，认真负责地为广大患者诊治疾病，以满腔热情的服务当好百姓大众的健康使者，以高尚的医德医风受到人们的赞誉和敬佩。在他工作过的地方，在他行医设诊地区的民众和患者心中，他的口碑极好，传出许许多多的佳话。作为一代名医，杨峰精通中医、西医、自然医学疗法，坚持科学诊治，善用祖传方，推行特色诊断和治疗。他对类风湿疾病、骨质增生、偏瘫、精神病、心脑血管疾病及内分泌疾病的治疗，具有自己的特色。他对肝胆胃肠疾病、再生障碍性贫血和肿瘤的治疗有新的突破。他研究出治疗艾滋病的新方法，明确指出艾滋病分为六大类型，治疗时要"谨守病机，各司其属"，掌握三个原则，运用四个大法与八大禁戒。

注重效果，讲求科学，这是他治病的准则和宗旨，也是他高超医技的体现和基础。他正是凭着依靠科学、实事求是的态度，凭着精湛的医术，赢得了广大患者的信赖。他在阜阳市设点的医院，求医者风靡周边省、市、县。每一星期，他除在阜阳杨氏扶元堂医院坐诊三天外，还要乘火车到北京、广州、大连等地的医院专家门诊部给人看病。行医35年来，他成功医治了20多万名患者，其中包括来自十多个国家的华裔华侨和外国友人，这是他的骄傲和荣誉。他保存的一封封感谢信、一面面锦旗、一块块匾牌，就是他高超医术和声誉的证明。

他有着高尚的医德。杨峰医师常说："救人义为士，医者德为先。当一名医生，只有树立了高尚的医德，才能受到患者的尊重和拥戴。"为此，他把医德当作自己生命的灵魂，当作自己从医的最高准则和最高要求。平时对待病人，无论职务高低贵贱，他总是医到情到，倾注满腔的爱。30多年来，他以救死扶伤、治病救人为己任，辨证诊治，严谨认真。处方用药，皆以简便灵验为准绳。遇到贫困患者、下岗失业工人和城乡生活困难的居民，哪怕是付不起诊疗费的病人，他也会给他们看病。对有些买不起药的患者，他会给他们使用单方、验方，让他们既治好了病，又不花钱或少花钱。利辛县西潘楼镇马寨行政村41岁的闫敬立，因腿部患恶性肿瘤，到外地大医院治疗需要3万元，因交不起治疗费，准备放弃治疗，后经他人劝说和介绍，找到杨峰医师求治。杨峰用自创的科学新疗法治好了他的病。闫敬立本应该交3000元治疗费，杨峰医师知道他的家庭经济条件不太好，仅收了他1000元的治疗费。利辛县胡集镇赵庄行政村赵文才的儿子赵连国患肾炎而全身浮肿，杨峰知其没钱治病，登门询问后及时给他诊治，又送去用祖传方配制的药物，没要分文，治好了赵连国的肾炎。如此事例，不胜枚举。

行医时，杨峰医师还注意以德赢人，以德感人，十分注重搞好医患关系。他讲求和谐，不搞纷争。他尊重患者的人格尊严，维护患者的人身权益。46岁的阜阳市颍东区老庙镇王刘行政村农妇李某、38岁的老庙镇供销合作社会计夏某、48岁的利辛县胡集镇老尤庄行政村农妇张某，她们三人因患精神病而请杨峰医师救治。杨峰把她们当亲人对待，在治疗时，关怀体贴，格外尊重，不仅治好了她们的病，还免费教她们练习医学健身功法。有一次，他在上班途中拾到一个手提包，包内装有50万元的现金和60万元的现金支票和单据，到了单位后立即向陆殿武院长汇报了此事，后由陆院长联系，将拾到的巨额遗失款交给了失主。

他有崇高的情怀。从事医疗这一特殊行业，杨峰牢记"救死扶伤，治病救人"和全心全意为患者及广大民众服务的宗旨，把整个社会群体当作服务对象。他对来自社会的广大求医问药的患者，以仁爱之心，尽天使之力，办利民之事，做了不少实实在在的有益之事和慈善之事。他编写教材，办班培训，毫无保留地将经验传授给300名学徒人员。他撰写的《养生益寿及自然疗法荟萃》一书，赠送给广大患者和离退休干部。他义务向社区广大居民群众宣传防病治病和养生保健的知识，义务为辖区广大居民群众检查身体和打防疫针，甘愿做为人民群众的身体健康和生命安全保驾护航的舵手和天使。行医出诊，他千方百计温暖患者的心。对乖张多疑、无病呻吟的人，他给予理解和宽容，设法破除他们的多虑和畏怯。对待粗心的病人，他苦口婆心地说服他们去掉麻痹大意的思想，消除可能会发生的危险和不利的后患。对艾滋病病人，他暖言相慰，真诚关怀。他不仅精心地给艾滋病患者治疗，而且还鼓励他们丢掉悲观的思想，树立正确的人生观，之后还给他们送药送钱，介绍药方，传授防治办法。他这样做，令艾滋病病人及其家属感动得热泪盈眶，称其为"救命天使"。平时，杨峰医师将"救死扶伤，治病救人"的宗旨不折不扣地落实在行动上，使数以万计的病人摆脱了病魔的纠缠，多次在危急关头挽救了病人的生命。是他，用妙手治好了黑龙江省讷河市拉哈镇现已56岁的刘某和黑龙江省东方红林业局青山林场现已53岁的李某，两人都有20多年的精神病史。家住阜阳城某小区现已46岁的妇女张某患不孕症，曾去上海大医院做过试管婴儿和人工受孕，均未成功，是他治好了她的不孕症，使她喜得一个男孩。亳州市利辛县丹凤镇乔庄行政村许艳臣5岁的女儿小敬敬因患肺炎打针用药不当而引起药物性耳聋，是他用中西医结合疗法治愈的。利辛县胡集镇李赵行政村李爱健的小儿子因溺水被淹而致呼吸微弱、奄奄一息，是他在危急时刻挺身而出，用自己高超的医疗技术救回了他的生命。还是他，在1999年7月18日下午，乘火车从上海返回阜阳，听到列车员广播急寻医生时，他立即跑过去，获知这个男孩刚8岁，饥饿时吃了烧鸡腿、喝了冷饮而致肠梗阻。杨峰医师给他进行点穴、导引、按摩，用高超的民间自然疗法治好了他的急腹症。正是由于杨峰医师具有这种关爱和奉献情怀，真诚地把自己的爱意无私地奉献给了病人，才使得他的广大患者可以在新时代欢度幸福生活，享受健康人生。

走近他，采访他，我们发现他身体强健，谈锋甚健。我们看到，他明亮而敏锐的眼睛中流露出对事业的追求、对成就的向往，坚毅而果敢的表情中流露出他藐视困难、奋进必胜的信念和意志。我们相信，投身于现代医疗事业中的一代良医杨峰医师，会以高昂豪迈的姿态，以科学严谨的态度，以开拓创新的精神，迎接医学领域的新挑战，攀登医学领域的新高峰。当我们结束采访告辞时，他一再阐明，要感谢多年来大力支持、大力扶助他的各级党政领导和社会各界朋友，更要感谢昔日他在逆境中奋斗时曾反对他而实则是激励他的一些乡亲乡邻。由此，我们对杨峰医师崇高的人格魅力和处世情怀更加钦佩，敬意和感动油然而生。